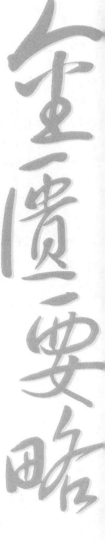

金匮要略
临证思维

陈少东
伍德娜　主编
张春芳

化学工业出版社
·北京·

内容简介

《金匮要略》为方书之祖、医方之经，以整体观念为指导思想，以脏腑经络学说为辨证核心，建立了以病为纲、病证结合、脉证互参、辨证论治的杂病诊疗体系，创制了应用广泛、配伍严谨、疗效显著的杂病治疗方剂。"读经典、做临床"是中医临证桴鼓的基石，研读经典《金匮要略》是中医名家成长的必经之路。

本书由厦门大学医学院中医系组织编写，本书稿引入标准化病人，采用"叙事医学"提问模式，以情景式病例切入呈现《金匮要略》原文要点，帮助学习者提高中医诊疗思维。内容实用，旨在帮助读者执简驭繁、强化中医辨证思维，拓展临床诊治思路，提高中医诊疗疑难病症的水平。

图书在版编目（CIP）数据

金匮要略临证思维 / 陈少东，伍德娜，张春芳主编 .
北京：化学工业出版社，2025. 2. -- ISBN 978-7-122
-47013-3

Ⅰ. R222.39

中国国家版本馆 CIP 数据核字第 2024WJ9634 号

责任编辑：戴小玲　赵爱萍　　　　装帧设计：张　辉
责任校对：边　涛

出版发行：化学工业出版社
　　　　　（北京市东城区青年湖南街 13 号　邮政编码 100011）
印　　装：北京云浩印刷有限责任公司
710mm×1000mm　1/16　印张 22¾　字数 406 千字
2025 年 2 月北京第 1 版第 1 次印刷

购书咨询：010-64518888　　　　售后服务：010-64518899
网　　址：http://www.cip.com.cn
凡购买本书，如有缺损质量问题，本社销售中心负责调换。

定　　价：88.00 元

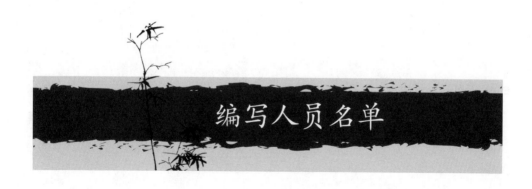

编写人员名单

主　　编　　陈少东　伍德娜　张春芳

副　主　编　　王玉杰　赖鹏华　卢大为　梁惠卿　庄鸿莉

编　　者（排名不分先后）

陈少东　伍德娜　张春芳　王玉杰　赖鹏华

卢大为　梁惠卿　庄鸿莉　周志佳　张　婷

程思杰　王玉洁　高凉琴　张玉梅　林　立

王瑶瑶　李晓英　吴　狄　孙　雪　张林林

师　健　杨婉晴　张绍良　刘　淇　关欣怡

覃家超　刘若冰　王天相　王六一　郑晓婷

刘垚昱

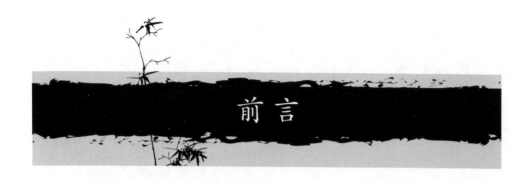

前　言

　　《金匮要略》为方书之祖、医方之经，是张仲景《伤寒杂病论》中杂病部分，我国现存最早的诊治杂病的专著。《金匮要略》以整体观念为指导思想，以脏腑经络学说为辨证核心，建立了以病为纲、病证结合、脉证互参、辨证论治的杂病诊疗体系，创制了应用广泛、配伍严谨、疗效显著的杂病治疗方剂。因此，《金匮要略》既有中医基础学科特点，又有中医临床学科属性。实践证实，"读经典、做临床"是中医临证桴鼓的基石，研读经典《金匮要略》是中医名家成长的必经之路。

　　随着中医学类水平测试工作启动，提升临床能力成为教育的重要目标。引导中医经典理论和临床能力结合，不断提高中医学人才培养质量，是中医学培养发展要求。《金匮要略》作为临床经典基础，原文涩奥、言简意繁，诵读虽易，临证颇艰。因此，基于国家专业测试客观结构化调整，为更好地在临床中运用经典，本书引入标准化病人，导入人文沟通技巧，采用"叙事医学"提呈模式，撰写《金匮要略临证思维》，以情景式病例切入呈现《金匮要略》原文要点，帮助学习者执简驭繁、强化中医经典临证思维、拓展临床诊治思路、提高疑难病症诊疗水平。同时，《金匮要略》卷下的"杂疗方""禽兽鱼虫禁忌并治"及"果实谷禁忌并治"内容与临床实践关联小，且考虑其科学性和实用性，本书不对上述内容进行介绍。

　　虽然我们极尽努力、力求原貌，但由于水平所限，书中难免有疏漏之处，诚请同道谅解。谨愿以此书抛砖引玉，与大家共同学习探讨。

　　本书适用于高等中医院校本科生、研究生以及爱好中医经典的临床中医师，亦辅中医爱好者入中医经典殿堂，为继承和发展中医药积跬步以至千里，不断提升运用经典解决临床问题能力。

编者

2024 年 5 月

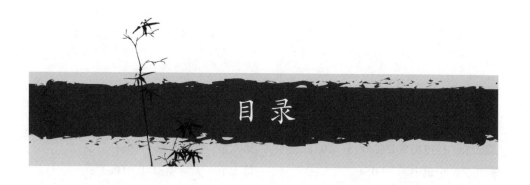

目录

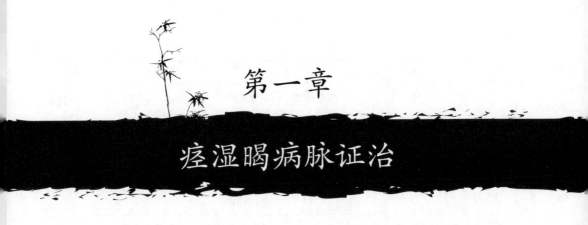

第一章

痉湿暍病脉证治

第一节　栝蒌桂枝汤

一、标准化病人病例脚本

医生	病人
您好！我是您的主治医师×××，现在来了解一下您的病情。请问您的姓名？今年多大年龄？	我是×××，今年36岁。
您觉得哪里不舒服？	前几天身体就开始觉得僵硬，手脚冰凉，严重的时候甚至脖子和身体会完全强直。要好一会儿才能缓过来。
发作了几次呢？一次发作多久？可以缓解？	4天内发作了两次，每次一两分钟，可以缓解。
这个病从什么时间开始？	有7天了。前3天好像感冒了，后4天出现像人们说的"羊角风"。
您有没有找医生看过或到医院检查过？	做了脑部核磁，没看出什么问题，医生让我去做脑电图检查，但还没来得及去做。
（追问检查项目与结果） 不要着急，如果头颅 MRI 暂时没有问题的话，我想中医药或许会帮助到您，我给您做个详细的检查，然后提出具体治疗方法。	好的，谢谢医生。
那之前的医生给您开过药吗？效果怎么样？	医生说可能是"癫痫"，但因为没有确诊，所以还没给我开药。

续表

医生	病人
除了身体强直之外，您还有什么不舒服的地方吗？	我觉得身上发热、出汗，很怕风，遇风会觉得冷，没风的时候会觉得好点。
那您有没有体温升高？	这几天我有测量体温，一般就在37.8～38.5℃。
食欲怎么样？吃完后有腹胀吗？	吃饭算是正常，和以往比没什么特别的变化。
睡眠怎么样？心慌、多梦吗？	最近老是睡不好，心里很烦躁。
您的体力如何呢？	总觉得很无力，没什么精神。
大小便怎么样？	大便正常，但是小便最近很黄。
您口干吗？口苦吗？	没有口苦，但会觉得口干，很想喝水。
有没有特别的部位出汗？	出汗有一点，有时稍微一动就会微微出汗。
（针对女性病人）您末次月经是什么时候？	（女性病人）这个月5号。月经都还正常，没有什么特别的。
您还有什么不舒服，可以补充一下。	其他就没有了。
好的，我简要复述一下您的病情。	基本上是这样的。医生，我这样要不要紧呢？
您先别着急，我会根据您的情况开些中药进行治疗。	那平常生活中我需要注意什么呢？
您这个病症属于×××，要注意疾病急性发作，防寒保暖。	嗯，好的。
（完善既往史、过敏史、体格检查）我还要检查一下您的舌脉。	好的。
您的舌脉是：舌苔薄黄微燥，脉沉。谢谢您的合作。	谢谢医生。

二、临证思维分析

主诉：身体僵硬7天。

辰下症：受寒后出现身体僵硬不适，四末微凉。伴有身热、汗出、恶风、心烦口渴，坐卧不安，舌苔薄黄微燥，脉沉。

三、辨病方证要点分析

病名：痉病。

证名：柔痉兼热邪伤津。

辨证分析：患者病太阳中风三日未解，营卫不和，故身热、汗出、恶风；风邪稽留不去，入里化热伤津，表虚液亏，筋脉失养，故身体强而不适；津血亏耗，营阴不畅，故六脉沉；邪热内扰，故心烦口渴、舌苔薄黄微燥；热淫于里，阳气被郁，故四末发凉。其病机为风淫于外，津伤于里，筋脉失养。

治法：解肌祛邪，清热生津，舒缓筋脉。

方药：栝蒌桂枝汤加味，并送服至宝丹。

组成：瓜蒌 15g、桂枝 9g、炒白芍 9g、生姜 9g、大枣 9g、秦艽 9g、生石膏 15g、甘草 6g、牡丹皮 9g、生地黄 30g。

方解：方中生石膏、瓜蒌清热生津、滋润筋脉，秦艽、桂枝汤疏泄风邪、调和营卫；牡丹皮、生地黄凉血养阴。至宝丹为凉开之剂，以防出现神昏、谵语等症。

四、原文知识拓展

【原文 2】太阳病，发热汗出，而不恶寒，名曰柔痉。

【原文 11】太阳病，其证备，身体强几几然，脉反沉迟，此为痉，栝蒌桂枝汤主之。

栝蒌根二两，桂枝三两，芍药三两，甘草二两，生姜三两，大枣十二枚。

上六味，以水九升，煮取三升，分温三服，取微汗。

五、适应治疗的西医疾病

小儿急慢惊风、席汉综合征。

第二节　葛根汤

一、标准化病人病例脚本

医生	病人
您好！我是您的主治医师×××，现在来了解一下您的病情。请问您的姓名？今年多大年龄？	我是×××，今年 40 岁。

续表

医生	病人
您觉得哪里不舒服？	我昨天发生了抽搐，之前有一种感冒的感觉。
抽搐发生了几次呢？每次持续多久？	一天内发生了两次，每次持续大概一两分钟。
发生抽搐之前有什么特别的表现或者不适吗？	在抽搐之前我觉得自己的牙齿突然不自觉地紧闭在一起，嘴也张不开，然后就发生了抽搐，脖子和背部的肌肉紧紧地抽在一起，身体像弓一样紧绷着。
那您有没有体温升高？	有发热，但体温不高，最近一次测量是37.5℃。
这个病从什么时间开始的？	3天前开始像感冒，昨天发生了抽搐。
您有没有找医生看过或到医院检查过？	有去医院做过头部 MRI，结果显示没有异常，血压 110/70mmHg。
（追问检查项目与结果） 不要着急，如果检查没有问题的话，我想中医药或许会帮助到您，我给您做个详细的检查，然后提出具体治疗方法。	好的，谢谢医生。
那之前的医生给您开过药吗？效果怎么样？	西医开了卡马西平，但我没有吃，我想找中医治疗。
您的精神如何？	嗯，我觉得自己很清醒，但提不起精神。
食欲怎么样？吃完后有腹胀吗？	胃口不如之前没生病的时候，吃不太多，没有腹胀的感觉。
睡眠怎么样？心慌、多梦吗？	很累，总想睡。但睡也不踏实，迷迷糊糊的。
您的体力如何呢？	觉得非常的困倦，四肢很酸很重，抬不起来。
大小便怎么样？	大小便和之前相比没有什么特别的变化。
您有口干吗？口苦吗？	都没有。
有没有特别爱出汗？	这几天都没有出汗。
有没有心慌、胸闷？	会觉得胸闷、憋气。
（针对女性病人） 您末次月经是什么时候？	（女性病人）上个月 29 号。
您还有什么不舒服，可以补充一下。	没有了。

续表

医生	病人
好的，我简要复述一下您的病情。	基本上是这样的。医生，我这样要不要紧呢？
您先不要着急，我会根据您的情况开些中药进行治疗。	那我平常生活需要注意什么呢？
您这个病症属于×××，要注意寒温调节，保持心情愉悦，不用太紧张。	嗯，好的。
（完善既往史、过敏史、体格检查）我还要检查一下您的舌脉。	好的。
您的舌脉是：舌苔薄白，脉紧数。谢谢您的合作。	谢谢医生。

二、临证思维分析

主诉：猝然抽搐伴外感3天。

辰下症：3天前无明显诱因出现外感症状，身体不适，昨日发生肢体抽搐两次，先口噤，继而项背强直，角弓反张，无汗，自觉憋气，困倦酸重。舌苔薄白，脉紧数。

三、辨病方证要点分析

病名：痉病。

证名：刚痉证。

辨证分析：患者外感风寒不解，邪气壅阻脉络，津液输布失常，发为刚痉，出现猝然抽搐、项背强直、筋脉挛急、口噤、角弓反张等症；邪束肌表，卫气闭塞，邪气不能外达，里气不能宣畅故无汗；气滞血阻，故自觉憋气、困倦酸重；邪未内陷，故神志清醒；苔薄白、脉紧数为风寒外束之征，且津伤不甚。其病机为外感风寒，郁闭气机，筋脉失养。

治法：祛风散寒，解肌和营。

方药：葛根汤加味。

组成：葛根15g、麻黄9g、桂枝9g、炒白芍9g、天花粉9g、甘草3g、生姜6g、大枣9g。

方解：方用葛根解肌输津；麻桂发汗祛邪；重用炒白芍配甘草，酸甘化阴治挛急；并重用天花粉生津；姜枣和表里，另覆被取汗以助散邪。

四、原文知识拓展

【原文1】太阳病，发热无汗，反恶寒者，名曰刚痉。

【原文12】太阳病，无汗而小便反少，气上冲胸，口噤不得语，欲作刚痉，葛根汤主之。

葛根四两，麻黄三两（去节），桂枝二两（去皮），芍药二两，甘草二两（炙），生姜三两，大枣十二枚。

上七味，㕮咀，以水一升，先煮麻黄、葛根，减二升，去沫，内诸药，煮取三升，去滓，温服一升，覆取微似汗，不须啜粥，余如桂枝汤法将息及禁忌。

五、适应治疗的西医疾病

风寒感冒与痹证、麻疹初起，表现为发热无汗、头身疼痛、颈项强直等。

第三节　大承气汤

一、标准化病人病例脚本

医生	病人
您好！我是您的主治医师×××，现在来了解一下您的病情。请问您的姓名？今年多大年龄？	我是×××，今年40岁。
您觉得哪里不舒服？	上午我的肢体发生了僵硬、抽搐。
发作的时候具体是什么症状呢？	家人说我发作的时候脖子和背部的肌肉僵直，身体像弓一样反着绷紧，四肢也是紧紧绷直，嘴巴紧闭，头不自主地摇晃。我自己是不记得的。
这个病从什么时间开始的？	10天前开始的。
最开始是什么症状呢？	最开始只觉得发热、怕冷，后来头痛，身上也痛，像感冒了一样。
这种症状是因为什么引起的呢？	我那天洗完澡就对着风扇吹，风扇对着沙发，我就在沙发上睡着了。
您有没有找医生看过或到医院检查过？	去职工医院看过，但治疗了几天没什么效果，后来又换了一个医生治疗，吃完药觉得汗出得多了。

续表

医生	病人
（追问检查项目与结果） 不要着急，如果检查没有问题的话，我想中医药或许会帮助到您，我给您做个详细的检查，然后提出具体治疗方法。	没有具体查过，我也是第一次这样。
那这种四肢僵直的症状什么时候发生的呢？一共发生了几次？	是从昨天开始的，昨天一次，今天上午一次。
发作后多久可以缓解呢？	大概一两分钟吧。
现在您还觉得发热吗？	身上觉得热，量体温在 38℃ 左右。
睡眠怎么样？多梦吗？	这两天睡眠一般。
您的体力如何呢？	觉得最近很没力气，想出去外面走走，但是又不想动。
大小便怎么样？	有 10 天没解大便了，小便很少，而且颜色很深，味道很难闻。
您有口干吗？口渴吗？	口很渴，经常想喝水。
有没有特别爱出汗？	这两天出汗倒还好的，没有特别多。
有没有心慌？	没有。
（针对女性病人） 您末次月经是什么时候？	（女性病人）上个月 28 号。
您还有什么不舒服，可以补充一下。	其他就没有了。
好的，我简要复述一下您的病情。	基本上是这样的。医生，我这样要不要紧呢？
您先别着急，我会根据您的情况开些中药进行治疗。	那平常生活中我需要注意什么呢？
您这个病症属于×××，要注意寒温调节，保持心情愉悦。	嗯，好的。
（完善既往史、过敏史、体格检查） 我还要检查一下您的舌脉。	好的。
您的舌脉是：舌红苔燥，脉沉细。 谢谢您的合作。	谢谢医生。

二、临证思维分析

主诉：项背强直、角弓反张伴便秘 10 日。

辰下症：因浴后当风而眠，出现项背强直，角弓反张，口噤头摇，四肢僵直，身热口渴，大便旬日未解，小便短赤，秽气袭人，舌红苔燥，脉沉细。

三、辨病方证要点分析

病名：痉病。

证名：阳明痉证。

辨证分析：患者主要表现为项背强急、角弓反张、口噤头摇、四肢僵直，当属痉病。此外，该患既有大便不通、身热口渴等阳明腑实内结的表现，又有舌红苔燥、秽气袭人、脉象沉细等热盛津伤之象，故当辨为阳明痉证之重证。

治法：釜底抽薪，泻下存阴。

方药：大承气汤加味。

组成：大黄（川军）9g（后下）、川厚朴15g、枳实12g、芒硝12g（冲）、甘草6g。

方解：方中芒硝软坚润燥，大黄（川军）泄热攻下，川厚朴、枳实行气以助攻下，甘草缓和诸药，护养中州，以攻邪而不伤正。

四、原文知识拓展

【原文13】痉为病（一本痉字上有刚字），胸满，口噤，卧不着席，脚挛急，必龂齿，可与大承气汤。

大承气汤方：

大黄四两（酒洗），厚朴半斤（炙，去皮），枳实五枚（炙），芒硝三合。

上四味，以水一斗，先煮二物，取五升，去滓，内大黄，更煮取二升，去滓，内芒硝，更上微火，一二沸，分温再服，得下止服。

第四节　麻黄加术汤

一、标准化病人病例脚本

医生	病人
您好！我是您的主治医师×××，现在来了解一下您的病情。请问您的姓名？今年多大年龄？	我是×××，今年44岁。
您觉得哪里不舒服？	我觉得全身酸痛。

续表

医生	病人
这个病从什么时间开始的？您能具体说一下吗？	2天前，天气比较冷，我外出淋雨着凉了。现在，感冒好了，可是全身关节还是不舒服。
您有没有找医生看过或到医院检查过？	抽血做了检查，医生说好像没有什么大的问题。
那之前的医生给您开过药吗？效果怎么样？	还没有吃药。医生，我这个是什么病？要不要紧，能不能治好？
（追问检查项目与结果） 不要着急，如果检查没有问题的话，我想中医药或许会帮助到您，我给您做个详细的检查，然后提出具体治疗方法。	好的，谢谢医生。
除了关节痛之外，您还有什么不舒服的地方吗？会不会怕冷？	很怕冷，怕吹风，总想把衣服裹得紧紧的。还总觉得全身很重，笨笨的。
食欲怎么样？	没什么特别。
睡眠怎么样？	都还好。
您的体力如何呢？	一般吧。
大小便怎么样？	正常。
您有口干吗？口苦吗？	都正常。
有没有特别爱出汗？	最近，身上也不怎么出汗。
（针对女性病人） 您末次月经是什么时候？	（女性病人）月经大概月初来过，来了5天，都正常。
月经量多吗？颜色怎么样？有痛经吗？	都正常，没有痛经。
您还有什么不舒服，可以补充一下。	其他就没有了。
好的，我简要复述一下您的病情。	基本上是这样的。医生，我这样要不要紧呢？
您先不要着急，我会根据您的情况开些中药进行治疗。	那平常生活中我需要注意什么呢？
您这个病症属于×××，要注意寒温调节，保持心情愉悦。	嗯，好的。
（完善既往史、过敏史、体格检查） 我还要检查一下您的舌脉。	好的。
您的舌脉是：舌淡红苔白腻，脉浮紧。 谢谢您的合作。	谢谢医生。

二、临证思维分析

主诉：周身关节酸痛 2 天余。

辰下症：恶寒而无汗，周身困重，舌淡红苔白腻，脉浮紧。

三、辨病方证要点分析

病名：湿病。

证名：寒湿在表。

辨证分析：本病因天气寒冷，患者复又淋雨，寒湿相搏，外侵肌表，即出现太阳寒湿在表证。营卫失和，卫阳被遏，则恶寒而无汗；寒湿困阻肌表，气血郁滞，故周身酸痛困重；舌淡红苔白腻，脉浮紧为寒湿在表之征。

治法：发汗解表，除湿散寒。

方药：麻黄加术汤。

组成：麻黄 9g，桂枝 9g，甘草 3g，杏仁 9g，白术 12g。

方解：麻黄加术汤即麻黄汤加白术，方中麻黄汤发汗解表，治疗伤寒表实证，同时麻黄与白术相伍，麻黄得术，虽发汗而不致太过；术得麻黄，能并行表里之湿。

四、原文知识拓展

【原文 20】湿家身烦疼，可与麻黄加术汤，发其汗为宜，慎不可以火攻之。

麻黄加术汤方：

麻黄二两（去节），桂枝二两（去皮），甘草一两（炙），杏仁七十个（去皮尖），白术四两。

上五味，以水九升，先煮麻黄，减二升，去上沫，内诸药，煮取二升半，去滓，温服八合，覆取微似汗。

五、适应治疗的西医疾病

类风湿关节炎、结核性炎症、关节肿瘤以及痛风性关节炎等疾病。

第五节 麻黄杏仁薏苡甘草汤

一、标准化病人病例脚本

医生	病人
您好！我是您的主治医师×××，现在来了解一下您的病情。请问您的姓名？今年多大年龄？	我是×××，今年52岁。
您觉得哪里不舒服？	我觉得全身酸痛。
这个病从什么时候开始的？您能具体说一下吗？	10天前在工作的时候，出汗被风吹。然后就一直很不舒服，全身都酸痛。
您有没有找医生看过或到医院检查过？	我的抽血检查没有什么大的问题。
那之前的医生给您开过药吗？效果怎么样？	还没有吃药。
（追问检查项目与结果） 不要着急，如果检查没有问题的话，我想中医药或许会帮助到您，我给您做个详细的检查，然后提出具体治疗方法。	好的，谢谢医生。
除了全身痛之外，您还有哪些不舒服？会不会怕冷？	不会怕冷，反倒无缘无故就发热，每天特别是到下午就感觉更热了，体温甚至都到38℃多。另外，喉咙也痛，不舒服，很多痰，白色的，黏黏的，不好咳。
（经喉咙检查）您喉咙有些红肿。	好的，谢谢医生。
食欲怎么样？吃完后有腹胀吗？	都正常。
睡眠怎么样？心慌、多梦吗？	还行，不会心慌、多梦。
您的体力如何呢？	正常。
大小便怎么样？	大便正常，但是小便颜色很黄。
您有口干吗？口苦吗？	有点口干，口苦倒还好。
有没有特别爱出汗？	最近没怎么出汗。
您还有什么不舒服，可以补充一下。	其他就没有了。
好的，我简要复述一下您的病情。	基本上是这样的。医生，我这样要不要紧呢？
您先别着急，我会根据您的情况开些中药进行治疗。	那平常生活中我需要注意什么呢？

续表

医生	病人
您这个病症属于×××，要注意寒温调节，保持心情愉悦。	嗯，好的。
（完善既往史、过敏史、体格检查） 我还要检查一下您的舌脉。	好的。
您的舌脉是：舌红苔黄腻，脉濡缓略浮。 谢谢您的合作。	谢谢医生。

二、临证思维分析

主诉：周身关节酸痛 10 天余。

辰下症：发热，日晡热盛，咽痛红肿，咳嗽痰白黏稠，少汗，口干尿赤，舌红苔黄腻，脉濡缓略浮。

三、辨病方证要点分析

病名：湿病。

证名：风湿在表化热。

辨证分析：本病缘于汗出受风，以致汗出未透，郁于皮下而成湿邪，风湿合邪郁久化热，加之湿邪黏滞难愈，故发热十余日不解；下午，日晡时分，阳明气旺，邪正相搏，故发热加重；风湿郁闭肌表，气机不畅，腠理闭塞，故周身关节酸痛，少汗；风湿袭于肌表，影响肺之宣降，肺气上逆，故咳嗽；气不布津，湿郁成痰，故咳痰色白而黏稠；脉濡缓略浮为风湿在表之象；风湿化热，故舌红苔黄腻，咽喉疼痛红肿，口干尿赤。因此风湿在表，郁而化热。

治法：轻清宣化，解表祛湿清热。

方药：麻黄杏仁薏苡甘草汤。

组成：麻黄 9g、甘草 3g、薏苡仁 12g、杏仁 9g。

方解：方中麻黄、杏仁宣肺理气，宣散肌表风湿邪气；薏苡仁甘凉除湿清热；甘草调和营卫，清热祛湿。四药合用，共奏轻清宣化，解表祛湿清热之效。

四、原文知识拓展

【原文 21】病者一身尽疼，发热，日晡所剧者，名风湿。此病伤于汗出当风，或久病取冷所致也，可与麻黄杏仁薏苡甘草汤。

麻黄杏仁薏苡甘草汤方：

麻黄（去节）半两（汤泡），甘草一两（炙），薏苡仁半两，杏仁十个（去皮尖，炒）。

右锉麻豆大，每服四钱匕，水盏半，煮八分，去滓，温服，有微汗，避风。

五、适应治疗的西医疾病

白血病、风湿性关节炎、痛风性关节炎以及结核性炎症等疾病。

第六节 防己黄芪汤

一、标准化病人病例脚本

医生	病人
您好！我是您的主治医师×××，现在来了解一下您的病情。请问您的姓名？今年多大年龄？	我是×××，今年54岁。
您觉得哪里不舒服？	我两手的手指酸痛，不舒服。
这个病从什么时间开始的？您能具体说一下吗？	差不多有半年了，每天早上起床，感觉两手的手指都很僵硬，没办法屈伸，也很肿，胀得痛。
有没有受过外伤？	没有。
您有没有找医生看过或到医院检查过？	我到过某医院，抽血检查发现血沉高，抗核抗体阳性，医生说我是类风湿关节炎。
那之前的医生给您开过药吗？效果怎么样？	吃了些布洛芬和双氯芬酸钠缓释片止痛，但是两手的指关节还是反反复复痛。
（追问检查项目与结果）好的，我想中医药或许会帮助到您，我给您做个详细的检查，然后提出具体治疗方法。	好的，谢谢医生。
除了手指关节痛之外，您还有哪里不舒服？会不会怕冷？	怕冷倒还好。我总觉得提不起精神，容易累。大家都说我最近脸很黄，没什么血色。
食欲怎么样？吃完后有腹胀吗？	没什么胃口，也容易饱胀。
睡眠怎么样？	一直想睡觉，昏昏沉沉的。
大小便怎么样？	小便正常，大便比较稀软，会黏马桶。

续表

医生	病人
您有口干吗？口苦吗？	都正常。
有没有特别爱出汗？	出汗特别多，稍微动一下就很多汗。也怕吹到风，要把衣服裹得紧紧的。
您还有什么不舒服，可以补充一下。	还总觉得全身很重，笨笨的。
好的，我简要复述一下您的病情。	基本上是这样的。医生，我这样要不要紧呢？
您先别着急，我会根据您的情况开些中药进行治疗。	那平常生活中我需要注意什么呢？
您这个病症属于×××，要注意寒温调节，保持心情愉悦。	嗯，好的。
（完善既往史、过敏史、体格检查）我还要检查一下您的舌脉。	好的。
您的舌脉是：舌红苔白腻，脉浮濡涩。谢谢您的合作。	谢谢医生。

二、临证思维分析

主诉：双手指关节酸痛约半年。

辰下症：手指关节酸痛伴屈伸不利，肿胀。面色萎黄，乏力嗜睡，动则汗出，恶风，纳差，易饱胀，大便稀软，周身困重，舌红苔白腻，脉浮濡涩。

三、辨病方证要点分析

病名：湿病。

证名：风湿表虚，脾虚湿困。

辨证分析：本病因湿邪郁滞肌表，流注关节，故关节酸痛，肿胀，活动不利；湿邪困脾，故倦怠嗜睡，舌苔白腻；脾虚运化功能失常，故胃纳欠佳，易饱胀，大便稀软；生化乏源，气血不荣于上，故面色萎黄；脾气虚故神疲乏力；风湿在表，卫外不固，加上患者常自汗出，更伤卫气，故汗出恶风；湿邪困阻肌表，脾虚无法运化，故周身困重；脉浮濡涩是湿滞之象，且有表证。因此，病机是风湿在表，表虚卫外不固，脾虚湿困。

治法：祛风除湿，益气固表健脾。

方药：防己黄芪汤。

组成：防己 12g、甘草 6g、白术 9g、黄芪 15g。

方解：方中防己利尿除湿，应"治湿不利小便，非其治也"；黄芪、白术固表健脾益气，除风湿痹；甘草调和营卫。四药合用，共奏祛风除湿，益气固表健脾之效。

四、原文知识拓展

【原文22】风湿，脉浮身重，汗出恶风者，防己黄芪汤主之。

防己黄芪汤方：

防己一两，甘草半两（炒），白术七钱半，黄芪一两一分（去芦）。

上锉麻豆大，每抄五钱匕，生姜四片，大枣一枚，水盏半，煎八分，去滓温服，良久再服。喘者加麻黄半两，胃中不和者加芍药三分，气上冲者加桂枝三分，下有陈寒者加细辛三分。服后当如虫行皮中，从腰下如冰，后坐被上，又以一被绕腰以下，温令微汗，瘥。

五、适应治疗的西医疾病

类风湿关节炎、关节劳损以及结核性关节炎等疾病。

第七节 桂枝附子汤

一、标准化病人病例脚本

医生	病人
您好！我是您的主治医师×××，现在来了解一下您的病情。请问您的姓名？今年多大年龄？	我是×××，今年64岁。
您觉得哪里不舒服？	我觉得两侧膝盖酸痛。
有没有受过外伤？	没有。
这个病从什么时间开始的？	前天外出淋雨，后来两侧膝盖就一直痛。
您有没有找医生看过或到医院检查过？	还没有。
好的，我想中医药或许能帮助到您，我给您做个详细的检查，然后提出具体治疗方法。	好的，谢谢医生。
除了膝关节酸痛之外，您还有哪里不舒服？会不会怕冷？	很怕冷，我平常还容易感冒，这次估计也有些着凉。还有些头胀痛，鼻塞，流鼻涕。

续表

医生	病人
食欲怎么样？吃完后有腹胀吗？	都正常。
睡眠怎么样？心慌、多梦吗？	没什么特别。
您的体力如何呢？	没什么力气，很累。
大小便怎么样？	正常。
您有口干吗？口苦吗？	都正常。
有没有特别爱出汗？	出汗倒还好，没有特别。
（针对女性病人） 您末次月经什么时候来的？	（女性病人）我已经停经了。
您还有什么不舒服，可以补充一下。	还总觉得全身很重，笨笨的。
好的，我简要复述一下您的病情。	基本上是这样的。医生，我这样要不要紧呢？
您先别着急，我会根据您的情况开些中药进行治疗。	那平常生活中我需要注意什么呢？
您这个病症属于×××，要注意寒温调节，保持心情愉悦。	嗯，好的。
（完善既往史、过敏史、体格检查） 我还要检查一下您的舌脉。	好的。
您的舌脉是：舌淡红苔白润，脉浮涩。 谢谢您的合作。	谢谢医生。

二、临证思维分析

主诉：双侧膝关节酸痛 2 天余。

辰下症：头痛鼻塞，怕冷，疲乏，周身困痛，舌淡红苔白润，脉浮涩。

三、辨病方证要点分析

病名：湿病。

证名：风湿兼表阳虚。

辨证分析：本病因患者卫阳不足，怕冷，平素体弱易感冒，表邪未解又复感湿邪，邪气痹阻阳气，故头痛鼻塞，周身困痛，膝关节不利而痛；阳虚则乏力倦怠；邪仍在表，且表阳不足，湿邪为患，故脉浮涩。病机为风湿痹着肌表，表阳不足，经脉不利。

治法：温经助阳，祛风化湿。

方药：桂枝附子汤。

组成：桂枝 9g、附子 9g（先煎）、甘草 6g、生姜 9g、大枣 12g。

方解：方中重用桂枝祛风，配以附子温经助阳，两药相配除湿止痛；生姜配合桂枝祛风邪，利水；甘草、生姜、大枣调和营卫，健脾益气。

四、原文知识拓展

【原文 23】伤寒八九日，风湿相搏，身体疼烦，不能自转侧，不呕，不渴，脉浮虚而涩者，桂枝附子汤主之。

桂枝附子汤方：

桂枝四两（去皮），生姜三两（切），附子三枚（炮去皮，破八片），甘草二两（炙），大枣十二枚（劈）。

右五味，以水六升，煮取二升，去滓，分温三服。

五、适应治疗的西医疾病

类风湿关节炎、结核性关节炎等疾病。

第八节　甘草附子汤

一、标准化病人病例脚本

医生	病人
您好！我是您的主治医师×××，现在来了解一下您的病情。请问您的姓名？今年多大年龄？	我是×××，今年 54 岁。
您觉得哪里不舒服？	我觉得两侧膝盖酸痛。
有没有受过外伤？	没有。
这个病从什么时间开始的？	差不多有半年了。每次疼痛发作的时候，膝盖都不能伸，不能打弯，甚至不敢碰、不敢摸，也生怕别人靠近碰到。
您有没有找医生看过或到医院检查过？	我到过某医院做了个检查，说是风湿病。
那之前的医生给您开过药吗？效果怎么样？	吃了些镇痛药，没有效果，膝盖反反复复地痛。

续表

医生	病人
（追问检查项目与结果） 好的，我想中医药或许会帮助到您，我给您做个详细的检查，然后提出具体治疗方法。	好的，谢谢医生。
除了膝关节酸痛之外，您还有哪些不舒服？会不会怕冷？	怕冷，也怕吹到风，衣服总要裹得紧紧的。而且，医生您看，我面部、手部、腿部都有些浮肿。
食欲怎么样？吃完后有腹胀吗？	还行，但是吃完感觉好饱，不好消化。
睡眠怎么样？心慌、多梦吗？	正常。
您的体力如何呢？	觉得很没力气，很累，稍微运动就很喘。
大小便怎么样？	大便正常，但是感觉小便次数少了，小便量也少。
您有口干吗？口苦吗？	都正常。
有没有特别爱出汗？	出汗，稍微动动也容易出汗。
您还有什么不舒服，可以补充一下。	其他就没有了。
好的，我简要复述一下您的病情。	基本上是这样的。医生，我这样要不要紧呢？
您先别着急，我会根据您的情况开些中药进行治疗。	那平常生活中我需要注意什么呢？
您这个病症属于×××，要注意寒温调节，保持心情愉悦。	嗯，好的。
（完善既往史、过敏史、体格检查） 我还要检查一下您的舌脉。	好的。
您的舌脉是：舌淡红苔白润，脉沉滑细。谢谢您的合作。	谢谢医生。

二、临证思维分析

主诉：双侧膝关节酸痛半年余。

辰下症：双侧膝关节酸痛不得伸屈，近之痛剧。动则汗出，怕冷恶风，不欲去衣，乏力短气，易饱胀，小便不利，面、手、足微浮肿，舌淡红苔白润，脉沉滑细。

三、辨病方证要点分析

病名：湿病。

证名：表里阳气皆虚。

辨证分析：本病因风湿之邪侵犯肌表关节，经脉不通，故双侧膝关节酸痛；风湿相搏，则掣痛不得伸屈，近之痛剧；表阳虚，卫外不固，温煦失职，故动则汗出，怕冷恶风，不欲去衣；里阳虚，气化不利，水湿内停，故小便不利，现面、手、足俱微肿；在里之阳气虚，故倦怠乏力，短气；阳虚无力运化，故易饱胀。阳遏湿阻，则脉沉滑细。病机为风寒湿甚，内外阳气皆虚。

治法：祛风散寒除湿，温助表里阳气。

方药：甘草附子汤。

组成：炙甘草 6g、白术 15g、制附子 9g（先煎）、桂枝 9g。

方解：方中制附子与白术温里阳，逐湿邪；桂枝与白术振表阳而祛风湿；炙甘草缓急止痛。四药合用，共起祛风散寒除湿，温助表里阳气之功。

四、原文知识拓展

【原文 24】风湿相搏，骨节疼烦，掣痛不得伸屈，近之则痛剧，汗出短气，小便不利，恶风不欲去衣，或身微肿者，甘草附子汤主之。

甘草附子汤方：

甘草二两（炙），白术二两，附子二枚（炮，去皮），桂枝四两（去皮）。

右四味，以水六升，煮取三升，去滓。温服一升，日三服，初服得微汗则解。能食，汗出复烦者，服五合。恐一升多者，取六七合为妙。

五、适应治疗的西医疾病

类风湿关节炎、痛风性关节炎等疾病。

第九节　白虎加人参汤

一、标准化病人病例脚本

医生	病人
您好！我是您的主治医师×××，现在来了解一下您的病情。请问您的姓名？今年多大年龄？	我是×××，今年 44 岁。

续表

医生	病人
您觉得哪里不舒服?	我感觉头晕。
这个病从什么时间开始的?	今天中午(4小时前)天气很热,我在外面工作,好像是从那时候开始不舒服。
您有没有找医生看过或到医院检查过?	没有。
之前有高血压、颈椎病或者糖尿病病史吗?	那倒没有。
好的,我想中医药或许会帮助到您,我给您做个详细的检查,然后提出具体治疗方法。	好的,谢谢医生。
除了头晕之外,您还有哪里不舒服?会不会怕冷?	不怕冷,反倒很怕热,我感觉很烦躁。
食欲怎么样?吃完后有腹胀吗?	一般吧。
睡眠怎么样?心慌、多梦吗?	正常。
您的体力如何呢?	都正常。
大小便怎么样?	大便正常,但小便次数减少,量也不多。
您有口干吗?口苦吗?	一直想喝水,口渴。感觉嘴唇和舌头都干干的,喝多少水都不舒服。口苦倒不会。
有没有特别爱出汗?	汗特别多,稍微走路都是汗。
(针对女性病人)您末次月经是什么时候?	(女性病人)我月初刚来过月经,昨天结束了。
月经量多吗?颜色怎么样?会痛经吗?	都正常。
您还有什么不舒服,可以补充一下。	其他就没有了。
好的,我简要复述一下您的病情。	基本上是这样的。医生,我这样要不要紧呢?
您先别着急,我会根据您的情况开些中药进行治疗。	那平常生活中我需要注意什么呢?
您这个病症属于×××,要注意寒温调节,保持心情愉悦。	嗯,好的。

续表

医生	病人
（完善既往史、过敏史、体格检查） 我还要检查一下您的舌脉。	好的。
您的舌脉是：舌红苔少，脉浮数。 谢谢您的合作。	谢谢医生。

二、临证思维分析

主诉：头晕 4 小时余。

辰下症：发热汗出，烦渴喜饮，唇干舌燥，小便短涩，舌红苔少，脉浮数。

三、辨病方证要点分析

病名：暍病。

证名：津气两伤。

辨证分析：本病因患者盛夏外出，外感暑邪，暑为阳热之邪，燔灼阳明，蒸迫津液，故发热汗出；暑性升散，易上犯头目，故头晕；津气两伤，故烦渴喜饮，唇干舌燥，小便短涩，舌红苔少；暑热袭表，故脉浮数。

治法：益气生津，清热祛暑。

方药：白虎加人参汤。

组成：知母 9g、石膏 30g、甘草 6g、粳米 50g、党参 9g。

方解：方中大量用石膏来清表里之热；知母滋阴清热；粳米、甘草养胃生津；党参益气生津。五药合用，共起益气生津，清热祛暑之效。

四、原文知识拓展

【原文 26】太阳中热者，暍是也。汗出恶寒，身热而渴，白虎加人参汤主之。

白虎加人参汤方：

知母六两，石膏一斤（碎），甘草二两，粳米六合，人参三两。

右五味，以水一斗，煮米熟汤成，去滓，温服一升，日三服。

五、适应治疗的西医疾病

脑膜炎、肺炎、伤寒以及食物中毒等疾病。

第十节 一物瓜蒂汤

一、标准化病人病例脚本

医生	病人
您好！我是您的主治医师×××，现在来了解一下您的病情。请问您的姓名？今年多大年龄？	我是×××，今年44岁。
您觉得哪里不舒服？	我感觉全身很酸痛。
这个病从什么时间开始的？	昨天在外面工作，夏天天气热，贪凉吃了点冰，就全身很不舒服，这也痛，那也不爽的。全身也重重的，笨笨的。很不畅快。
您有没有找医生看过或到医院检查过？	没有。
好的，我想中医药或许会帮助到您，我给您做个详细的检查，然后提出具体治疗方法。	好的，谢谢医生。
除了全身酸痛之外，您还有哪里不舒服？会不会怕冷？	不会怕冷。反倒感觉身体很热，但量体温又是正常的。
食欲怎么样？吃完后有腹胀吗？	没什么胃口，稍微吃点就感觉胀。
睡眠怎么样？心慌、多梦吗？	正常。
您的体力如何呢？	都正常。
大小便怎么样？	小便次数少，量也不多，颜色更深一些。大便稀软。
您有口干吗？口苦吗？	很想喝水，但是喝进去又立刻吐出来。口苦倒不会。
有没有特别爱出汗？	昨天之后，就感觉汗比较少。
月经量多吗？颜色怎么样？会痛经吗？	都正常，没有痛经。
您还有什么不舒服，可以补充一下。	其他就没有了。
好的，我简要复述一下您的病情。	基本上是这样的。医生，我这样要不要紧呢？

续表

医生	病人
您先别着急，我会根据您的情况开些中药进行治疗。	那平常生活中我需要注意什么呢？
您这个病症属于×××，要注意寒温调节，保持心情愉悦。	嗯，好的。
（完善既往史、过敏史、体格检查）我还要检查一下您的舌脉。	好的。
您的舌脉是：舌红苔少，脉沉细。谢谢您的合作。	谢谢医生。

二、临证思维分析

主诉：周身酸痛 1 天余。

辰下症：身热少汗，欲饮水，但水入即吐，周身困重，纳呆，易饱胀，小便短赤，大便稀软，舌红苔少，脉沉细。

三、辨病方证要点分析

病名：暍病。

证名：暑湿证。

辨证分析：本病因患者盛夏外出，暑热中人，又因贪凉食冰，使得汗出不畅，而热不得解，停滞皮中，故身热少汗；暑邪伤津，水湿停聚，故欲饮水，但水入即吐；暑湿停滞肌表，阻碍气机流畅，故周身酸痛而困重；暑湿伤津，使舌红苔少，小便短赤；又因贪凉食冰，导致脾胃运化失调，致纳呆，易饱胀，大便稀软；暑湿伤阳，阳遏则脉沉细。

治法：祛湿清暑。

方药：一物瓜蒂汤。

组成：瓜蒂 20 个。

方解：方中瓜蒂能吐能下，去头面四肢水气，水湿得去，热无所依，则暑邪自解。

四、原文知识拓展

【原文 27】太阳中暍，身热疼重，而脉微弱，此以复月伤冷水，水行皮中所致也。一物瓜蒂汤主之。

　　一物瓜蒂汤方：

　　瓜蒂二十个。

　　右锉，以水一升，煮取五合，去滓，顿服。

五、适应治疗的西医疾病

　　脑膜炎、肺炎、伤寒以及食物中毒等疾病。

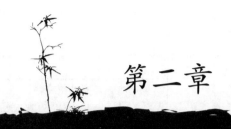

第二章
百合狐惑阴阳毒病脉证治

第一节　百合地黄汤

一、标准化病人病例脚本

医生	病人
您好！我是您的主治医师×××，现在来了解一下您的病情。请问您的姓名？今年多大年龄？	我是×××，今年49岁。
您觉得哪里不舒服？	我觉得一会儿冷一会儿热，很不舒服。
那您有没有体温升高？	我经常量体温，体温虽然没有升高，但是自己总觉得有点发热，还有一点怕冷，但有时候又好好的。
这个病从什么时间开始的？	差不多有半年时间了。
您有没有找医生看过或到医院检查过？	我看了很久的病，到过很多医院做了很多检查，都没有查出问题，我到底是怎么了。
（追问检查项目与结果） 不要着急，我先给您做个详细的检查，然后根据情况再进行治疗。	好的，谢谢医生。
那之前的医生给您开过药吗？效果怎么样？	我看过中医，药吃不下去，吃了就吐出来，症状没有明显改善。
除了一会儿冷一会儿热之外，您还有哪里不舒服？	嗯，我总觉得提不起精神，人有点累，不爱说话，不喜欢和别人说话。

续表

医生	病人
食欲怎么样？吃完后有腹胀吗？	说起吃饭，真的很奇怪，大多数时候不爱吃饭，胃口也很差。但好像最近口味变化了，我以前不吃肥肉的，现在有时候会想吃肥肉。我也不知道为什么。
睡眠怎么样？有心慌、多梦吗？	我睡觉以前很好的，这半年时间睡觉很不好，很困，躺下去却睡不着。心里很烦躁。
您的体力如何呢？	觉得最近很没力气，想出去外面走走，但是又不想动。
大小便怎么样？	大便正常，但是小便很黄，以前的小便都很好。
您有口干吗？口苦吗？	有一点点口干，但是经常感觉嘴巴很苦，很奇怪。
有没有特别爱出汗？	出汗倒还好的，没有特别，晚上睡觉会有一点点。
有没有心慌？	心里有时候会怕怕的，说不出来的感觉。
（针对女性病人）您末次月经是什么时候？	（女性病人）我去年就停经了，这些症状也是停经后慢慢出现的。
您还有什么不舒服，可以补充一下。	其他就没有了。
好的，我简要复述一下您的病情。	基本上是这样的。医生，那我平常需要注意什么呢？
您这个病症属于×××，要注意寒温调节，保持心情愉悦。	嗯，好的。
（完善既往史、过敏史、体格检查）我还要检查一下您的舌脉。	好的。
您的舌脉是：舌红苔少，脉细数。谢谢您的合作。	谢谢医生。

二、临证思维分析

主诉：自觉体温异常半年。

辰下症：无明显诱因出现自觉体温异常以及饮食行为异常，伴有失眠、心烦、心慌，以及口苦、尿赤，舌红苔少，脉细数。

三、辨病方证要点分析

病名：百合病。

证名：心肺阴虚内热。

辨证分析：本病为心肺阴虚内热引起的心神不安及饮食行为失调等。因热扰于肺，故见自觉体温异常，或寒或热；热扰于心，故见心慌、心烦；热扰于胃，故见饮食行为异常。口苦、小便赤、脉细数皆为阴虚内热表现。

治法：养心润肺，益阴清热。

方药：百合地黄汤。

组成：百合 15g、生地黄 15g、泉水 400mL。

方解：方中百合甘寒，清气分之热；生地黄汁甘润，泄血分之热；泉水下热气，利小便，用以煎百合，增强其清热之效。

四、原文知识拓展

【原文1】论曰：百合病者，百脉一宗，悉致其病也。意欲食复不能食，常默默，欲卧不能卧，欲行不能行，饮食或有美时，或有不用闻食臭时，如寒无寒，如热无热，口苦，小便赤，诸药不能治，得药则剧吐利，如有神灵者，身形如和，其脉微数。

【原文5】百合病，不经吐、下、发汗，病形如初者，百合地黄汤主之。

百合地黄汤方：

百合七枚（劈），生地黄汁一升。

右以水洗百合，渍一宿，当白沫出，出其水，更以泉水二升，煎取一升，去滓，内地黄汁，煎取一升五合，分温再服。中病，勿更取。大便当如漆。

五、适应治疗的西医疾病

神经症、抑郁症、焦虑症以及更年期综合征等疾病。

第二节　甘草泻心汤

一、标准化病人病例脚本

医生	病人
您好！我是您的主治医师×××，现在来了解一下您的病情。请问您的姓名？今年多大年龄？	我是×××，今年 27 岁。

续表

医生	病人
您觉得哪里不舒服?	我的喉咙、舌头、生殖器、肛门处都有溃烂,舌头上有六七处溃烂都很大。
会觉得瘙痒吗?	会,痒起来让我觉得坐立难安,总想挠,但是挠了之后也没有明显的缓解。
什么时候痒得厉害呢?有什么时间上的差异吗?	我觉得没有,白天晚上都一样的痒。
这个病从什么时间开始的?	差不多有一周时间了。
您有没有找医生看过或到医院检查过?	去其他医院看了,但也没什么效果。
那之前的医生给您开过药吗?效果怎么样?	西医没有给我开过药,找过中医,症状没有明显改善。
除此之外,您还有哪里不舒服?	心里很烦,整个人没精神。
有发热或者发冷吗?	有时候会觉得发热,但我也没有测量过体温。
食欲怎么样?吃完腹胀吗?	根本并不想吃东西,闻到食物的味道甚至会很想吐。
睡眠怎么样?心慌、多梦吗?	心里觉得烦躁,所以根本睡不好。哪怕睡着也很容易醒,醒来就不怎么睡得着了。
您心情怎么样呢?	感觉郁闷,也不开心,整个人都很颓废。
您的体力如何呢?	没什么精力和体力,什么事都不想做。
大小便怎么样?	大便正常,但是小便很黄,以前的小便都很好。
您有口干口苦吗?会不会想喝水?	有一点点口干,口苦不严重,但不是很想喝水。
有没有特别爱出汗?	出汗倒还好的,没有特别。
(针对女性病人)您末次月经什么时候来的呢?	(女性病人)末次月经是在这个月10号。
您还有什么不舒服,可以补充一下。	声音很嘶哑,说话的时候很难受,照镜子的时候觉得自己面色苍白。
好的,我简要复述一下您的病情。	基本上是这样的。医生,我这样要不要紧呢?

续表

医生	病人
您这个病症属于×××，平常要保持心情愉悦。	嗯，好的。
（完善既往史、过敏史、体格检查）我还要检查一下您的舌脉。	好的。
您的舌脉是：舌质淡，脉弦细。谢谢您的合作。	谢谢医生。

二、临证思维分析

主诉：咽喉及前后二阴瘙痒溃烂1周。

辰下症：1周前无明显诱因出现咽喉、舌头及前后二阴溃烂、瘙痒，心烦不得眠，卧起不安，不思饮食，恶闻食臭，时有发热，声音嘶哑，精神忧郁，面色白，舌质淡，脉弦细。

三、辨病方证要点分析

病名：狐惑病。

证名：脾胃湿热证。

辨证分析：狐惑病是由感染湿热虫毒蕴结不解所致。本案患者湿热熏蒸局部窍道血脉肌肉，故咽喉及前后阴瘙痒、溃烂，声音嘶哑；湿热扰及心神，故心烦不得眠，卧起不安，精神抑郁；湿热弥散肌肤，故时有发热；脾胃湿热内蕴，纳运失职，故不思饮食，恶闻食臭。其病机为脾胃湿热熏蒸。

治法：清热解毒，调中祛湿。

方药：甘草泻心汤加味。

组成：生甘草15g、黄芩9g、黄连6g、黄柏9g、党参9g、栀子9g、法半夏9g、干姜6g、大枣9g。

方解：方中生甘草清热解毒，黄芩、黄连、黄柏、栀子清热化湿解毒；法半夏、干姜辛燥温中化湿；党参、大枣补益脾胃，顾护正气。

同时配合外用苦参汤清洗外阴部，雄黄熏肛门，乃内病外治。

四、原文知识拓展

【原文10】狐惑之为病，状如伤寒，默默欲眠，目不得闭，卧起不安。蚀于喉为惑，蚀于阴为狐。不欲饮食，恶闻食臭，其面目乍赤、乍黑、乍白。蚀于上部则声喝（一作嗄），甘草泻心汤主之。

甘草四两，黄芩三两，干姜三两，人参三两，黄连一两，大枣十二枚，半夏半升。

上七味，水一斗，煮取六升，去滓再煎，温服一升，日三服。

五、适应治疗的西医疾病

白塞综合征。

第三节　赤小豆当归散

一、标准化病人病例脚本

医生	病人
您好！我是您的主治医师×××，现在来了解一下您的病情。请问您的姓名？今年多大年龄？	我是×××，今年44岁。
您觉得哪里不舒服？	我这两个月双眼和生殖器红肿、瘙痒，鼻子周围还有红疹。
最开始有什么症状呢？	最开始就是经常反复发生口腔黏膜溃烂。
这个病从什么时间开始的？	差不多有两个月时间了。
您有没有找医生看过或到医院检查过？	起初去医院以为是"牙周炎"，治疗了之后确实缓解了，但后来就开始反复发作口腔溃烂，生殖器也瘙痒溃烂。两个月以前因为生殖器瘙痒、溃烂去看了妇科，妇科诊断是"白塞综合征"。
（追问检查项目与结果） 不要着急，如果检查没有问题的话，我想中医药或许会帮助到您，我先给您做个详细的检查，然后提出具体治疗方法。	好的，谢谢医生。
那之前的医生给您开过药吗？效果怎么样？	西医有给我开过药，可症状没有明显改善，还是想找中医治疗。
瘙痒的程度会影响你的工作生活吗？	会，痒起来我就坐立难安，根本没办法正常做事。
那眼睛和生殖器有什么变化吗？	生殖器很红肿，眼睛也是。

续表

医生	病人
颜面部的红疹会有什么不适的感觉吗？除了脸部其他地方还有吗？	没有什么感觉，就在鼻子周围会多一点，身上其他地方没有。
食欲怎么样？吃完后有腹胀吗？	吃饭还算正常吧。
睡眠怎么样？心慌、多梦吗？	之前睡眠很好的，但是自从有了这个病，眼睛和外阴痒起来就没办法睡觉。
您的体力如何呢？	体力还好吧。
大小便怎么样？	大便很干，小便颜色很深，而且小便的时候会觉得尿道灼热。
您有口干吗？口苦吗？	口干，也一直觉得喉咙里苦苦的。
有没有很想喝水？	并不是很想喝水。
您还有什么不舒服，可以补充一下。	其他就没有了。
好的，我简要复述一下您的病情。	基本上是这样的。医生，我这样要不要紧呢？
您先别着急，我会根据您的情况开些中药进行治疗。	那我平常生活需要注意什么呢？
您这个病症属于×××，要保持心情愉悦。	嗯，好的。
（完善既往史、过敏史、体格检查）我还要检查一下您的舌脉。	好的。
您的舌脉是：舌红少津，苔薄黄，脉细滑数。谢谢您的合作。	谢谢医生。

二、临证思维分析

主诉：双眼及生殖器红肿、瘙痒 2 个月。

辰下症：近 2 个月，双眼及生殖器红肿，瘙痒难忍，小便时有灼热感，尿色黄，颜面以鼻为中心有散在红疹，口苦咽干，渴不欲饮，大便干，舌红少津，苔薄黄，脉细滑数。

三、辨病方证要点分析

病名：狐惑病。

证名：酿脓证。

辨证分析：患者湿热缠绵蕴郁不解，故口腔黏膜溃烂、时发时止；热伏血分，湿热随肝经上注于目，故双目红肿；湿热下注于阴部，故生殖器红肿、瘙痒难忍、小便时有灼热感、尿色黄；湿热炽盛，故口苦咽干、渴不欲饮、大便干；血分热盛，故出现红疹；舌红少津、苔薄黄，脉细滑数为湿热内蕴之象。其病机为湿热久蕴，蒸腐气血而成瘀浊。

治法：清热解毒，利湿化浊，凉血消痈。

方药：赤豆当归散合地榆汤化裁。

组成：赤小豆、生薏苡仁各15g，当归、苦参、龙胆、金银花、生地黄、车前草、知母各12g，牡丹皮9g，生黄芪30g。

方解：方用赤小豆、生薏苡仁渗湿清热，解毒排脓；当归养血活血，祛瘀生新；牡丹皮清热凉血活血；生地黄、知母养阴清热；苦参、龙胆、金银花、车前草清热燥湿解毒；生黄芪顾正托疮生肌。

四、原文知识拓展

【原文13】病者脉数，无热，微烦，默默但欲卧，初得之三、四日，目赤如鸠眼；七、八日，目四眦（一本此有黄字）黑。若能食者，脓已成也，赤小豆当归散主之。

赤小豆当归散方：

赤小豆三升（浸，令芽出，曝干）当归三两。

上二味，杵为散，浆水服方寸匕，日三服。

五、适应治疗的西医疾病

渗出性皮肤病，如湿疹、接触性皮炎、生漆过敏、脓疱疮、暑疖等。

第四节　升麻鳖甲汤去雄黄蜀椒

一、标准化病人病例脚本

医生	病人
您好！我是您的主治医师×××，现在来了解一下您的病情。请问您的姓名？今年多大年龄？	我是×××，今年43岁。

续表

医生	病人
您觉得哪里不舒服？	我之前确诊了"亚急性红斑狼疮"，已经发热两个多月了，还没好。
那您有没有体温升高？	每次量体温就在 37.5～38℃。
这个病从什么时间开始的？	差不多有两个多月了。
您有没有找医生看过或到医院检查过？	有看过，在××医院确诊的这个病，当时化验结果显示血沉偏快，尿蛋白（++）
（追问检查项目与结果） 不要着急，如果检查没有问题的话，我想中医药或许会帮助到您，我给您做个详细的检查，然后再提出具体治疗方法。	好的，谢谢医生。
那之前的医生给您开过药吗？效果怎么样？	吃了泼尼松，发热虽然有减轻，但是没有彻底退热，而且脸上的红斑也没有减退。
除了脸上外，其他地方还有红斑吗？	嗯，胸背部和上肢都有。
食欲怎么样？	食欲还好。
身体有浮肿吗？	我的脸和腿都有浮肿。
您的体力如何呢？	体力相比之前也没有什么大的变化。
大小便怎么样？	大便正常，小便偏少。
您有口干吗？口苦吗？	没有。
有没有特别爱出汗？	出汗倒还好，没有特别。就是发热的时候会觉得有点汗。
有关节疼痛吗？	有，我总觉得浑身上下没有一处关节不疼。
（针对女性病人） 您末次月经什么时候来的呢？	（女性病人）上周，也就是 22 号。
您还有什么不舒服，可以补充一下。	有时候喉咙也会疼。
好的，我简要复述一下您的病情。	基本上是这样的。医生，我这样要不要紧呀？
您先别着急，我会根据您的情况开些中药进行治疗。	那我平常需要注意什么呢？
您这个病症属于×××，要注意寒温调节，保持心情愉悦。	嗯，好的。
（完善既往史、过敏史、体格检查） 我还要检查一下您的舌脉。	好的。
您的舌脉是：舌红苔白，脉细数。 谢谢您的合作。	谢谢医生。

二、临证思维分析

主诉：面身红斑 2 个月余。

辰下症：面部红斑，形如蝴蝶，色红似锦纹，胸、背、上肢亦有红斑，下肢及面目轻度浮肿，周身关节酸痛，咽部亦痛，小便较少，舌红苔白，脉细数。

三、辨病方证要点分析

病名：阴阳毒病。

证名：阴毒。

辨证分析：患者因热毒侵害，血分热盛而上壅，故发热、咽痛、肌肤出现红斑；血脉瘀阻，营卫通行不畅，故周身关节酸痛；热毒伤及肾气，致肾虚不能化气行水，且阴络瘀阻，血不利则为水，故下肢及面目轻度浮肿、小便较少；阴血耗伤，热毒不解，故脉象细数；既有热毒，又兼肾虚水湿不化，故舌红苔白。其病机为热毒壅盛于血分。

治法：清热解毒，补肾利水。

方药：升麻鳖甲汤去雄黄蜀椒加减。

组成：升麻 9g，生鳖甲 15g（先煎），当归 6g，牡丹皮 9g，熟地黄 15g，制附子 6g（先煎），怀牛膝 15g，车前子 9g，露蜂房 6g，土茯苓 15g，甘草 20g。

方解：方用升麻、甘草清热解毒，利咽消斑；鳖甲、当归养阴活血行瘀；牡丹皮活血凉血清热；车前子、土茯苓引水湿热毒下行；熟地黄、制附子、怀牛膝补益肾气；露蜂房解毒。

四、原文知识拓展

【原文 15】阴毒之为病，面目青，身痛如被杖，咽喉痛。五日可治，七日不可治，升麻鳖甲汤去雄黄、蜀椒主之。

五、适应治疗的西医疾病

系统性红斑狼疮，以及过敏性紫癜、血小板减少性紫癜、猩红热等。

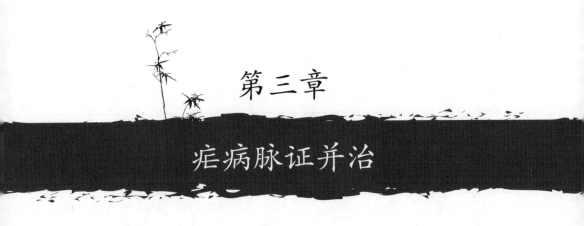

第三章

疟病脉证并治

第一节　鳖甲煎丸

一、标准化病人病例脚本

医生	病人
您好！我是您的主治医师×××，现在来了解一下您的病情。请问您的姓名？今年多大年龄？	我是×××，今年50岁。
您觉得哪里不舒服？	我觉得有点腹胀。
什么时间比较严重？	一般午后比较严重。
这个病是从什么时间开始的？	差不多有五年了。
您有没有找医生看过或到医院检查过？	我去医院做过检查。
做过什么检查项目，结果是什么？	做的血常规、血涂片和腹部B超检查。医生告诉我得的是"疟疾"。
那之前的医生给您开过药吗？效果怎么样？	吃过青蒿素和奎宁，还吃过乙胺嘧啶，症状都缓解了。但是后来总低热，检查发现脾大，治疗效果不好。
除腹胀外，您还有什么不舒服的地方吗？	嗯，瘦得很快，腿有点肿。
胃口怎么样？	不愿意吃饭，没胃口。
最近有发热吗？	温度还是忽高忽低的，不太稳定。
出汗吗？	热的时候会出。
大便怎么样？	还可以，一天一次吧。

续表

医生	病人
小便呢？	有点少。
平时感觉精力怎么样？	不好，特别累，没有劲儿。
现在月经怎么样？	已经绝经一年了。
您还有什么不舒服，可以补充一下。	其他就没有了。
好的，我简要复述一下您的病情。	基本上是这样的。医生，我这样要不要紧呢？
您先别着急，我会根据您的情况开些中药进行治疗。	那平常生活中我需要注意什么呢？
您这个病症属于×××，不要吃辛辣的食物。	嗯，好的。
您以前得过什么疾病吗？	五年前得过疟疾，别的没什么了。
您有什么过敏吗？	没有。
我现在给您做体格检查，您躺下。	好的。
脾大至肋下10厘米，肝未触及。	
还要检查一下您的舌脉。	好的。
您的舌脉是：舌胖有齿痕，脉数而弱。谢谢您的合作。	谢谢医生。

二、临证思维分析

主诉：腹胀五年。

现病史：五年前因腹胀、发热入院，做了血常规、血涂片和腹部B超检查，结果诊断为"疟疾"，予青蒿素、奎宁和乙胺嘧啶，患者症状缓解。现患者腹胀，消瘦，下肢水肿，不规则发热，纳差，精神较差，二便可，小便少，脾大至肋下10厘米，肝未触及。

辰下症：腹胀，消瘦，下肢水肿，纳差，小便少，舌胖有齿痕，脉数而弱。

三、辨病方证要点分析

病名：疟病。

证名：疟母（脾虚血瘀证）。

辨证分析：本病为疟久不愈，血瘀痰凝，结于胁下而形成疟母，兼有脾虚气血不足，虚实夹杂。久病入络，瘀血内阻，水道不通，气机滞塞，水气停聚，故见腹胀、下肢水肿；疟邪日久损伤正气，脾虚气血化源不足，故见消瘦、纳差。舌胖有齿痕为水湿停聚之象，脉数而弱为阴虚有热、血不足之象。

治法：活血化瘀，除痰消癥，杀虫止疟，理脾胃，养气血。

方药：鳖甲煎丸。

组成：鳖甲15g、黄芩9g、柴胡9g、干姜6g、大黄6g（后下）、芍药9g、桂枝9g、葶苈子9g、厚朴9g、牡丹皮9g、瞿麦9g、凌霄花9g、半夏9g、桃仁6g、党参（单煎）9g、土鳖虫（䗪虫）9g、阿胶（烊化）6g、炙露蜂房9g、芒硝9g（冲服）、蜣螂1g、射干9g。

方解：鳖甲软坚散结消癥；桃仁、牡丹皮、芍药、凌霄花、芒硝、大黄、土鳖虫（䗪虫）、露蜂房、蜣螂活血化瘀，杀虫止疟；葶苈子、瞿麦利水祛湿；柴胡、桂枝、干姜、厚朴、黄芩祛风散邪，清热散寒，调理脾胃；射干、半夏消痰软坚；患病日久必耗伤气血，故用党参、阿胶益气养血，扶助正气。

四、原文知识拓展

【原文2】病疟，以月一日发，当以十五日愈，设不差，当月尽解；如其不差，当云何？师曰：此结为癥瘕，名曰疟母，急治之，宜鳖甲煎丸。

鳖甲煎丸方：

鳖甲十二分（炙），乌扇三分（烧），黄芩三分，柴胡六分，鼠妇三分（熬），干姜三分，大黄三分，芍药五分，桂枝三分，葶苈一分（熬），石韦三分（去毛），厚朴三分，牡丹五分（去心），瞿麦二分，紫葳三分，半夏一分，人参一分，䗪虫五分（熬），阿胶三分（炙），蜂房四分（炙），赤硝十二分，蜣螂六分（熬），桃仁二分。

上二十三味，为末，取锻灶下灰一斗，清酒一斛五斗，浸灰，候酒尽一半，着鳖甲于中，煮令泛烂如胶漆，绞取汁，内诸药，煎为丸，如梧子大，空心服七丸，日三服。《千金方》用鳖甲十二片，又有海藻三分，大戟一分，䗪虫五分，无鼠妇、赤硝二味，以鳖甲煎和诸药为丸。

五、适应治疗的西医疾病

早期肝硬化、初期肝癌、子宫肌瘤、卵巢囊肿等正气日衰、气滞血瘀者。

第二节　白虎加桂枝汤

一、标准化病人病例脚本

医生	病人
您好！我是您的主治医师×××，现在来了解一下您的病情。请问您的姓名？今年多大年龄？	我是×××，今年23岁。
您觉得哪里不舒服？	我觉得有点发热。
多少度？	39℃多。
多长时间了？	差不多有五天了。
一般发热有具体的时间段吗？	下午比较严重。
发热时出汗吗？	出汗，汗特别多。
怕冷不？	怕冷，尤其是出汗后。
怕风吗？	怕风。
发病之前做什么了？有什么诱因吗？	在外面干点儿活，被雨浇了，有点受凉。
您有没有找医生看过或到医院检查过？	我去医院做过检查。
做的什么检查项目，结果是什么？	做的血常规。医生告诉我得的是"感冒"。
那之前的医生给您开过药吗？效果怎么样？	打的氨苄西林，还吃了布洛芬。当时还行，之后症状还是没缓解。
除发热外，您还有什么不舒服的地方吗？	感觉身上关节有点不舒服。
胃口怎么样？	胃口还行，挺愿意吃饭的。
口干不干，渴不渴？	干渴。
最近喜欢喝热水还是凉水？	喝凉水。
心烦吗？	烦，看啥都不顺眼。
大便怎么样？	还可以，一天一次吧。
小便呢？	小便有点黄。
平时感觉精力怎么样？	还可以。
现在月经怎么样？（针对女性病人）	男性：略。
您还有什么不舒服，可以补充一下。	其他就没有了。
好的，我简要复述一下您的病情。	基本上是这样的。医生，我这样要不要紧呢？

续表

医生	病人
您先别着急，我会根据您的情况开些中药进行治疗。	那平常生活中我需要注意什么呢？
您这个病症属于×××，不要吃辛辣食物，不要贪凉。	嗯，好的。
您以前得过什么疾病吗？	没得过。
您有对什么过敏的吗？	没有。
我现在给您做体格检查，您躺下。	好的。
肝脾未触及。	
还要检查一下您的舌脉。	好的。
您的舌脉是：舌红苔黄燥少津，脉洪滑。谢谢您的合作。	谢谢医生。

二、临证思维分析

主诉：发热五天。

现病史：患者五天前出现发热，医院检查血常规，诊断为"感冒"，予氨苄西林和布洛芬，症状未完全缓解。现症：发热39℃，汗出恶风，偶尔怕冷，烦渴喜冷饮，四肢关节不适，大便正常，小便黄，舌红苔黄燥少津，脉洪滑。

辰下症：发热恶风交替发作，汗出，偶尔怕冷，烦渴喜冷饮，大便正常，小便黄，舌红苔黄燥少津，脉洪滑。

三、辨病方证要点分析

病名：疟疾。

证名：温疟（表邪未解，里热炽盛证）。

辨证分析：本病的病因是感受疟邪，正邪相争，互为胜负，故每日下午寒热发作；热多寒少、烦渴喜冷饮，乃热盛耗津之征；汗大出，为热盛迫津外泄使然；恶风，乃由里热盛，汗出过多，腠理疏松，兼有表邪所致；关节不适为表邪未解，郁里化热，气血运行不畅，闭阻经络；脉洪滑，舌红苔黄燥少津是感受疟邪，阳明热盛，热势嚣张之象。

治法：清阳明里热，解表祛风。

方药：白虎加桂枝汤。

组成：生石膏 15g、知母 9g、炙甘草 6g、粳米 18g、桂枝 9g。

方解：石膏、知母清阳明里热；炙甘草、粳米和胃生津；桂枝解表祛风。

四、原文知识拓展

【原文 4】温疟者，其脉如平，身无寒但热，骨节疼烦，时呕，白虎加桂枝汤主之。

白虎加桂枝汤方：

知母六两，甘草二两（炙），石膏一斤，粳米二合，桂枝（去皮）三两。

上剉，每五钱，水一盏半，煎至八分，去滓，温服，汗出愈。

五、适应治疗的西医疾病

结缔组织疾病如风湿热、风湿性关节炎（活动期）、斯蒂尔病、类风湿关节炎、结节性红斑、系统性红斑狼疮等。

第三节　蜀漆散

一、标准化病人病例脚本

医生	病人
您好！我是您的主治医师×××，现在来了解一下您的病情。请问您的姓名？今年多大年龄？	我是×××，今年 23 岁。
您觉得哪里不舒服？	我觉得有点发热，有时候还打寒战。
多少度？	39℃多。
多长时间了？	差不多有 5 天了。
一般发热有具体的时间段吗？	不一定，有时候下午比较严重。
发热时出汗吗？	出汗。
出完汗温度下来没？	是的，出完汗就不发热了。
什么时候会打寒战？	时间不确定，一般隔一天一次。
发病之前做什么了？有什么诱因吗？	在河边挖沙子了。
您有没有找医生看过或到医院检查过？	检查了。

续表

医生	病人
做的什么检查项目，结果是什么？	做的血常规、血涂片、腹部 B 超检查。医生告诉我得的是"疟疾"。
好的，我看下。那之前的医生给您开过药吗？效果怎么样？	没开药，那边医院建议我来找您。
除寒战、发热外，您还有什么不舒服？	感觉身上酸痛，累。
胃口怎么样？	胃口还行，挺愿意吃饭的。
口干不干，渴不渴？	不干，但是渴。
胸闷吗？	胸闷。
心烦吗？	烦，看啥都不顺眼。
大、小便怎么样？	大便还可以，一天一次吧，有点黏。小便黄。
平时感觉精力怎么样？	特别累，没劲儿。
现在月经怎么样？（针对女性病人）	男性：略。
您还有什么不舒服，可以补充一下。	其他就没有了。
好的，我简要复述一下您的病情。	基本上是这样的。医生，我这样要不要紧呢？
您先别着急，我会根据您的情况开些中药进行治疗。	那平常生活中我需要注意什么呢？
您这个病症属于×××，不要吃辛辣食物，不要贪凉。	嗯，好的。
您以前得过什么疾病吗？	以前总咳嗽，好多年了，最近还好。
您有对什么过敏的吗？	没有。
我现在给您做体格检查，您躺下。	好的。
急性病容，其他未见异常	
还要检查一下您的舌脉。	好的。
您的舌脉是：舌苔薄白，脉弦数。谢谢您的合作。	谢谢医生。

二、临证思维分析

主诉：寒战、发热 5 天。

辰下症：寒战，发热，身体疼痛，胸闷，心烦，大便黏，小便黄，舌苔薄白，脉弦数。

三、辨病方证要点分析

病名：疟疾。

证名：牝疟（痰阻阳位，阳虚阴盛证）。

辨证分析：本病病因是感受疟邪，伏于半表半里，内搏五脏，横连募原。疟邪与营卫相搏，入与阴争，阴盛阳虚，则恶寒战栗；出与阳争，阳盛阴虚，则壮热汗出；疟邪与营卫相离，则发作停止；当疟邪再次与营卫相搏时，又引起再一次发作；胸闷、心烦为热郁在里，上焦气机不畅；全身酸痛不适为湿邪流注于肌肉，湿邪困阻气机，阳气不升则乏力；大便黏、小便黄为体内有湿热；本患因为感受疟邪，寒多热少，脉弦数、苔薄白为痰阻阳位之征。

治法：祛痰扶阳。

方药：蜀漆汤。

组成：常山18g、生龙骨30g、制附子6g（先煎）、生姜6g、茯苓12g。

方解：常山（蜀漆）祛痰为主药，制附子、生姜扶助阳气，龙骨镇逆安神，茯苓祛湿。

四、原文知识拓展

【原文5】疟多寒者，名曰牝疟，蜀漆散主之。

蜀漆散方：

蜀漆（洗去腥）、云母（烧二日夜）、龙骨等分。

上三味，杵为散，未发前以浆水服半钱。温疟加蜀漆半分，临发时服一钱匕。

五、适应治疗的西医疾病

疟疾、阿米巴痢疾等疾病。

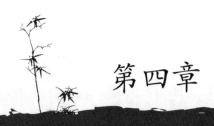

第四章

中风历节病脉证并治

第一节　桂枝芍药知母汤

一、标准化病人病例脚本

医生	病人
您好！我是您的主治医师×××，现在来了解一下您的病情。请问您的姓名？今年多大年龄？	我是×××，今年52岁。
您觉得哪里不舒服？	手脚麻。
多长时间了？	差不多有3年了。
最近是加重了吗？	是的，最近3天很难受。
手脚关节痛不痛？	疼。
一般什么时候比较严重？	受凉，风吹到会加重。
晚上比白天严重吗？	对，阴雨天也严重。
手脚的颜色都是这种发绀色吗？	是的，受凉就是这种。
什么情况会缓解一些？	热敷暖和的话就舒服一些。
关节局部什么感觉？	有时候有点热，有点胀，有时候就是疼。
现在手指能弯曲吗？	不能，走路都费劲。
您是做什么职业的？	农民，家里种水稻。
您有没有找医生看过或到医院检查过？	检查了。
做的什么检查项目，结果是什么？	查的风湿因子，医生告诉我得的是风湿性关节炎。这些是检查报告。

续表

医生	病人
好的，我看下。那之前的医生给您开过药吗？效果怎么样？	没开药，那边医院建议我来找您。
除关节疼痛外，您还有什么不舒服的地方吗？	脖子也不舒服，疼。
胃口怎么样？	不愿意吃饭。
平时头晕吗？	头晕。
恶心吗？	恶心，还想吐。
耳鸣吗？	耳鸣。
心慌吗？	心慌。
大便怎么样？	还可以，一天一次吧。
小便呢？	也还可以。
平时能出点汗不？	会出汗。
现在月经怎么样？（针对女性病人）	男性：略。
您还有什么不舒服，可以补充一下。	其他就没有了。
好的，我简要复述一下您的病情。	基本上是这样的。医生，我这样要不要紧呢？
您先别着急，我会根据您的情况开些中药进行治疗。	那平常生活中我需要注意什么呢？
您这个病症属于×××，不要贪凉。	嗯，好的。
您以前得过什么疾病吗？	没有，都还好。
您有对什么过敏吗？	没有。
我现在给您做体格检查，您躺下。	好的。
关节肿大，发绀色。	
还要检查一下您的舌脉。	好的。
您的舌脉是：舌淡苔薄黄，脉短细而数。谢谢您的合作。	谢谢医生。

二、临证思维分析

主诉：手脚关节麻木伴疼痛3年，加重3天。

现病史：患者出现手脚麻木疼痛，喜热怕寒，每遇风寒阴雨天加重，同时局部皮肤呈现发绀色，数日后缓解，3 年来未予治疗，近 3 天症状加重。

辰下症：四肢关节疼痛麻木，颈项疼痛，日轻夜重，喜热恶寒，局部灼热、肿胀、疼痛，耳鸣，心悸，恶心欲吐，纳差，步行艰难，手指不能弯曲，二便正常，舌淡苔薄黄，脉短细而数。

三、辨病方证要点分析

病名：历节。

证名：风湿历节，化热伤阴。

辨证分析：患者阳气不足，气血运行不畅，不能温煦四末，复感寒湿之邪，闭阻于局部，发为本病。阻于局部，发为本病。阳气不达四末，寒凝血瘀，故每着风寒后，两手足关节疼痛，局部皮肤发绀色；患者正气未至大虚，尚能抗邪，待阳气聚集，使寒去血行，则病状缓解；然久治不愈，正气益虚，不足以抗邪，时值秋冬，天气渐冷，阳气渐衰，故病情加重，出现连续性疼痛；湿流关节，故关节局部肿胀；昼为阳，夜属阴，故病情日轻夜重；阴雨天外湿尤甚，两湿相搏，故逢阴雨天病痛亦加；湿蕴日久，郁久化热伤阴，故出现病患关节局部灼热；虚热内扰，故见心悸；热迫津液，故而汗出；湿阻中焦，清阳不升，浊阴不降，故头眩、恶心欲呕；湿困脾胃，故胃纳不佳；肾之阴精已虚，上不能充耳，故有时耳鸣；脉来短细既与湿阻经脉，血行不畅有关，更是阴精不充之象，其脉数则显然为阴虚内热所致。

治法：祛风除湿，温经散寒，养阴清热。

方药：桂枝芍药知母汤。

组成：桂枝 9g、炒白芍 9g、甘草 6g、麻黄 9g、制附子 9g（先煎）、白术 15g、知母 15g、防风 9g、生姜 6g。

方解：桂枝、麻黄、防风辛温发散，祛风除湿；制附子大辛大热，散寒除湿；白术、甘草、生姜除湿健脾和中；炒白芍、知母养阴清热；炒白芍、甘草还可酸甘化阴，缓急止痛。诸药相伍，既能使风去湿除寒散，又可益阴清热，从而收到邪去正不伤的效果。

四、原文知识拓展

【原文 8】诸肢节疼痛，身体魁羸，脚肿如脱，头眩短气，温温欲吐，桂枝芍药知母汤主之。

桂枝芍药知母汤方：

桂枝四两，芍药三两，甘草二两，麻黄二两，生姜五两，白术五两，知母四两，防风四两，附子二枚（炮）。

上九味，以水七升，煮取二升，温服七合，日三服。

五、适应治疗的西医疾病

类风湿关节炎、风湿性关节炎、膝关节滑膜炎、梨状肌综合征、脓毒性关节炎、慢性特发性心包积液、耐药性深部真菌感染等疾病。

第二节　乌头汤

一、标准化病人病例脚本

医生	病人
您好！我是您的主治医师×××，现在来了解一下您的病情。请问您的姓名？今年多大年龄？从事什么职业呢？	我是×××，今年 57 岁。是个农民。
您觉得哪里不舒服？	我感觉全身关节都疼。
包括哪些关节呢？能具体指一下吗？	包括双手指关节，还有双腕、双肩、双肘、双膝、双踝的关节都疼。手指关节都肿大变形了。
这个病从什么时间开始的？大概是什么原因导致的呢？	大概是 6 个月前，可能是因为我洗澡后着凉了，然后最近这 5 天疼得厉害。
5 天前是因为什么而加重的呢？	这个不太清楚，突然之间就疼得受不了了。
您的关节疼痛有什么特点吗？	阴雨天疼得厉害，又肿又疼。
您有出现早晨僵硬吗？	有，每天早上都活动受限，得一个小时左右才缓解。
您脸上有没有出现过大块红斑？有没有检查过尿常规？是否异常呢？	红斑没有出现过，尿常规检查过没有异常。
您有没有去医院或者找医生看过啊？	我最开始去的××医院，做了一系列检查后，那个医生说我是类风湿关节炎。
您在那都做了哪些检查呢？（最好让患者拿出来）	这些是之前我做的一些检查。
那之前的医生给您开过药吗？效果怎么样？	他给我开的来氟米特、甲氨蝶呤，症状略缓解，但是我吃完这个药嗓子疼。我就给停了。

续表

医生	病人
后来你还进行过其他治疗吗？	后来我找过一个中医大夫，吃了2副中药，具体开的什么我也不太清楚，吃完之后也没什么改善。
您觉得和常人相比您更怕冷吗？	是的，我夏天都必须穿长袖和长裤。
胃口怎么样？有没有什么饮食偏好？	食欲不太好，年轻的时候喜欢吃水果，现在不敢吃了，一点凉的都碰不得，一碰到凉水关节就疼。
睡眠怎么样？	睡眠不好，经常半夜疼醒。
那您大小便怎么样？	我经常便秘，大便不是硬的，每次都很少，排的时候很费劲，2～3天一次，小便次数比较多，也经常起夜。
平时出汗多吗？	不会出汗的。
您还有什么其他不舒服的，可以补充一下。	没有什么了，差不多就这样。
好的，我简要复述一下您的病情。	基本上是这样的，医生，我这样要不要紧呢？
您不要着急，我会根据您的情况开些中药进行治疗。	那平常生活中我需要注意什么呢？
您这个病症属于寒湿痹阻，平时不要贪凉，要注意保暖。	嗯，好的。
（补充体格检查）接下来，我还要检查一下您的舌脉。	好的。
您的舌脉是：舌淡嫩，苔白腻，脉沉。谢谢您的合作。	谢谢医生。

二、临证思维分析

主诉：多关节肿痛6个月，加重5天。

现病史：患者6个月前因受凉出现全身多处关节肿痛，指关节肿大变形，阴雨天加重，曾就诊于某医院查下肢彩超、抗环瓜氨酸肽抗体、类风湿因子等，诊断为"类风湿关节炎"，给予来氟米特、甲氨蝶呤等治疗，症状缓解不明显，后经某中医大夫开方，服用中药汤剂2副但效果不明显。5天前无明显诱因上述症状加重，遂来我院治疗。

辰下症：双手指关节疼痛、肿大变形，双腕、双肘、双肩、双膝、双踝关节疼痛，行动略受限，晨僵 1 小时左右，怕冷，纳差，眠差，小便频，大便不成形，2～3 日 / 次。舌淡嫩，苔白腻，脉沉。

三、辨病方证要点分析

病名：历节病。

证名：寒湿痹阻证。

辨证分析：患者因洗澡后受凉，导致汗出不畅留于肌表，后湿邪流注关节，导致关节疼痛，中医诊断为历节病。患者既往喜食生冷，故脾胃虚寒，大便不成形，后天阳气不足影响先天阳气，出现肾阳不足，故小便频，怕冷，肾阳不足不能温煦筋骨，因此邪气易侵犯骨关节，出现关节肿痛，活动受限。舌淡嫩，苔白腻，脉沉均为寒湿痹阻的表现。

治法：温经散寒，除湿宣痹。

方药：乌头汤。

组成：麻黄 9g、炒白芍 9g、黄芪 12g、炙甘草 6g、制川乌 3g（先煎）、白蜜少许。

方解：方中制川乌（乌头）温经散寒，除湿止痛；麻黄宣散透表，以祛寒湿；炒白芍敛阴养血，配炙甘草缓急止痛；黄芪益气固卫，助麻黄、制川乌（乌头）温经止痛；白蜜甘缓，解川乌（乌头）之毒。诸药相伍，使寒湿得去而阳气宣通，关节疼痛解除而屈伸自如。

四、原文知识拓展

【原文 10】病历节，不可屈伸，疼痛，乌头汤主之。

乌头汤方：

麻黄三两，芍药三两，黄芪三两，炙甘草三两，川乌五枚（㕮咀，以蜜二升，煎取一升，即出乌头）。

上五味，㕮咀四味，以水三升，煮取一升，去滓，内蜜煎中，更煎之，服七合。不知，尽服之。

五、适应治疗的西医疾病

风湿性关节炎、类风湿关节炎、骨关节炎、痛风等证属寒湿痹阻者。

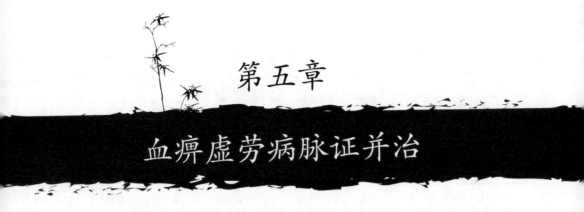

第五章

血痹虚劳病脉证并治

第一节　黄芪桂枝五物汤

一、标准化病人病例脚本

医生	病人
您好！我是您的主治医师×××，现在来了解一下您的病情。请问您的姓名？今年多大年龄？	我是×××，今年30岁。
您觉得哪里不舒服？	我觉得四肢麻木、怕冷，很难受。
您有没有量过体温？	体温虽然还算正常，但我很怕冷，需要多穿很多衣服。
这个病从什么时间开始的？有没有明显的诱因？	差不多有一周的时间了，之前可能是有一天夜里没有关空调，一直吹冷气引起的。
您有没有找医生看过或到医院检查过？	我到医院做了检查，但没有查出什么问题，我到底是怎么了？
（追问检查项目与结果） 不要着急，如果检查没有问题的话，我想中医药或许会帮助到您，我给您做个详细的检查，然后提出具体治疗方法。	好的，谢谢医生。
那之前的医生给您开过药吗？效果怎么样？	目前还没有吃药治疗。
除了肢体麻木和怕冷之外，您还有其他不舒服的地方吗？	我总觉得提不起精神，总觉得累，不想说话。
食欲怎么样？吃完后会腹胀吗？	食欲不太好，吃得也不多，总觉得不想吃。

续表

医生	病人
睡眠怎么样？	睡眠总体还可以。
您的体力如何呢？	觉得最近很没力气，精神也不好。
大小便怎么样？	大便是正常的，但是小便有些频繁。
您有口干吗？ 口苦吗？	没有明显的口干、口苦。
有没有出汗的情况？	出汗挺多的，少穿衣服也止不住。
有没有心慌？	有心慌，有时还头晕。
（针对女性病人） 您末次月经是什么时候？	大概两周之前来的，颜色比较淡，经量一直都不太多。
您还有什么不舒服，可以补充一下。	其他就没有了。
好的，我简要复述一下您的病情。	基本上是这样的。医生，我这样的情况要不要紧呢？
您先别着急，我会根据您的情况开些中药进行治疗。	那平常生活中我需要注意什么呢？
您这个病症属于×××，要注意寒温调节，保持心情愉悦。	嗯，好的。
（完善既往史、过敏史、体格检查） 我还要检查一下您的舌脉。	好的。
您的舌脉是：舌淡苔薄白，脉虚。 谢谢您的合作。	谢谢医生。

二、临证思维分析

主诉：自觉肢体麻木一周。

辰下症：自觉肢体麻木，伴有恶寒、体倦、头晕、心慌等。舌淡苔薄白，脉虚。

三、辨病方证要点分析

病名：血痹病。

证名：气血亏虚，风寒痹阻。

辨证分析：本病是由气血亏虚，感受风寒引起的肢体麻木、恶寒、倦怠等症状。患者素体气血亏虚，易感受风寒外邪形成血痹病，又吹空调冷气导致阳气不通、血凝涩滞，肌肤失于濡养，故出现上下肢麻木；风寒外袭，卫阳不固，则出现恶寒、汗出等。面色无华、精神倦怠、头晕心慌则是气血亏虚的表现。

治法：益气养血，祛风散寒。

方药：黄芪桂枝五物汤。

组成：黄芪15g、芍药15g、桂枝9g、生姜6g、大枣9g。

方解：黄芪桂枝五物汤，即桂枝汤去甘草，倍生姜，加黄芪组成。方中黄芪甘温益气，大枣补中益气，辅黄芪鼓舞卫阳以助血行；倍生姜助桂枝以通阳行痹；芍药引药入血分，亦可防止桂枝生姜辛温之品动血耗血；生姜、大枣调和营卫。五药相合，温、补、通、调并用，共奏益气通阳、和营行痹之功。

四、原文知识拓展

【原文2】血痹，阴阳俱微，寸口关上微，尺中小紧，外证身体不仁，如风痹状，黄芪桂枝五物汤主之。

黄芪桂枝五物汤方：

黄芪三两，芍药三两，桂枝三两，生姜六两，大枣十二枚。

上五味，以水六升，煮取二升，温服七合，日三服。

五、适应治疗的西医疾病

脑血管意外后遗症、多发性神经炎、低钾性周期性麻痹、面瘫（面神经麻痹）、末梢神经炎等。

第二节 桂枝加龙骨牡蛎汤

一、标准化病人病例脚本

医生	病人
您好！我是您的主治医师×××，现在来了解一下您的病情。请问您的姓名？今年多大年龄？	我是×××，今年27岁。
您觉得哪里不舒服？	我最近遗精很多，特别频繁，大概两三天就遗精一次。
您之前有过类似的情况吗？	之前是偶尔一次，大概有半年了，一开始还没有特别难受的感觉。

续表

医生	病人
这个病从什么时间开始加重的？	差不多有两周时间了，很难受，头晕，总提不起精神来。
您有没有找医生看过或到医院检查过？	我之前有做过一些检查，但没有查出什么问题。
（追问检查项目与结果） 不要着急，如果检查没有问题的话，我想中医药或许会帮助到您，我给您做个详细的检查，然后提出具体治疗方法。	好的，谢谢医生。
那之前的医生给您开过药吗？效果怎么样？	之前吃过补肾的中药，但效果并不理想。
除了肢体麻木和怕冷之外，您还有其他不舒服的地方吗？	小腹两边有冷痛的感觉，身上也怕冷，还有腰痛也很明显。
您的食欲和食量怎么样？	食欲不太好，吃得也不多，总觉得不想吃。
睡眠怎么样？	入睡很困难，每天都要一个小时才能睡着，睡着之后还爱做梦。
您的体力如何呢？	觉得最近很没力气，精神也不好。
大小便怎么样？	大便不太通畅，小便的次数也不多。
您有口干吗？ 有口苦吗？	没有明显的口干、口苦。
有没有出汗的情况？	出汗挺多的，尤其是晚上睡觉的时候。
有没有心慌？	心慌不明显。
您还有什么不舒服，可以补充一下。	其他就没有了。
好的，我简要复述一下您的病情。	基本上是这样的。医生，我这样的情况要不要紧呢？
您先别着急，我会根据您的情况开些中药进行治疗。	那平常生活中我需要注意什么呢？
您这个病症属于×××，要注意休息，保持心情舒畅。	嗯，好的。
（完善既往史、过敏史、体格检查） 我还要检查一下您的舌脉。	好的。
您的舌脉是：舌淡苔薄白，脉浮大而中空。 谢谢您的合作。	谢谢医生。

二、临证思维分析

主诉：遗精半年，加重两周。

辰下症：遗精频繁，2～3 天一次。自觉头昏、精神疲惫，伴有恶寒肢冷、小腹冷痛、纳差、失眠多梦等。小便少，大便不畅。舌淡苔薄白，脉浮大而中空。

三、辨病方证要点分析

病名：虚劳遗精病。

证名：阴阳两虚。

辨证分析：本病是由于长期遗精，肾阴亏损导致的阴损及阳，阴阳俱虚。肾精亏虚不能濡养导致腰痛、头昏、倦怠；阳虚失于温煦导致少腹冷痛、恶寒肢冷，失于固摄导致盗汗；虚阳上扰清窍可出现入睡困难、多梦。

治法：阴阳并补，潜阳固涩。

方药：桂枝加龙骨牡蛎汤。

组成：桂枝 9g、芍药 15g、甘草 6g、生姜 6g、大枣四枚、生龙骨 30g、生牡蛎 30g。

方解：治疗用桂枝加龙骨牡蛎汤调和阴阳，潜阳固涩。方中桂枝、甘草、生姜、大枣辛甘化阳，芍药、甘草酸甘化阴，共奏扶阳益阴、调补阴阳之效；龙骨、牡蛎重镇固涩，潜阳入阴，使阴精固守，虚阳不越。阴阳相济，则诸症可瘥。

四、原文知识拓展

【原文 8】夫失精家，少腹弦急，阴头寒，目眩（一作目眶痛），发落，脉极虚芤迟，为清谷、亡血、失精。脉得诸芤动微紧，男子失精，女子梦交，桂枝加龙骨牡蛎汤主之。（《小品》云：虚弱浮热汗出者，除桂，加白薇、附子各三分，故曰二加龙骨汤）

桂枝加龙骨牡蛎汤方：

桂枝、芍药、生姜各三两，甘草二两，大枣十二枚，龙骨、牡蛎各三两。

上七味，以水七升，煮取三升，分温三服。

五、相关辅助检查及对应西医疾病

甲状腺功能减退、遗尿、遗精、阳痿、心律失常等。

第三节　小建中汤

一、标准化病人病例脚本

医生	病人
您好！我是您的主治医师×××，现在来了解一下您的病情。请问您的姓名？今年多大年龄？	我是×××，今年 46 岁。
您觉得哪里不舒服？	我腹部疼痛已经很久了，一直治不好。
您具体说说是什么样的疼痛？有多长时间了？	隐隐作痛，有大概半年了。
一开始有没有什么特别的原因引起？	我平时都不能吃凉东西的，就半年前喝了点冷饮，之后就开始疼了，断断续续一直到现在。
您有没有找医生看过或到医院检查过？	我到医院做了检查，但没有查出什么问题。
（追问检查项目与结果） 不要着急，如果检查没有问题的话，我想中医药或许会帮助到您，我给您做个详细的检查，然后提出具体治疗方法。	好的，谢谢医生。
那之前的医生给您开过药吗？效果怎么样？	之前有吃过止痛片，但是吃了就好，不吃就会一直反复。
除了腹痛之外，您还有其他不舒服的地方吗？	我觉得时常口干舌燥的，手心脚心都很热，有时候心里也烦躁。
食欲怎么样？吃完后会腹胀吗？	食欲还可以，平常一直饭量比较小。
睡眠怎么样？	睡眠总体还好，但是经常做梦。
大小便怎么样？	大小便还算正常。
有没有出汗的情况？	平时出汗不多。
有没有心慌？	有时会心慌。
（针对女性病人） 您月经情况怎么样呢？	月经量很少，颜色也淡。
您还有什么不舒服，可以补充一下。	其他就没有了。
好的，我简要复述一下您的病情。	基本上是这样的。医生，我这样的情况要不要紧呢？
您先别着急，我会根据您的情况开些中药进行治疗。	那平常生活中我需要注意什么呢？

续表

医生	病人
您这个病症属于×××，要注意寒温调节，保持心情愉悦。	嗯，好的。
（完善既往史、过敏史、体格检查） 我还要检查一下您的舌脉。	好的。
您的舌脉是：舌淡苔白，脉沉无力。 谢谢您的合作。	谢谢医生。

二、临证思维分析

主诉：自觉腹痛半年。

辰下症：腹部隐隐作痛，伴有口干、咽干、手足烦热、心慌等。舌质淡苔白，脉沉无力。

三、辨病方证要点分析

病名：虚劳腹痛病。

证名：阴阳两虚，寒热错杂。

辨证分析：本病是由阴阳两虚引起的虚性腹痛。患者素体虚弱，因偶食冷饮而导致脾阳气受损，阳损及阴，导致阴阳两虚。阳不足则生内寒，导致腹部隐痛、四肢酸楚；阴不足则生虚热，导致手足烦热、衄血、口干咽燥等；营阴不足，则心失所养，导致心悸、寐差、月经色淡量少等；舌淡、脉沉均是阴阳两虚的表现。

治法：温中益气，阴阳并补。

方药：小建中汤。

组成：桂枝 9g、炙甘草 6g、大枣 9g、炒白芍 9g、生姜 6g、饴糖 15g。

方解：小建中汤由桂枝汤倍用芍药加饴糖组成，虽以甘温补脾为主，但甘温助阳的同时并补营阴，故能调和阴阳。以桂枝、姜、枣甘温补脾为主，同时炙甘草、炒白芍亦可酸甘化阴。方中饴糖、炙甘草、大枣甘用以建中缓急，桂枝、生姜辛温以通阳调卫，炒白芍酸敛和营止痛。

四、原文知识拓展

【原文13】虚劳里急，悸，衄，腹中痛，梦失精，四肢酸疼，手足烦热，咽干口燥，小建中汤主之。

小建中汤方：

桂枝三两（去皮），甘草三两（炙），大枣十二枚（擘），芍药六两，生姜三两，胶饴一升。

上六味，以水七升，煮取三升，去滓，纳饴，更上微火消解，温服一升，日三服。呕家不可用建中汤，以甜故也。

五、适应治疗的西医疾病

慢性胃炎、十二指肠溃疡、非溃疡性消化不良、再生障碍性贫血、缺铁性贫血等。

第四节　八味肾气丸

一、标准化病人病例脚本

医生	病人
您好！我是您的主治医师×××，现在来了解一下您的病情。请问您的姓名？今年多大年龄？	我是×××，今年40岁。
您觉得哪里不舒服？	我经常感觉到腰痛。
怎么痛的，您能具体说一下吗？	就是腰痛了很长一段时间，硬邦邦的。
这个病从什么时间开始的呢？	差不多有半年了。
那之前有没有什么外伤史？	没有的。我是干体力活，经常弯腰，但没有外伤过。
您有没有找医生看过或到医院检查过？	我做了CT，没有什么大的问题。
那医生给您开过药吗？效果怎么样？	吃过止痛药，吃了就好，不吃就又不舒服了。 医生，我这个是什么病？要不要紧，能不能治好？
（追问检查项目与结果） 不要着急，如果检查没有问题的话，我想中医药或许会帮助到您，我给您做个详细的检查，然后提出具体治疗方法。	好的，谢谢医生。
除了腰痛，还有哪里不舒服吗？	经常感觉小腹这个地方紧紧的，不舒服。

续表

医生	病人
您还有什么不舒服的地方吗？ 比如有没有怕冷、发热？	没有发热，但是我很怕冷，比别人多穿好多衣服。
吃饭怎么样？吃完后会腹胀吗？	胃口还好。
睡眠怎么样？	我很容易疲劳，每天都很困，很早就睡觉了。
心脏会不会不舒服呢？	没有特别不舒服。
您有口干吗？ 口苦吗？	我不喜欢喝水，如果喝水也一定要喝温水的。 口苦不会的。
有没有特别爱出汗？	很少出汗，基本上没有流汗。
大小便怎么样呢？	说起这个问题，也是我的苦恼，我小便特别少，也不知道为什么？ 大便经常拉稀。
（针对女性病人） 您末次月经是什么时候？	（女性病人）我最后一次月经是这个月6号来的。
今天是10号，刚好5天，月经量多吗？颜色怎么样？	月经每次差不多5天左右结束，量一般，颜色比较淡，有时候会有点血块。
会有痛经吗？	基本上每次月经第一天都会有小腹疼痛，要休息一整天或者吃点止痛药才能好。
好的，我简要复述一下您的病情。	基本上是这样的。医生，我这样要不要紧呢？
您先别着急，我会根据您的情况给您开中药进行治疗。	那平常生活中我需要注意什么呢？
您这个病症属于×××，要注意寒温调节，保持心情愉悦。	嗯，好的。
（完善既往史、过敏史、体格检查） 我还要检查一下您的舌脉。	好的。
您的舌脉是：舌淡嫩苔薄，脉沉迟无力。 谢谢您的合作。	谢谢医生。

二、临证思维分析

主诉：腰痛半年。

辰下症：劳动后出现腰痛，伴有小腹拘急、怕冷、口不干喜热饮、大便稀、小便少、舌淡嫩苔薄，脉沉迟无力。

三、辨病方证要点分析

病名：虚劳腰痛病。

证名：肾气虚。

辨证分析：腰为肾之外府，肾气虚则腰失所养故见腰痛；肾虚失温则少腹拘急；肾虚膀胱气化不利则小便不利。

治法：温肾助阳，以化肾气。

方药：八味肾气丸。

组成：干地黄 15g，山茱萸 15g，牡丹皮 9g，山药 15g，茯苓 12g，泽泻 9g，桂枝 6g，制附子 6g（先煎）。

方解：干地黄（熟地黄）滋阴补肾；山茱萸补肝阴；牡丹皮清泻肝火；山药健脾益肾；茯苓与泽泻健脾利湿泄浊；少量桂枝、制附子各温补肾阳，鼓舞正气，量少意不在补火，而在"微微生火以生肾气"。

四、原文知识拓展

【原文 15】虚劳腰痛，少腹拘急，小便不利者，八味肾气丸主之。（方见脚气中）

五、适应治疗的西医疾病

肾病综合征、慢性肾炎、性功能低下、精少不育、不孕、慢性前列腺炎、尿频遗尿、高血压、糖尿病、慢性支气管哮喘等，证属肾阴阳俱虚而偏于肾阳不足者。

第五节　薯蓣丸

一、标准化病人病例脚本

医生	病人
您好！我是您的主治医师×××，现在来了解一下您的病情。请问您的姓名？今年多大年龄？	我是×××，今年 60 岁。

续表

医生	病人
您觉得哪里不舒服？	身体乏力得很，特别累。
这个病从什么时间开始的？	差不多有一个月时间了，一个月前我做了肺癌手术。
您在肺癌术后有没有到医院检查过？	我到医院做了检查，但医生说恢复得还不错。
（追问检查项目与结果） 不要着急，如果检查没有问题的话，我想中医药或许会帮助到您，我给您做个详细的检查，然后提出具体治疗方法。	好的，谢谢医生。
您术后开始化疗了吗？	还没有开始化疗。 因为体力太差，身体状态不好，医生也不建议现在化疗。
现在有咳嗽或咳痰吗？	偶尔会咳嗽，但已经没有痰了。
除了身体乏力之外，您还有其他不舒服的地方吗？	我总觉得提不起精神，不想说话。最近一周怕风，还容易出汗。
食欲怎么样？吃完后会腹胀吗？	食欲不太好，吃得也不多，不想吃饭。
睡眠怎么样？	睡眠也不好，中间容易醒，醒了就不容易再次入睡。
大小便怎么样？	大便有点干，小便还算正常。
您有口干吗？ 口苦吗？	没有明显的口干、口苦。
有没有心慌？	有心慌，有时还头晕。
您还有什么不舒服，可以补充一下。	其他就没有了。
好的，我简要复述一下您的病情。	基本上是这样的。医生，我这样的情况要不要紧呢？
您先别着急，我会根据您的情况开些中药进行治疗。	那平常生活中我需要注意什么呢？
您这个病症属于×××，要注意寒温调节，保持心情愉悦。	嗯，好的。
（完善既往史、过敏史、体格检查） 我还要检查一下您的舌脉。	好的。
您的舌脉是：舌淡体胖、光滑无苔，脉浮而无力。	谢谢医生。

二、临证思维分析

主诉：自觉疲乏倦怠一个月，恶风汗出一周。

辰下症：肺癌术后，精神疲惫、少气懒言。恶风、汗出，舌淡体胖、光滑无苔，脉浮而无力。

三、辨病方证要点分析

病名：虚劳病。

证名：气血阴阳俱虚。

辨证分析：本病是出气血阴阳亏虚，后大脾胃生化乏源出现的极虚弱状态。患者肺癌术后，气血大伤，表现出少气懒言、精神倦怠等症状。因正气虚弱，则更易感外邪，恶风、汗出等皆为感受风邪引起的。舌淡体胖、光滑无苔提示胃气干涸，脉浮而无力说明患者气血大伤。

治法：调补脾胃，养血滋阴，扶正祛邪。

方药：薯蓣丸。

组成：山药15g，生地黄15g，茯苓15g，当归9g，大豆黄卷9g，党参9g，炒白芍9g，炒白术9g，阿胶（烊化）6g，麦冬9g，桂枝6g，神曲6g，川芎6g，炙甘草6g，杏仁6g，柴胡6g，桔梗6g，干姜6g，白蔹6g，防风6g，大枣9g。

方解：薯蓣丸调补脾胃，方中重用山药（薯蓣）补脾胃，疗虚损，为君药；以四君子汤，合干姜、大枣益气温中；四物汤合麦冬、阿胶养血滋阴，补阴血不足；桂枝、防风、柴胡疏散外邪以祛风；桔梗、杏仁、白蔹下气开郁；大豆黄卷、神曲醒脾。诸药合而成方，补中寓散，共奏扶正祛邪，补阴阳气血诸虚之功。

四、原文知识拓展

【原文16】虚劳诸不足，风气百疾，薯蓣丸主之。

薯蓣丸方：

薯蓣三十分，当归、桂枝、神曲、干地黄、豆黄卷各十分，甘草二十八分，人参七分，川芎、芍药、白术、麦门冬、杏仁各六分，柴胡、桔梗、茯苓各五分，阿胶七分，干姜三分，白蔹二分，防风六分，大枣百枚为膏。

上二十一味，末之，炼蜜和丸，如弹子大，空腹酒服一丸，一百丸为剂。

五、适应治疗的西医疾病

多种慢性病后期、神经症、老年性疾病、肺结核、胃溃疡、脱肛等。

第六节　酸枣仁汤

一、标准化病人病例脚本

医生	病人
您好！我是您的主治医师×××，现在来了解一下您的病情。请问您的姓名？今年多大年龄？	我是×××，今年42岁。
您觉得哪里不舒服？	我晚上总是睡不好觉，心烦意乱的。
您有入睡困难吗？睡眠质量如何？	入睡很困难，经常要两个小时左右才能睡着。
这个病从什么时间开始的？	差不多有两周的时间了，最近在准备考试，心情也很焦虑。
您有没有找医生看过或到医院检查过？	我到医院做了检查，但没有查出什么问题，我到底是怎么了？
（追问检查项目与结果） 不要着急，如果检查没有问题的话，我想中医药或许会帮助到您，我给您做个详细的检查，然后提出具体治疗方法。	好的，谢谢医生。
那之前的医生给您开过药吗？效果怎么样？	目前还没有吃药治疗。
除了失眠和烦躁之外，您还有其他不舒服的地方吗？	我总觉得出虚汗，尤其是早上醒来，衣服都是湿的。
食欲怎么样？吃完后会腹胀吗？	食欲不好，不太想吃东西，食量比以往小很多。
您的体力如何呢？	觉得最近很没力气，精神也不好。
大小便怎么样？	大小便都还算正常。
您有口干吗？ 口苦吗？	早上起来的时候有点口干、口苦。其他时间没有明显的感觉。
有没有心慌？	没有心慌，就是有时候头晕。
（针对女性病人） 您末次月经是什么时候？	上周来的，比平时推迟了几天，经量很少，颜色淡。
您还有什么不舒服，可以补充一下。	其他就没有了。
好的，我简要复述一下您的病情。	基本上是这样的。医生，我这样的情况要不要紧呢？

续表

医生	病人
您先别着急，我会根据您的情况开些中药进行治疗。	那平常生活中我需要注意什么呢？
您这个病症属于×××，要注意寒温调节，保持心情愉悦。	嗯，好的。
（完善既往史、过敏史、体格检查）我还要检查一下您的舌脉。	好的。
您的舌脉是：舌质红苔薄白，脉细数。谢谢您的合作。	谢谢医生。

二、临证思维分析

主诉：失眠伴心烦两周。

辰下症：入睡困难、烦躁，伴有潮热盗汗、眩晕。舌红苔薄白，脉细数。

三、辨病方证要点分析

病名：虚劳失眠病。

证名：肝阴损耗，心血亏虚。

辨证分析：本证是由肝阴不足，心血亏虚，虚热内扰，心神不安导致的"虚烦不得眠"。治宜养阴清热，安神宁心。患者因肝阴不足，虚热上扰出现失眠、烦躁、眩晕；阴虚则出现潮热、盗汗；舌红、脉细数均为阴虚有热的表现。

治法：养阴清热，安神宁心。

方药：酸枣仁汤。

组成：酸枣仁30g，知母9g，茯苓9g，川芎9g，炙甘草6g。

方解：酸枣仁汤能养肝阴、清虚热，宁心安神。方中重用酸枣仁以养血调肝，宁心安神；茯苓可宁心安神，知母能滋阴清虚热；佐以川芎调畅气机血行，助酸枣仁养血调肝；炙甘草调和诸药，又与酸枣仁酸甘化阴。诸药合用，共奏补血安神，养阴清热之功。

四、原文知识拓展

【原文17】虚劳虚烦不得眠，酸枣仁汤主之。

酸枣仁汤方：

酸枣仁二升，甘草一两，知母二两，茯苓二两，川芎二两（《深师》有生姜二两）。

上五味，以水八升，煮酸枣仁，得六升，内诸药，煮取三升，分温三服。

五、适应治疗的西医疾病

失眠、神经症、更年期综合征等。

第七节　大黄䗪虫丸

一、标准化病人病例脚本

医生	病人（女性）
您好！我是您的主治医师×××，现在来了解一下您的病情。请问您的姓名？今年多大年龄？	我是×××，今年40岁。
您觉得哪里不舒服？	我的腹部疼痛已经很久了，一直没有缓解。
您是做什么职业的？平时工作强度如何？	我是一名中学教师，平时工作很忙，最近一年带毕业班，所以更累一些。
这个病是从什么时间开始的？	差不多有半年了。
您有没有找医生看过或到医院检查过？	我到医院做了检查，医生说是卵巢囊肿，但我不想手术治疗，想看看中医有没有治疗的方法。
（追问检查项目与结果） 不要着急，我想中医药或许会帮助到您，我给您做个详细的检查，然后提出具体治疗方法。	好的，谢谢医生。
那之前的医生给您开过药吗？效果怎么样？	目前还没有吃药。
除了腹部的疼痛之外，您还有其他不舒服的地方吗？	可能是工作的原因吧，我总觉得心情比较烦躁。
食欲怎么样？吃完后有腹胀吗？	总体来说食欲还可以，但是吃完饭之后会腹胀，有食物下不去的感觉。
睡眠怎么样？	睡眠质量不太好，睡醒之后还是觉得累。
您的体力如何呢？	觉得最近很没力气，精神也不太好。

续表

医生	病人（女性）
大小便怎么样？	大小便还算正常。
您有口干吗？ 口苦吗？	早上起床会有一些口干、口苦。
有没有心慌或者头晕？	工作忙了就容易头晕。
您月经状况怎么样？	每次来月经都有痛经，颜色是深红色的，量不大。
您还有什么不舒服，可以补充一下。	其他没什么不舒服的了，就是最近我的小腿上有出现这种像鱼鳞一样的形状，不知是什么原因。
好的，我简要复述一下您的病情。	基本上是这样的。医生，我这样的情况要不要紧呢？
您先别着急，我会根据您的情况开些中药进行治疗。	那平常我需要注意什么呢？
您这个病症属于×××，要注意寒温调节，保持心情愉悦。	嗯，好的。
（完善既往史、过敏史、体格检查） 我还要检查一下您的舌脉。	好的。
您的舌脉是：舌紫红苔薄腻，脉沉涩。 谢谢您的合作。	谢谢医生。

二、临证思维分析

主诉：小腹疼痛半年。

辰下症：小腹疼痛，伴有肌肤甲错、烦热、痛经等。面色萎黄，舌紫红苔薄腻，脉沉涩。

三、辨病方证要点分析

病名：虚劳病。

证名：阴血亏耗，干血内结。

辨证分析：本病是由于长期过度操劳损伤机体，导致正气虚弱，气血运行不畅，而形成瘀血。瘀血日久则逐渐恶化为干血。瘀血阻滞中焦气机导致腹满不能饮食，湿邪内生；瘀血内阻，导致肌肤失养则肌肤甲错，两目黯黑；瘀血阻于胞络则痛经；阴血亏损，内生虚热，则出现烦热。

治法：缓中补虚，破瘀生新。

方药：大黄䗪虫丸。

组成：生地黄15g，赤芍9g，黄芩9g，大黄6g（后下），炙甘草9g，桃仁9g，杏仁9g，干漆6g，虻虫3g，水蛭3g，蛴螬3g，土鳖虫（䗪虫）3g。

方解：方中生地黄、炙甘草、赤芍滋阴补虚，和中缓急、濡养经脉；桃仁、干漆、水蛭、虻虫、蛴螬活血通络，消积散聚，攻逐瘀血；土鳖虫（䗪虫）破瘀通经，合大黄通达三焦以逐干血；黄芩配大黄，清上泻下，共逐瘀热。诸药合用共奏祛瘀血、清瘀热、滋阴补虚之功效。

四、原文知识拓展

【原文18】五劳虚极羸瘦，腹满不能饮食，食伤、忧伤、饮伤、房室伤、饥伤、劳伤、经络荣卫气伤，内有干血，肌肤甲错，两目黯黑。缓中补虚，大黄䗪虫丸主之。

大黄䗪虫方：

大黄十分（蒸），黄芩二两，甘草三两，桃仁一升，杏仁一升，芍药四两，干地黄十两，干漆一两，虻虫一升，水蛭百枚，蛴螬一升，䗪虫半升。

上十二味，末之，炼蜜和丸小豆大，酒饮服五丸，日三服。

五、适应治疗的西医疾病

良性肿瘤、肝硬化、子宫肌瘤、结核性腹膜炎、食管静脉曲张、闭经、腹部手术后的粘连疼痛、冠心病、高脂血症、脑血栓、脂肪肝、脉管炎等。

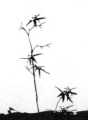

第六章

肺痿肺痈咳嗽上气病脉证并治

第一节　麦门冬汤

一、标准化病人病例脚本

医生	病人
您好！我是您的主治医师×××，现在来了解一下您的病情。请问您的姓名？今年多大年龄？	我是×××，今年36岁。
您觉得哪里不舒服？	我觉得身体浮肿。
那您感觉哪些部位浮肿比较严重？白天晚上有没有浮肿？有没有差别呢？	我感觉全身水肿，而且全天水肿都没明显消退。
这个病从什么时间开始的？	差不多有两年了。
您有没有找医生看过或到医院检查过？	我去医院做过检查。
做的什么检查项目，结果是什么？	做的尿常规和肾功能检查。医生告诉我得的是慢性肾炎。
那之前的医生给您开过药吗？效果怎么样？	我吃过可的松、环磷酰胺、利尿合剂，吃完后时消时肿，所以又找了中医，吃过中药，医生告诉我用的药方是五皮饮、五苓散、真武汤，症状也没有明显改善。
除全身水肿外，您还有什么不舒服的地方吗？	嗯，我总感觉喉咙干，还经常吐痰。
喉咙干，喝水能缓解吗？	喝水后喉咙会舒服些。

续表

医生	病人
痰容易咳出来吗？黏不黏？什么颜色？量多不多？	有时容易吐痰，有时需要用力才能吐出来，每次吐痰不多，可是很快又觉得有痰，白色，比唾沫黏。
胃口怎么样？	吃饭还可以，不过有时明明感觉饿了，却吃不多。
您容易脸红吗？	对，而且比别人更怕热，一热就脸红。
感觉热的时候，出汗吗？	不会出汗的。
大小便怎么样？	大小便还算正常。
（针对女性病人）您月经周期几天？有无痛经、小腹胀？月经血是什么颜色？月经量多少？有无血块？	（女性病人）月经周期28天，没有痛经、小腹胀，月经颜色鲜红，无血块，感觉经量也正常。
您还有什么不舒服，可以补充一下。	其他就没有了。
好的，我简要复述一下您的病情。	基本上是这样的。医生，我这样要不要紧呢？
您先别着急，我会根据您的情况开些中药进行治疗。	那我平常生活需要注意什么呢？
您这个病症属于×××，不要吃辛辣食物。	嗯，好的。
（完善既往史、过敏史、体格检查）我还要检查一下您的舌脉。	（无既往病史、过敏史，体格检查提示：眼睑及颜面水肿，双下肢轻度水肿）好的。
您的舌脉是：舌红苔少，脉沉细数。谢谢您的合作。	谢谢医生。

二、临证思维分析

主诉：全身水肿两年。

现病史：两年前因全身水肿入院检查尿常规、肾功能，结果提示"慢性肾炎"，予可的松、环磷酰胺、利尿合剂以及五苓散、五皮饮、真武汤等中西医治疗，疗效均欠佳。现患者周身水肿，精神尚可，纳可，睡眠安，大小便调。

辰下症：全身水肿，伴有咽干，咳吐涎沫，颧红，舌红苔少，脉沉细数。

三、辨病方证要点分析

病名：肺痿病。

证名：阴虚内热。

辨证分析：本病表现为肺阴虚内热引起的全身水肿及肺经失润等症状。因虚热扰肺，肺失通调水道，故见周身水肿；阴虚生燥，肺经失润故见咽干、颧红、咳吐涎沫；舌红苔少，脉沉细数皆为阴虚内热表现。

治法：滋阴清热，降逆下气。

方药：麦门冬汤。

组成：麦冬 15g，半夏 9g，人参 9g，甘草 6g，粳米 6g，大枣 9g。

方解：麦冬，养阴润肺，清虚热。半夏下气化痰，性虽温，但与麦冬相伍则温而不燥。人参、甘草、粳米、大枣养胃益气，使胃得养而气能生津，津液充沛，则虚火自敛，咳逆亦平。

四、原文知识拓展

【原文 10】大逆上气，咽喉不利，止逆下气者，麦门冬汤主之。

麦门冬汤方：

麦门冬七升，半夏一升，人参二两，甘草二两，粳米三合，大枣十二枚。

上六味，以水一斗二升，煮取六升，温服一升，日三夜一服。

五、适应治疗的西医疾病

慢性咽炎、慢性支气管炎、百日咳、肺结核等表现为肺阴亏虚，虚火上炎者。

第二节　甘草干姜汤

一、标准化病人病例脚本

医生	病人
您好！我是您的主治医师×××，现在来了解一下您的病情。请问您的姓名？今年多大年龄？	我是×××，今年 58 岁。
您觉得哪里不舒服？	我经常咳嗽、气喘。
那天气变冷后你的咳嗽、气喘会变得更严重吗？	对，冬天更严重。
这种情况从什么时间开始的？	差不多有 3 年了。

续表

医生	病人
您有没有找医生看过或到医院检查过？	我去医院做过检查。
做的什么检查项目，结果是什么？	拍了胸片，做了血常规、心电图和心脏彩超。医生告诉我得的是肺源性心脏病。
那之前的医生给您开过药吗？效果怎么样？	我吃过一些西药，吃了就好，天气一冷又会咳嗽。
除咳嗽、气喘外，您还有什么不舒服的地方吗？	嗯，就是有时咳嗽有痰，咳得严重时候还会尿裤子。
痰容易咳出来吗？黏不黏？什么颜色？量多不多？	吐痰不费力，比唾沫稍微黏一点，白色，量不多。
除了咳嗽厉害时尿裤子，晚上睡着后还要去小便？	不会。
您容易怕冷吗？	对，一年四季手脚都是凉的。
大便怎么样？	大便还算正常。
您还有什么不舒服，可以补充一下。	其他就没有了。
好的，我简要复述一下您的病情。	基本上是这样的。医生，我这样要不要紧呢？
您先别着急，我会根据您的情况开些中药进行治疗。	那平常我需要注意什么呢？
您这个病症属于×××，不要吃生冷寒凉食物。	嗯，好的。
（完善既往史、过敏史、体格检查）我还要检查一下您的舌脉。	（有肺源性心脏病病史、无过敏史，查体正常）好的。
您的舌脉是：舌淡苔白腻，脉沉细。谢谢您的合作。	谢谢医生。

二、临证思维分析

主诉：咳喘 3 年。

现病史：3 年前因咳喘入院做胸透、血常规、心电图、心脏彩超检查，结果提示肺源性心脏病，予西药，疗效欠佳。

辰下症：咳喘，伴有咳吐白稀痰，四肢逆冷，咳甚即遗尿。舌淡苔白腻，脉沉细。

三、辨病方证要点分析

病名：肺痿病。

证名：肺阳虚。

辨证分析：本病表现为肺阳虚引起的咳喘及肺失温煦等症状。因肺经虚寒，气不布津，停聚成痰，故见咳吐白痰；痰阻于肺，气道不利，故见咳喘；肺中虚寒，肺失通调水道，不能制约下焦，故见咳甚即遗尿；四肢逆冷，舌淡苔白腻，脉沉细皆为肺虚寒表现。

治法：温肺复气。

方药：甘草干姜汤。

组成：炙甘草12g，干姜9g。

方解：炙甘草甘温，补中益气；干姜辛温，温复脾肺之阳。两药辛甘合化，重在温中焦之阳以暖肺，因肺为气之主，脾胃为气血生化之源，中阳振，肺可温，寒可消，实乃培土生金之意。

四、原文知识拓展

【原文5】肺痿吐涎沫而不咳者，其人不渴，必遗尿，小便数，所以然者，以上虚不能制下故也。此为肺中冷，必眩，多涎唾，甘草干姜汤以温之。若服汤已渴者，属消渴。

甘草干姜汤方：

甘草四两（炙），干姜二两（炮）。

上咬咀，以水三升，煮取一升五合，去滓，分温再服。

五、适应治疗的西医疾病

消化性溃疡、肺源性心脏病、过敏性鼻炎、慢性胃炎等表现为阳虚者。

第三节 葶苈大枣泻肺汤

一、标准化病人病例脚本

医生	病人
您好！我是您的主治医师×××，现在来了解一下您的病情。请问您的姓名？今年多大年龄？	我是×××，今年42岁。

续表

医生	病人
您觉得哪里不舒服？	我现在一咳嗽就胸痛。
不咳嗽就不痛？	不咳嗽时虽然无胸痛，但是也不舒服。
胸痛的时候揉一揉会舒服吗？	不能碰，会更不舒服。
胸部不舒服影响睡觉吗？	不能躺，一躺更不舒服，所以睡不好。
咳嗽时有痰吗？	说起这个问题，我还是很担心，不但咳嗽有痰，而且还有血。
痰是什么颜色？血是混在痰里吗？	黄痰，痰里夹着血丝。
血是什么颜色？	铁锈色
这种情况从什么时间开始的？	两天了。
您有没有找医生看过或到医院检查过？	我去医院做过检查。
做的什么检查项目，结果是什么？	拍了胸片，做了血常规。医生告诉我得的是大叶性肺炎。
那之前的医生给您开过药吗？效果怎么样？	我吃过一些抗生素，吃了就好，不吃又不舒服。
除咳嗽、胸痛外，您还有什么不舒服吗？	嗯，就是感觉没力气，有点发热。
现在体温多少？	38℃。
出汗吗？	不出汗。
口干吗？	口干，而且咽水的时候感觉还有苦味。
现在怕冷吗？	昨天会怕冷，今天不会。
胃口怎么样？	胸痛以来，一直恶心，不想吃东西。
大小便怎么样？	小便很黄，大便干，3天没拉了。得病前大小便都很好。
您还有什么不舒服，可以补充一下。	其他就没有了。
好的，我简要复述一下您的病情。	基本上是这样的。医生，我这样要不要紧呢？
您先别着急，我会根据您的情况开些中药进行治疗。	那我平常生活需要注意什么呢？
您这个病症属于×××，不要吃生冷、辛辣食物。	嗯，好的。
（完善既往史、过敏史、体格检查）我还要检查一下您的舌脉。	（无既往病史、过敏史，听诊提示：双肺散在湿啰音）好的。
您的舌脉是：舌绛苔黄干，脉数有力。谢谢您的合作。	谢谢医生。

二、临证思维分析

主诉：咳嗽伴胸痛两天。

现病史：两天前出现恶寒发热，咳嗽咽痛，继则咳嗽胸痛如刺，咳吐黄痰夹铁锈色血丝，身热不寒，入院检查胸透、血常规，结果提示大叶性肺炎，予抗生素，疗效欠佳。

辰下症：咳嗽，伴有胸痛，咳逆倚息不得卧，咳吐黄痰夹铁锈色血丝，身热乏力，口干口苦，大便干，小便黄赤。舌绛苔黄干，脉数有力。

三、辨病方证要点分析

病名：肺痈病。

证名：邪实壅滞。

辨证分析：本病因风寒束肺，肺失宣降，郁而化热，热毒邪壅滞肺气所致。因肺经热毒邪壅滞，灼伤血络，炼液成痰，故见胸痛，咳吐黄痰夹铁锈色血丝；痰阻于肺，气道不利，故见咳逆倚息不得卧；热毒邪伤津耗气，故见身热乏力，口干口苦，大便干，小便黄赤；舌绛苔黄干，脉数有力皆为热壅滞肺经表现。

治法：开泄肺气，逐痰去壅。

方药：葶苈大枣泻肺汤。

组成：葶苈子15g，大枣9g。

方解：方中葶苈子辛苦寒，能开泻肺气，逐一切痰浊水湿之实邪。因恐其药猛而伤正气，故配以大枣甘温安中，并缓和药性。

四、原文知识拓展

【原文2】问曰：病咳逆，脉之，何以知此为肺痈？当有脓血，吐之则死，其脉何类？师曰：寸口脉微而数，微则为风，数则为热；微则汗出，数则恶寒。风中于卫，呼气不入；热过于荣，吸而不出。风伤皮毛，热伤血脉。风舍于肺，其人则咳，口干喘满，咽燥不渴，多唾浊沫，时时振寒。热之所过，血为之凝滞，蓄结痈脓，吐如米粥。始萌可救，脓成则死。

【原文11】肺痈，喘不得卧，葶苈大枣泻肺汤主之。

葶苈大枣泻肺汤方：

葶苈（熬令黄色，捣丸如弹丸大），大枣十二枚。

上先以水三升，煮枣取二升，去枣，内葶苈，煮取一升，顿服。

五、适应治疗的西医疾病

大叶性肺炎、渗出性胸膜炎、喘息性支气管炎、肺源性心脏病发生心力衰竭、风湿性心脏病发生心力衰竭等属实邪壅肺，气机阻滞，症见喘息不得平卧者。

第四节　桔梗汤

一、标准化病人病例脚本

医生	病人
您好！我是您的主治医师×××，现在来了解一下您的病情。请问您的姓名？今年多大年龄？	我是×××，今年 27 岁。
您觉得哪里不舒服？	我现在觉得胸闷、咳嗽。
胸闷的时候揉一揉会舒服吗？	不能碰，会更不舒服。
咳嗽时有痰吗？	有
痰是什么颜色？容易咳出来吗？	白色，因为比较黏，所以不容易吐出来。
这种情况从什么时间开始的？	一周了。
您有没有找医生看过或到医院检查过？	我去医院做过检查。
做的什么检查项目，结果是什么？	拍了胸片，做了血常规。医生告诉我得的是左下肺脓肿。
那之前的医生给您开过药吗？效果怎么样？	我吃过一些抗生素，一点都没好转。同时也找了中医。
除咳嗽、胸闷外，您还有什么不舒服的地方吗？	嗯，就是发热、怕冷。
现在体温多少？	38℃。
出汗吗？	不出汗
口干吗？	不口干。
胃口怎么样？	胃口还可以。
大小便怎么样？	大小便都正常。
（针对女性病人）您末次月经什么时候来的呢？	（女性病人）我最近一次月经是上个月 13 号来的。
您还有什么不舒服，可以补充一下。	其他就没有了。

续表

医生	病人
好的，我简要复述一下您的病情。	基本上是这样的。医生，我这样要不要紧呢？
您先别着急，我会根据您的情况开些中药进行治疗。	那我平常生活需要注意什么呢？
您这个病症属于×××，不要吃生冷、辛辣食物。	嗯，好的。
（完善既往史、过敏史、体格检查）我还要检查一下您的舌脉。	（无既往病史、过敏史，听诊提示：左下肺湿啰音）好的。
您的舌脉是：舌红苔黄腻，脉数有力。谢谢您的合作。	谢谢医生。

二、临证思维分析

主诉：咳嗽伴胸闷一周。

现病史：恶寒发热一周，咳嗽胸闷不畅，吐白色黏痰。入院检查胸透、血常规，结果提示左下肺脓肿，予抗生素，无效。

辰下症：咳嗽，伴有胸闷，恶寒发热，吐白色黏痰。舌红苔黄腻，脉数有力。

三、辨病方证要点分析

病名：肺痈病。

证名：血腐脓溃。

辨证分析：本病因外感风寒，入里化热，灼伤肺络，血腐脓溃所致。因肺经热毒邪壅滞，灼伤肺络，炼液成痰，故见胸痛，咳吐白色黏痰；痰阻于肺，气道不利，故见咳嗽胸闷；正邪交争较剧，故见恶寒发热；热邪灼伤肺络，肉腐酿脓，故见胸部 X 线片提示左下肺脓肿。舌红苔黄腻，脉数有力皆为热毒壅肺、血腐脓溃表现。

治法：排脓解毒。

方药：桔梗汤。

组成：桔梗 15g，甘草 9g。

方解：方中桔梗功善宣肺祛痰排脓，生甘草清热解毒。

四、原文知识拓展

【原文12】咳而胸满，振寒脉数，咽干不渴，时出浊唾腥臭，久久吐脓如米粥者，为肺痈，桔梗汤主之。

桔梗汤方亦治血痹：

桔梗一两，甘草二两。

上二味，以水三升，煮取一升，分温再服，则吐脓血也。

五、适应治疗的西医疾病

急慢性咽喉炎、猩红热、肺脓肿、肺炎等痰多者。

第五节　射干麻黄汤

一、标准化病人病例脚本

医生	病人
您好！我是您的主治医师×××，现在来了解一下您的病情。请问您的姓名？今年多大年龄？	我是×××，今年21岁。
您觉得哪里不舒服？	我现在觉得咳嗽得很严重。
我现在就能听到您呼吸时喉咙里发出的"呼噜呼噜"声音，您有察觉吗？	有。
有没有痰？	没有。
这种情况从什么时间开始的？	前天就有了。
您有没有找医生看过或到医院检查过？	我去医院做过检查。
做的什么检查项目，结果是什么？	拍了胸片，做了血常规和咽拭子培养。医生告诉我得的是腺病毒肺炎。
那之前的医生给您开过药吗？效果怎么样？	我吃过一些西药，一点都没好转。同时也找过中医，吃过中药，医生告诉我是"桑菊饮""竹叶石膏汤"，但是也没用。
除咳嗽、胸闷外，您还有什么不舒服的地方吗？	嗯，就是发热。

续表

医生	病人
现在体温多少？	37℃。
怕冷吗？	前天有，现在没有了。
出汗吗？	不出汗。
您的脸色一直都是这么白吗？	之前没有，就是这次生病才这样。
口干吗？	不口干。
胃口怎么样？	胃口还可以。
大小便怎么样？	大便一天要拉好几次，小便还可以。
大便很稀吗？会黏在马桶上？	大便也不是很稀，有点像糨糊，黏马桶。
（针对女性病人） 您末次月经什么时候来的呢？	（女性病人）我最近一次月经是这个月23号来的。
您还有什么不舒服，可以补充一下。	其他就没有了。
好的，我简要复述一下您的病情。	基本上是这样的。医生，我这样要不要紧呢？
您先别着急，我会根据您的情况开些中药进行治疗。	那平常生活上我需要注意什么呢？
您这个病症属于×××，不要吃甜食和肥腻食物。	嗯，好的。
（完善既往史、过敏史、体格检查） 我还要检查一下您的舌脉。	（无既往病史、过敏史，听诊提示：两肺呼吸音粗糙，有散在中小水泡音）好的。
您的舌脉是：舌红少苔，脉虚。 谢谢您的合作。	谢谢医生。

二、临证思维分析

主诉：咳嗽伴哮鸣音一周。

现病史：3天前恶寒发热，咳嗽，继而身热不寒，喉间痰阻有哮鸣音，下利。入院检查胸片、血常规和咽拭子培养，结果提示腺病毒肺炎，予西药无效。

辰下症：咳嗽，伴哮鸣音，面色苍白，身热不寒，无痰，下利，便黏。舌红少苔，脉虚。

三、辨病方证要点分析

病名：咳嗽上气。

证名：寒饮郁肺。

辨证分析：本病因外感风寒引起咳嗽伴哮鸣音及大肠传导失司等症状。因外感风寒失治，遂入里致肺气郁闭，邪正交争，故见身热不寒；肺失宣降，津停为痰，阻于气道，肺气上逆与痰相击，故见喉间痰阻，咳嗽伴哮鸣音；肺主治节，与大肠相表里，肺失宣降致大肠传导失司，故见下利，便黏；舌红苔少，脉虚为寒饮郁闭日久、化热伤津表现。

治法：散寒宣肺，降逆化痰。

方药：射干麻黄汤。

组成：射干 9g，麻黄 9g，生姜 6g，细辛 3g，紫菀 9g，款冬花 9g，五味子 9g，大枣 9g，半夏 9g。

方解：方中射干消痰开结；麻黄宣肺平喘；半夏、生姜、细辛温散寒饮；款冬花、紫菀温肺止咳；五味子收敛肺气，并制约麻、辛、姜、夏之过散；大枣安中扶正，调和诸药。诸药合用，散中有收，开中有合，共奏止咳化痰、平喘散寒之功。

四、原文知识拓展

【原文6】咳而上气，喉中水鸡声，射干麻黄汤主之。

射干麻黄汤方：

射干十三枚（一法三两），麻黄四两，生姜四两，细辛、紫菀、款冬花各三两，五味子半升，大枣七枚，半夏（大者，洗）八枚（一法半升）。

上九味，以水一斗二升，先煮麻黄两沸，去上沫，内诸药，煮取三升，分温三服。

五、适应治疗的西医疾病

哮喘、喘息性支气管炎、支气管肺炎、肺气肿、肺源性心脏病、风湿性心脏病、百日咳等，咳喘、喉中痰鸣、咳痰色白者。

第六节　皂荚丸

一、标准化病人病例脚本

医生	病人
您好！我是您的主治医师×××，现在来了解一下您的病情。请问您的姓名？今年多大年龄？	我是×××，今年57岁。
您哪里不舒服？	我现在觉得喘得厉害，快要喘不上气了。
晚上能睡觉吗？	喘得太难受了，根本无法睡。太累了，躺在床上，马上喘得更严重，所以只能坐着。
我现在就能听到您呼吸时喉咙里发出"呼噜呼噜"声音，您有察觉吗？	有。
有没有痰？	没有。
您觉得发热吗？	没有。
这种情况从什么时间开始的？	昨天。
您有没有找医生看过或到医院检查过？	我去医院做过检查。
做的什么检查项目，结果是什么？	拍了胸片，做了血常规和心电图。医生告诉我得的是肺源性心脏病合并急性感染。
那之前的医生给您开过药吗？效果怎么样？	吃过一些西药，一点都没好转。
除了气喘，您还有什么不舒服？	嗯，就是腿肿。
腿肿多久了？	一直都有，这两天严重了。
怕冷吗？	前天有，现在没有了。
整天都严重吗？	对。
您的脸色一直都是这么暗紫吗？	对。
怕冷吗？	手脚凉。
胃口怎么样？	胃口不好，吃一点就感觉饱了。
大小便怎么样？	大小便还可以。
您还有什么不舒服，可以补充一下。	其他就没有了。
好的，我简要复述一下您的病情。	基本上是这样的。
您先别着急，我会根据您的情况开些中药进行治疗。	那平常生活上我需要注意什么呢？
您这个病症属于×××，不要太疲劳。	嗯，好的。

续表

医生	病人
（完善既往史、过敏史、体格检查） 我还要检查一下您的舌脉。	（有肺源性心脏病病史、无过敏史，听诊提示：两肺呼吸音粗糙。面色紫暗，颈部青筋暴露，桶状胸，双下肢水肿。）好的。
您的舌脉是：舌紫暗苔黄腻，脉弦滑无力。 谢谢您的合作。	谢谢医生。

二、临证思维分析

主诉：喘甚伴哮鸣音2天。

现病史：因呼吸困难入院，经查血常规、胸片、心电图，结果提示肺源性心脏病合并急性感染，治疗效果不显，要求中医治疗。

辰下症：喘息抬肩，喉中痰鸣，口唇发绀，颈部青筋暴张，四肢不温，下肢水肿，按之陷而不起，舌质紫暗苔黄腻，脉弦滑无力。

三、辨病方证要点分析

病名：咳嗽上气。

证名：痰浊壅肺。

辨证分析：宿痰，故见喉中痰鸣；痰阻气道，肺失宣降，故见喘甚，呼吸困难；痰阻气滞，瘀血内生，气血不达四末，故见面色紫暗，颈部静脉暴露，四肢厥冷；血不利则为水，故见下肢水肿；舌紫暗苔黄腻，脉弦滑无力为气虚瘀血夹痰热表现。

治法：涤痰逐饮，豁通气道。

方药：皂荚丸。

组成：皂荚1.5g。

方解：方中皂荚辛咸，宣壅导滞，利窍涤痰之力较强；皂荚经酥炙，做成蜜丸，是缓其燥烈之性；用枣膏调服，日三夜一，是取其峻剂缓攻之意。

四、原文知识拓展

【原文7】咳逆上气，时时吐唾浊，但坐不得眠，皂荚丸主之。

皂荚丸方：

皂荚八两（刮去皮，用酥炙）。

上一味，末之，蜜丸梧子大，以枣膏和汤服三丸，日三夜一服。

五、适应治疗的西医疾病

急性支气管炎、顽固性哮喘、肺源性心脏病、肺痈、中风等证属痰涎壅塞、形气俱实者。

第七节　越婢加半夏汤

一、标准化病人病例脚本

医生	病人
您好！我是您的主治医师×××，现在来了解一下您的病情。请问您的姓名？今年多大年龄？	我是×××，今年 31 岁。
您觉得哪里不舒服？	我现在整天咳嗽，刚才候诊的时候咳得太用力，眼泪都出来了。
会影响睡觉吗？	不会。
有没有痰？	没有。
您觉得发热吗？	有，今天量过，38.5℃。
这种情况从什么时间开始的？	4 天了。
怕冷吗？	刚开始怕冷，现在没有了。
您有没有找医生看过或到医院检查过？	我去医院做过检查。
做的什么检查项目，结果是什么？	拍了胸片，做了血常规。医生告诉我得的是支气管肺炎。
那之前的医生给您开过药吗？效果怎么样？	中药西药都吃过，效果都不好。
除咳喘、胸闷，您还有什么不舒服吗？	嗯，就是小便黄。
解小便时会不舒服吗？	没有。
小便次数变多吗？	没有。
胃口怎么样？	胃口还可以。

续表

医生	病人
大便怎么样？	大便还可以。
（针对女性病人） 您末次月经是什么时候？	（女性病人）我最近一次月经是这个月 20号来的。
您还有什么不舒服，可以补充一下。	其他就没有了。
好的，我简要复述一下您的病情。	基本上是这样的。
您先别着急，我会根据您的情况开些中药进行治疗。	那平常生活中我需要注意什么呢？
您这个病症属于×××，不要吃辛辣食物。	嗯，好的。
（完善既往史、过敏史、体格检查） 我还要检查一下您的舌脉。	（无既往病史、过敏史，视诊提示：扁桃体肿大，听诊两肺布满水泡音）。好的。
您的舌脉是：舌红苔黄腻，脉弦滑。 谢谢您的合作。	谢谢医生。

二、临证思维分析

主诉：咳喘 4 天。

现病史：4 天前因咳嗽、发热入院，血常规、胸片检查提示支气管肺炎，服用中西药均无效。现患者咳喘气逆，精神、睡眠均欠佳，纳可，大便调，小便黄。

辰下症：咳喘气逆，身热不寒，小便黄，舌红苔黄腻，脉弦滑。

三、辨病方证要点分析

病名：咳嗽上气（肺胀）。

证名：饮热迫肺。

辨证分析：本病表现为邪热郁肺引起的咳喘及痰热阻肺等症状。因外感风邪，入里化热，热郁于肺，肺失宣降，故见发热，咳喘气逆；热移膀胱，故见小便黄；舌红苔黄腻，脉弦滑为痰热郁肺的表现。

治法：宣肺散饮，降逆平喘，兼清郁热。

方药：越婢加半夏汤。

组成：麻黄9g，石膏30g，生姜9g，大枣9g，甘草6g，半夏9g。

方解：方中麻黄宣肺平喘，石膏辛散水邪，清泄郁热，两者相配，发越水气，兼清里热；生姜、半夏散饮降逆；甘草、大枣安中补脾。

四、原文知识拓展

【原文13】咳而上气，此为肺胀，其人喘，目如脱状，脉浮大者，越婢加半夏汤主之。

越婢加半夏汤方：

麻黄六两，石膏半斤，生姜三两，大枣十五枚，甘草二两，半夏半升。

上六味，以水六升，先煎麻黄，去上沫，内诸药，煮取三升，分温三服。

五、适应治疗的西医疾病

支气管哮喘、支气管炎、肺气肿等急性发作而见饮热迫肺者。

第八节　厚朴麻黄汤

一、标准化病人病例脚本

医生	病人
您好！我是您的主治医师×××，现在来了解一下您的病情。请问您的姓名？今年多大年龄？	我是×××，今年24岁。
您觉得哪里不舒服？	我现在经常咳嗽，有时还会喘。
我现在就能听到您呼吸时喉咙里发出"呼噜呼噜"声音，您有察觉吗？	我自己能听到。
有没有痰？	有。
痰是什么颜色？容易咳出来吗？	黄色，大部分痰还是容易咳出来的。
您觉得发热吗？	没有。
怕冷吗？	前几天有，现在不会。
口干吗？	有一点。
这种情况从什么时间开始的？	3天了。
您有没有找医生看过或到医院检查过？	我去医院做过检查。
做的什么检查项目，结果是什么？	拍了胸片，做了血常规。医生告诉我得的是支气管哮喘。

续表

医生	病人
那之前的医生给您开过药吗？效果怎么样？	中药西药都吃过，效果都不好。
除咳嗽外，您还有什么不舒服的？	嗯，就是胸闷。
大小便怎么样？	都还可以。
胃口怎么样？	胃口还可以。
（针对女性病人） 您末次月经是什么时候？	（女性病人）我最近一次月经是上个月15号来的。
您还有什么不舒服，可以补充一下。	其他就没有了。
好的，我简要复述一下您的病情。	基本上是这样的。
您先别着急，我会根据您的情况开些中药进行治疗。	那平常生活中我需要注意什么呢？
您这个病症属于×××，不要吃辛辣食物。	嗯，好的。
（完善既往史、过敏史、体格检查） 我还要检查一下您的舌脉。	（无既往病史、过敏史，听诊提示：听诊两肺散在哮鸣音。）好的。
您的舌脉是：舌红苔黄腻，脉滑。 谢谢您的合作。	谢谢医生。

二、临证思维分析

主诉：咳喘 3 天。

现病史：3 天前因咳嗽、气喘，血常规、胸片检查，提示支气管哮喘，服用中西药均无效。现患者咳喘胸闷，精神、睡眠尚可，纳可，二便调。

辰下症：咳喘胸闷，咳吐黄痰，喉间哮鸣，口渴，舌红苔黄腻，脉滑。

三、辨病方证要点分析

病名：咳嗽上气。

证名：寒饮夹热。

辨证分析：本病为外感风寒，入里化热，痰热阻肺所致。因外感风邪，入里化热，热郁于肺，肺失宣降，故见咳喘气逆；肺经郁热，炼液为痰故见痰黄；痰阻气道，气机郁滞故见胸闷；肺气上逆与痰相击，故见喉间哮鸣；肺热伤津，故见口渴；舌红苔黄腻，脉滑为痰热郁肺表现。

治法：散饮除热，止咳平喘。

方药：厚朴麻黄汤。

组成：厚朴 9g，麻黄 9g，石膏 15g，苦杏仁 9g，半夏 9g，干姜 6g，细辛 3g，小麦 30g，五味子 9g。

方解：方中厚朴、苦杏仁止咳降气以治标；麻黄、石膏发越水气，兼清里热；半夏、干姜、细辛温化寒饮；五味子收敛肺气；小麦养心护胃安中。

四、原文知识拓展

【原文 8】咳而脉浮者，厚朴麻黄汤主之。

厚朴麻黄汤方：

厚朴五两，麻黄四两，石膏如鸡子大，杏仁半升，半夏半升，干姜二两，细辛二两，小麦一升，五味子半升。

上九味，以水一斗二升，先煮小麦熟，去滓，内诸药，煮取三升，温服一升，日三服。

五、适应治疗的西医疾病

急性支气管炎、支气管哮喘、上呼吸道感染等见本方证者。

第九节 泽漆汤

一、标准化病人病例脚本

医生	病人
您好！我是您的主治医师 ×××，现在来了解一下您的病情。请问您的姓名？今年多大年龄？	我是 ×××，今年 72 岁。
您觉得哪里不舒服？	我现在喘得很严重，有时也咳嗽，太难受了。
有没有痰？	有。
痰是什么颜色？容易咳出来吗？	白色，大部分痰还是容易咳出来的。
您觉得发热吗？	没有。

续表

医生	病人
怕冷吗？	不会。
突然就开始喘？	不是，那天做了很多家务，感觉很累，可能又多吃了几块红烧肉，晚上就不舒服了。
这种情况从什么时间开始的？	大概一周了。
您有没有找医生看过或到医院检查过？	我去医院做过检查。
做的什么检查项目，结果是什么？	做过一些检查，医生告诉我得的是肺源性心脏病。
那之前的医生给您开过药吗？效果怎么样？	吃过一周西药，效果不好。
除咳嗽、气喘外，您还有什么不舒服？	嗯，就是胸闷心慌。
睡觉怎么样？	不太好，白天有点没精神。
大小便怎么样？	好几天都没大便了，小便也不好，感觉解不干净。
小便除解不干净，有没有感觉尿道热，解小便时尿道痛？	都没有。
身体有水肿吗？	腿肿，你看一按就凹下去了。
胃口怎么样？	胃口还可以。
您还有什么不舒服，可以补充一下。	其他就没有了。
好的，我简要复述一下您的病情。	基本上是这样的。
您先别着急，我会根据您的情况开些中药进行治疗。	那平常生活中我需要注意什么呢？
您这个病症属于×××，不要疲劳，不要吃肥肉。	嗯，好的。
（完善既往史、过敏史、体格检查）我还要检查一下您的舌脉。	（有慢性支气管炎伴肺气肿病史、无过敏史，可见颈静脉怒张，肝肋弓下3cm有压痛，剑突下上腹部可见动悸。）好的。
您的舌脉是：舌紫暗苔白厚，脉沉结。谢谢您的合作。	谢谢医生。

二、临证思维分析

主诉：咳喘 7 天。

现病史：有慢性支气管炎伴肺气肿病史，素日气短。7 天前因劳复发入院检查，提示：肺源性心脏病。

辰下症：咳喘气逆，胸闷心悸，咳吐白痰，大便不通，小便不利，舌紫暗苔白厚，脉沉结。

三、辨病方证要点分析

病名：咳嗽上气。

证名：寒饮夹热。

辨证分析：本病因患者平素气短，劳则作喘，加之贪食肥厚，损伤脾胃，酿湿成痰，阻遏气机升降，致气机升降失常所致。肺失宣降，气机壅滞，故见咳喘气逆；饮郁化热，热扰心神，故见心烦不眠；气机不畅，水津不能四布，故见下肢水肿，小便不利；肺气不利，大肠传导不利，故见大便不通；颈静脉怒张，舌紫暗苔白厚，脉沉结均为肺气壅滞，心血不畅的表现。

治法：逐水消饮止咳。

方药：泽漆汤。

组成：半夏 9g、泽漆 9g、生姜 6g、白前 9g、甘草 6g、黄芩 9g、党参 9g、桂枝 9g。

方解：方中泽漆泻水逐饮，为主药；紫参，《本经》言其利小便，通大便，使水饮从二便出；桂枝、生姜、半夏、白前温阳化饮，止咳平喘；党参、甘草健脾益气，扶助正气；饮邪内结，阳气郁久可化热，故用黄芩苦寒以清泄肺热。

四、原文知识拓展

【原文 9】脉沉者，泽漆汤主之。

泽漆汤方：

半夏半升，紫参五两（一作紫菀），泽漆三升（以东流水五斗，煮取一斗五升），生姜五两，白前五两，甘草、黄芩、人参、桂枝各三两。

上九味，㕮咀，内泽漆汁中，煮取五升，温服五合，至夜尽。

五、适应治疗的西医疾病

肺气肿、肺源性心脏病、细菌性胸膜炎、结核性胸膜炎、胸腔积液及肺部癌肿等水饮内盛迫肺，正气不足或兼郁热者。

第十节　小青龙加石膏汤

一、标准化病人病例脚本

医生	病人
您好！我是您的主治医师×××，现在来了解一下您的病情。请问您的姓名？今年多大年龄？	我是×××，今年38岁。
您觉得哪里不舒服？	我这几天经常咳嗽。
喘不喘？	不喘。
有没有痰？	没有。
您觉得发热吗？	没有。
怕冷吗？	有时会。
这种情况从什么时间开始的？	从降温那天开始的，大概一周了。
天气变冷的时候开始经常咳嗽的？	对，受凉就容易咳，有时开冰箱拿东西都会咳嗽。
您有没有找医生看过或到医院检查过？	因为十几年前得过喘息性支气管炎，当时医院开了一些常用中西药，后来只要不舒服就吃这些药，效果一直不错。可是这次再吃原来的药，就没用了。
除咳嗽、气喘外，您还有什么不舒服？	嗯，就是这几天睡得不好。
大小便怎么样？	都还可以。
胃口怎么样？	胃口也可以。
（针对女性病人）您末次月经是什么时候？	（女性病人）这个月3号来的。
您还有什么不舒服，可以补充一下。	其他就没有了。
好的，我简要复述一下您的病情。	基本上是这样的。
您先别着急，我会根据您的情况开些中药进行治疗。	那平时需要注意什么呢？
您这个病症属于×××，不要受凉，不要吃寒凉食物。	嗯，好的。
（完善既往史、过敏史、体格检查）我还要检查一下您的舌脉。	（有喘息性支气管炎病史、无过敏史、体格检查正常）好的。
您的舌脉是：舌红苔白滑，脉浮滑有力。谢谢您的合作。	谢谢医生。

二、临证思维分析

主诉：咳嗽 7 天。

现病史：有喘息性支气管炎病史，平素易咳。7 天前因受寒复发，未做检查。现患者咳嗽，遇寒加重，精神、睡眠均欠佳，纳可，二便调。

辰下症：咳嗽，遇寒加重，心烦寐差，恶寒，舌红苔白滑，脉浮滑有力。

三、辨病方证要点分析

病名：咳嗽上气（肺胀）。

证名：寒饮夹热。

辨证分析：本病因患者平素易咳，现受寒变甚所致。肺经受寒，气失宣降，故见恶寒，咳嗽；饮郁化热，热扰心神，故见心烦不眠；舌红苔白滑，脉浮滑有力均为外寒内饮夹热表现。

治法：解表化饮，清热除烦。

方药：小青龙加石膏汤。

组成：麻黄 9g、芍药 9g、细辛 3g、干姜 6g、炙甘草 6g、桂枝 9g、五味子 9g、半夏 9g、石膏 30g。

方解：方中麻黄、桂枝解表散寒；干姜、细辛、半夏温肺化饮；芍药、五味子收敛，以防宣散太过；炙甘草调和诸药；石膏清热除烦。

四、原文知识拓展

【原文 14】肺胀，咳而上气，烦躁而喘，脉浮者，心下有水，小青龙加石膏汤主之。

小青龙加石膏汤方（《千金》证治同，外更加肋下痛引缺盆）：

麻黄、芍药、桂枝、细辛、甘草、干姜各三两，五味子、半夏各半升，石膏二两。

上九味，以水一斗，先煮麻黄，去上沫，内诸药，煮取三升。强人服一升，羸者减之，日三服，小儿服四合。

五、适应治疗的西医疾病

支气管哮喘、慢性支气管炎、肺气肿等属寒饮素盛，因气候变化而诱发者。

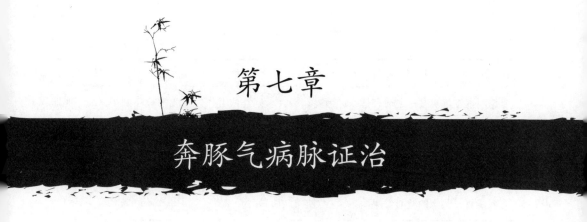

第七章

奔豚气病脉证治

第一节　桂枝加桂汤

一、标准化病人病例脚本

医生	病人
您好！我是您的主治医师×××，现在来了解一下您的病情。请问您的姓名？今年多大年龄？	我是×××，今年70岁。
您觉得哪里不舒服？	我小腹痛，而且还呕吐。
腹痛和呕吐是同时发生的吗？	不是，先呕吐，然后小腹就揪在一起的疼，而且是越来越疼，我还会感觉有气从小腹向上冲，难受得不得了。
您感觉那个气从小腹上冲到哪里呢？是喉咙还是心下呢？	大概是心下这个位置。
这个症状从什么时间开始的？大概是什么原因导致的呢？	得有1年多了，我也不知道是什么原因导致的，就突然出现的。
大概多长时间会出现一次这种情况呢？	之前还好，没那么频繁，几个月会有一次，最近就有点频繁了，差不多每周会出现1～2次。
这个症状发作的时候大概会持续多长时间？	几分钟就好了，之后就和正常人似的。

医生	病人
您观察过每次发作之前有什么原因吗？	好几次发作之前我都被吓到了，我平时胆子特别小。
您有没有去医院或者找医生看过啊？	我之前去过××医院，他们给我做了一些检查，没有查到导致我这个症状的原因。
我能看一眼您的检查结果吗？	好的。
那个医生有给您开什么药物吗？效果怎么样？	他给我开了点止痛药和止痛贴，虽然当时没那么难受了，但是这个病一直没有全好，所以我寻思来看看中医。
您感觉比正常人更怕冷吗？手脚凉吗？	嗯呢，我感觉，我是一个挺怕冷的人。手脚也经常凉。
您平时睡眠怎么样？	我睡眠还可以，就出现这个症状时睡得不太好。
您饮食怎么样？	我胃口不太好，吃完东西感觉不消化。
您大小便怎么样？	我大便不成形，1～2日一次，小便正常。
您还有什么其他不舒服，可以补充一下。	没有什么了，差不多就这样。
好的，我简要复述一下您的病情。	基本上是这样的，医生，我这样要不要紧呢？
您不用着急，我会根据您的情况开些中药进行治疗。	那我平时需要注意什么呢？
您这个病症属于×××，平时注意别着凉，不要吃生冷的食物。	嗯，好的。
（完善家族史、个人史、既往史、过敏史、体格检查）我给您看下舌，摸下脉。	好的。
您的舌脉是：舌淡嫩，苔薄白，脉沉微。谢谢您的合作。	谢谢医生。

二、临证思维分析

主诉：发作性呕吐、腹痛 1 年余。

现病史：患者 1 年余前不明原因出现腹痛伴呕吐，自觉有气从腹部上冲至心下，数分钟后缓解，缓解后如常人，遂于某医院就诊，经过相关检查后未发现与本病相关的疾病，遂给予对症治疗，给予止痛药及止痛贴，虽暂时缓解但后来反复发作，为求系统中医药治疗，遂来我门诊。

辰下症：发作性腹痛，呕吐，呕吐物为胃内容物，自觉有气从腹部上冲至心下，怕冷，手脚凉，纳差，消化不良，眠可，大便不成形，1～2 日 1 次，小便可。舌淡嫩，苔薄白，脉沉微。

三、辨病方证要点分析

病名：奔豚气。

证名：阳虚寒逆证。

辨证分析：患者因惊恐而导致腹痛、呕吐，自觉有气从腹部上冲至心下，故中医辨病为奔豚气，因惊恐可导致气机逆乱，可出现气上冲，因患者平时有手脚凉、怕冷等表现，故可辨证为阳虚寒逆，舌淡嫩，苔薄白，脉沉微均为阳虚寒逆的表现。

治法：调和阴阳，平冲降逆。

方药：桂枝加桂汤。

组成：桂枝 15g，炒白芍 9g，炙甘草 6g，生姜 6g，大枣 9g。

方解：本方于桂枝汤加重治气上冲的桂枝用量，故治桂枝汤证，而气上冲剧烈者，桂枝可振奋心阳，平冲降逆。

四、原文知识拓展

【原文 3】发汗后，烧针令其汗，针处被寒，核起而赤者，必发奔豚，气从少腹上至心，灸其核上各一壮，与桂枝加桂汤主之。

桂枝加桂汤方：

桂枝五两，芍药三两，甘草二两（炙），生姜三两，大枣十二枚。

上五味，以水七升，微火煮取三升，去滓，温服一升。

五、适应治疗的西医疾病

神经症、膈肌痉挛、外感以及某些心脏病有奔豚气症状属阳虚寒逆者。

第二节　奔豚汤

一、标准化病人病例脚本

医生	病人
您好！我是您的主治医师×××，现在来了解一下您的病情。请问您的姓名？今年多大年龄？从事什么职业呢？	我是×××，今年28岁。目前没有工作，一直在家待着。
您觉得哪里不舒服？	我常常感觉有气从小腹上冲到咽喉这，特别难受。
这个症状从什么时间开始的？大概是什么原因导致的呢？	大概是2个月前，可能是因为和家人大吵了一架。
发作的时候伴随其他什么症状吗？	发作的时候感觉胸闷、气短、心慌，要窒息的感觉，还有腹痛，严重时会扑倒在地。
您有发热或者怕冷的感觉吗？	对，我一会冷一会热的，不知道是怎么回事。
发作时会有口吐白沫或者抽搐的表现吗？	这个倒没有。
发作的时候大概会持续多长时间？	几分钟就好了，之后就和正常人似的。
发作的频率是什么样子的呢？	一周会发作3~4次。
您观察过每次发作之前有什么原因吗？	我好几次发作都是因为和家里人生气，也有几次不知道是什么原因而发作的。
您平时脾气怎么样？	我脾气特别不好，经常和家里人因为一点小事生气，想控制控制不住啊。
之前做过脑电图或者心电图吗？是否有异常呢？	都做过了，结果都显示没什么异常啊。
您有没有去医院或者找医生看过啊？	我去过很多医院，各种检查都做了，都没有查出来有任何异常，他们最后给我诊断为癔症。
（追问检查结果）那其他医生有给您开什么药物吗？效果怎么样？	他们没给我开药，建议我去看中医。所以我就来了。
您还有其他不舒服的地方吗？	我感觉我脱发越来越严重了。睡眠也不太好。
睡眠是怎么不好？是多梦还是入睡困难还是容易醒啊？	多梦，入睡也困难。
您感觉口干口苦吗？	平时口干，经常喝水，口苦不太明显。

续表

医生	病人
您饮食怎么样？	我胃口还行，但是我发病的时候什么都吃不下。
您大小便怎么样？	我经常便秘，大便成形，2～3日一次，小便正常，就是偶尔颜色有点黄。
（针对女性病人） 您月经周期几天？有无痛经、小腹胀？经血颜色如何？经量多少？有无血块？	（女性病人）我月经经常推迟，周期大概33天，经量还可以，有痛经，没有血块，颜色正常。
您还有什么其他不舒服的，可以补充一下。	没有什么了，差不多就这样。
好的，我简要复述一下您的病情。	基本上是这样的，医生，我这样要不要紧呢？
您不用着急，我会根据您的情况开些中药进行治疗。	那我平时要注意什么呢？
您这个病症属于肝郁化热证，平时注意不要生气。	嗯，好的。
（完善家族史、个人史、既往史、过敏史、体格检查）我给您看下舌，摸下脉。	好的。
您的舌脉是：舌红，苔薄，脉弦细。谢谢您的合作。	谢谢医生。

二、临证思维分析

主诉：自觉有气从小腹上冲咽喉2个月。

现病史：患者2个月前因情绪不畅出现气从小腹上冲咽喉，发作的时候感觉胸闷、气短、心慌，要窒息的感觉，严重时会扑倒在地。患者就诊于多个医院，检查结果无明显异常，未予系统治疗。近日为求中医药系统治疗，今日来我院门诊。

辰下症：自觉有气从小腹上冲咽喉，胸闷、气短、心慌，腹痛，往来寒热，口干，脱发，纳可，眠差，多梦，大便成形，2～3日/次，小便黄。舌红，苔薄，脉弦细。

三、辨病方证要点分析

病名：奔豚气。

证名：肝郁化热证。

辨证分析：患者因情绪不畅导致气从小腹上冲咽喉，故中医辨病为奔豚气，情绪不畅导致肝郁气滞，肝郁气结化热，故口干，冲气上逆，故气上冲咽喉，胸闷，气短。肝郁则气滞，气滞则血行不畅，故腹中疼痛；肝与胆互为表里，肝郁则少阳之气不和，所以往来寒热。舌红，苔薄，脉弦细均为肝郁化火的表现。

治法：养血平肝，和胃降逆。

方药：奔豚汤。

组成：甘草 6g、川芎 9g、当归 9g、法半夏 9g、黄芩 9g、葛根 9g、炒白芍 9g、生姜 6g、桑白皮 12g。

方解：方中桑白皮泻肺平喘降气，葛根、黄芩清火平肝，炒白芍、甘草缓急止痛，法半夏、生姜和胃降逆，当归、川芎养血调肝。

四、原文知识拓展

【原文 2】奔豚气上冲胸，腹痛，往来寒热，奔豚汤主之。

奔豚汤方：

甘草、川芎、当归各二两，半夏四两，黄芩二两，生葛五两，芍药二两，生姜四两，甘李根白皮一升。

上九味，以水二斗，煮取五升，温服一升，日三夜一服。

五、适应治疗的西医疾病

癔症、神经症、冠心病、肝胆疾患等证属肝郁化火者。

第三节　茯苓桂枝甘草大枣汤

一、标准化病人病例脚本

医生	病人
您好！我是您的主治医师×××，现在来了解一下您的病情。请问您的姓名？今年多大年龄？	我是×××，今年 43 岁。
您觉得哪里不舒服？	我感觉心跳快，而且脐下这个位置也会跳动。

续表

医生	病人
这两个症状是同时发作的吗？	我是先觉得脐下这个位置有跳动，随后就心跳快，必须用手按着才能缓解。
有心痛的感觉吗？	没有心痛，心慌、心跳快更严重一些。
这个症状从什么时间开始的？大概是什么原因导致的呢？	3个月前，自从我干完活出汗吹风了之后就感觉全身疼痛还心跳快。我当时以为自己感冒了，就自己吃了点感冒清热冲剂。
现在还有身痛的症状吗？	现在没有了，喝完感冒药身上就不痛了，但是我感觉心跳快越来越严重了。
您之前有没有去医院或者找医生看过啊？	我之前去过××医院，他们给我做了一些检查，最后说我有点冠状动脉供血不足。
我能看一眼您的检查结果吗？	可以。
那个医生有给您开什么药物吗？效果怎么样？	给我开的硝酸甘油，我吃着有点缓解，但还是没有根治，所以我寻思看看中医。
我看您面色苍白，平时会短气乏力吗？	嗯呢，我乏力挺严重，每天都没有精神，而且还总出汗。
您感觉比正常人更怕冷吗？	是啊，尤其最近这几个月我感觉自己可怕冷了。
您平时睡眠怎么样？	我睡眠不太好，睡眠特别浅，总是醒。
您饮食怎么样？	我饮食还可以。
您大小便怎么样？	我大便不成形，1天1次，小便量多，每天晚上去上次厕所。
您还有什么其他不舒服的，可以补充一下。	没有什么了，差不多就这样。
好的，我简要复述一下您的病情。	基本上是这样的，医生，我这样要不要紧呢？
您不用着急，我会根据您的情况开些中药进行治疗。	那我平时需要注意什么呢？
您这个病症属于×××，平时注意别着凉，不要过度劳累。	嗯，好的。
（补充体格检查）我还要检查一下您的舌脉。	好的。
您的舌脉是：舌淡红，苔薄白而润滑，脉沉细无力。谢谢您的合作。	谢谢医生。

二、临证思维分析

主诉：心悸伴气上冲3个月。

现病史：患者3个月前因劳动汗出受风后，即感觉身痛、心悸，经服用感冒清热冲剂，身痛消失，心悸伴脐下跳动日益加重，后于某医院诊断为冠状动脉供血不足，给予硝酸甘油治疗，症状有所缓解，但后仍反复发作，为求中医药系统治疗，遂来我院门诊。

辰下症：心悸，自觉有一股凉气从少腹上冲至胸，气短乏力，怕冷，精神不振，汗多，纳可，眠差，易醒，大便不成形，1日1次，小便量多。舌淡红，苔薄白而润滑，脉沉细无力。

三、辨病方证要点分析

病名：奔豚气。

证名：阳虚饮动证。

辨证分析：患者因劳汗当风出现心悸、脐下悸动，故中医诊断为奔豚气，因患者平时多汗，且乏力短气，可辨证为心阳虚，汗为心之液，又因患者脐下悸动可辨为水饮停于下焦，下实上虚，故饮邪有上冲之势，心阳不足则怕冷，心火不能温暖肾水，则小便量多，阴阳不和则眠差。舌淡红，苔薄白而润滑，脉沉细无力均为阳虚饮动证。

方药：茯苓桂枝甘草大枣汤。

组成：茯苓24g、桂枝12g、炙甘草6g、大枣15g。

方解：方中以茯苓、桂枝为主，通阳化水，以防逆气；炙甘草、大枣培土制水，以防逆气上冲。

四、原文知识拓展

【原文4】发汗后，脐下悸者，欲作奔豚，茯苓桂枝甘草大枣汤主之。

茯苓桂枝甘草大枣汤方：

茯苓半斤，甘草二两（炙），大枣十五枚，桂枝四两。

上四味，以甘澜水一斗，先煮茯苓，减二升，内诸药，煮取三升，去滓，温服一升，日三服。甘澜水法：取水二斗，置大盆内，以勺扬之，水上有珠子五六千颗相逐，取用之。

五、适应治疗的西医疾病

神经症、更年期综合征以及某些心脏病有奔豚气症状属阳虚饮动者。

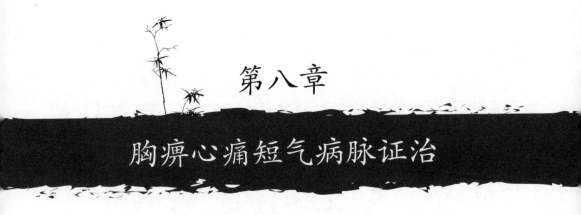

第八章

胸痹心痛短气病脉证治

第一节　瓜蒌薤白白酒汤

一、标准化病人病例脚本

医生	病人
您好！我是您的主治医师×××，现在来了解一下您的病情。请问您的姓名？今年多大年龄？	我是×××，今年47岁。
您觉得哪里不舒服？	我觉得胸背部都有疼痛感，很难受。
是什么样的疼痛呢？	感觉就像针刺一样，会有一个点非常疼。
这个病从什么时间开始的？	在三四天前吧。
之前有过类似的症状吗？	没有，这是第一次。
有什么特别的原因吗？	前几天夜里我在帮客人赶制衣服，房间里很冷，我穿得不多，也没有暖气，做到后半夜才结束，刚开始只觉得胸闷，没太在意，第二天开始就觉得疼痛了。
您有没有找医生看过或到医院检查过？	查了心电图，也做了心脏彩超，没什么问题。
那之前的医生给您开过药吗？效果怎么样？	西医没有给我开什么药，只说让我静养，但我觉得很不舒服，所以就想找中医治疗一下。
除了胸背部疼痛外，您还有什么不舒服的？	嗯，我总觉得提不起精神，整个人懒懒散散的。

续表

医生	病人
食欲怎么样？	胃口还好，没什么大的变化。
睡眠怎么样？多梦吗？	睡得不是很好，痛的时候睡不着，胸口闷的时候也睡不踏实。
您会有喘大气或者咳嗽、想吐的感觉吗？	没有这种感觉。
大小便怎么样？	大便偏稀，但也成形。这几天小便次数挺多的，也很清。
您有口干吗？ 想喝水吗？	没有这种感觉。
有没有特别爱出汗？	没有。
有没有心慌？	没有心慌。
（针对女性病人） 您末次月经是什么时候？	（女性病人）末次月经是这个月10号。
您还有什么不舒服，可以补充一下。	其他就没有了。
好的，我简要复述一下您的病情。	基本上是这样的。医生，我这样要不要紧呢？
您先别着急，我会根据您的情况开些中药进行治疗。	那我平时需要注意什么呢？
您这个病症属于×××，要注意寒温调节，保持心情愉悦。	嗯，好的。
（完善既往史、过敏史、体格检查） 我还要检查一下您的舌脉。	好的。
您的舌脉是：舌淡苔薄白，脉沉而涩、尺至关上紧。 谢谢您的合作。	谢谢医生。

二、临证思维分析

主诉：胸背部疼痛3天。
辰下症：因寒夜工作而致胸闷，久致胸痛，脉沉而涩、尺至关上紧。

三、辨病方证要点分析

病名：胸痹。

证名：胸阳不振，阴寒痹阻。

辨证分析：患者表现为胸背痛，脉沉而涩、尺至关上紧，当属胸痹。寒夜伛偻制裘，裘成稍觉胸闷，久乃作痛，应辨为胸痹之胸阳不振，阴寒痹阻证。无喘息咳吐，说明病不在肺，而在心。

治法：宣痹通阳。

方药：瓜蒌薤白白酒汤。

组成：瓜蒌 15g、薤白 9g、高粱酒一小杯。

方解：方中瓜蒌苦寒滑利，豁痰下气，宽畅胸膈；薤白辛温，通阳散结以止痹痛；高粱酒辛温通阳，并宣行药势。诸药同伍，使痹阻得通，胸阳得宣，则诸症可解。

四、原文知识拓展

【原文3】胸痹之病，喘息咳唾，胸背痛，短气，寸口脉沉而迟，关上小紧数，栝蒌薤白白酒汤主之。

瓜蒌薤白白酒汤方：

瓜蒌实一枚（捣），薤白半升，白酒七升。

上三味，同煮，取二升，分温再服。

第二节　瓜蒌薤白半夏汤

一、标准化病人病例脚本

医生	病人
您好！我是您的主治医师×××，现在来了解一下您的病情。请问您的姓名？今年多大年龄？	我是×××，今年 61 岁。
您觉得哪里不舒服？	我这几天会觉得胸骨后面心脏那一块的位置很痛。
是什么样的一种痛呢？	胸骨后的那一片就像刀割一样痛，胸痛牵扯着我左边的胳膊也痛，连着我的背也痛，很难受。
这个病从什么时间开始的？	四天了。
这几天是什么样的发作频率呢？	一般一天之内发作 1～3 次。

续表

医生	病人
您有没有找医生看过或到医院检查过？	4 天前在××医院做的检查，心电图提示急性前壁心肌梗死。
那之前的医生给您开过药吗？效果怎么样？	吃了西药感觉疼痛有减轻，但是我始终觉得不舒服，没有得到根本的治疗。
除了胸背部疼痛以外，您还有什么不舒服？	我这几天总是觉得胸闷，喘气也很急促。
食欲怎么样？吃完后会腹胀吗？	吃不下什么东西。
睡眠怎么样？心慌、多梦吗？	睡眠也不好，躺下就觉得胸闷，睡不踏实。
您的体力如何呢？	觉得最近很没力气，想出去外面走走，但是又不想动。
大小便怎么样？	我已经有 3 天没有大便了，小便还算正常。
您有口干吗？会不会很想喝水？	喝一点水就会觉得恶心想吐。
有没有特别爱出汗？	出汗倒还好，没有特别，晚上睡觉会有一点点，痛的时候也会有汗。
您还有什么不舒服，可以补充一下。	其他就没有了。
好的，我简要复述一下您的病情。	基本上是这样的。医生，我这样要不要紧呢？
您先别着急，我会根据您的情况开些中药进行治疗。	那我平时需要注意什么呢？
您这个病症属于×××，要注意寒温调节，保持心情愉悦。	嗯，好的。
（完善既往史、过敏史、体格检查）我还要检查一下您的舌脉。	好的。
您的舌脉是：舌淡苔白腻，脉小滑。谢谢您的合作。	谢谢医生。

二、临证思维分析

主诉：胸骨后刀割样疼痛 4 天。

辰下症：4 天前无明显诱因出现胸骨后刀割样疼痛，胸痛引臂彻背，胸闷气促，得饮则作恶心欲吐，大便三日未解，舌淡苔白腻，脉小滑。

三、辨病方证要点分析

病名：胸痹。

证名：痰浊痹阻，气滞血瘀。

辨证分析：患者表现为胸痛引臂彻背、胸闷气促，当属胸痹。该病人虽无"不得卧"，但有胸痛彻背并呈胸骨如刀割样疼痛频发，已较胸痹典型证之"胸背痛"为重，且有饮则恶心欲吐、大便不行、苔白腻、脉小滑等症状，当辨为胸痹痰饮壅盛，气滞血瘀之较重症。与胸闷、气短，但不痛之胸痹轻症有别。

治法：通阳散结，豁痰化瘀。

方药：瓜蒌薤白半夏汤加味。

组成：瓜蒌 15g、薤白 6g、桃仁 9g、红花 6g、丹参 15g、广郁金 9g、制香附 9g、法半夏 9g、茯苓 12g、橘红 9g、全当归 9g、生山楂 12g。

方解：瓜蒌、薤白化痰通阳，行气止痛；法半夏、茯苓、橘红化痰理气；桃仁、红花、丹参、制香附、全当归、山楂理气活血，加广郁金增强理气活血之力。

四、原文知识拓展

【原文 4】胸痹，不得卧，心痛彻背者，栝蒌薤白半夏汤主之。

瓜蒌薤白半夏汤方：

瓜蒌实一枚（捣），薤白三两，半夏半升，白酒一斗。

上四味，同煮，取四升，温服一升，日三服。

第三节 薏苡附子散

一、标准化病人病例脚本

医生	病人
您好！我是您的主治医师×××，现在来了解一下您的病情。请问您的姓名？今年多大年龄？	我是×××，今年 49 岁。
您觉得哪里不舒服？	今天突然胸痛得很厉害，从前胸连着后背，疼得我叫苦不迭。

续表

医生	病人
怎么痛的，您能具体说一下吗？	痛的时候像针刺一样。
这个病从什么时间开始的呢？	从昨天傍晚洗完头之后，不知道是不是因此着凉了。
发病的时候还有什么症状吗？	根据我家人的描述，我发病的时候口唇都是青紫的，手脚冰凉，头上的汗就像珠子一样往下滴。
那您第一次发病是什么时候？	第一次发病是在两年前。
您有没有找医生看过或到医院检查过？	两年前我被确诊了冠心病、心绞痛。
这两年您有没有再发过病？	没有了，除了两年前那一次，这是第二次发病。
发病一般多久可以缓解呢？	3～5分钟吧，就会觉得好一点。
这两年间平时您有什么不适吗？	平时会觉得心胸发闷、憋气，有时候甚至平躺都难受。
那医生给您开过药吗？效果怎么样？	之前有医生给我开瓜蒌薤白半夏汤加丹参、鸡血藤、降香等药，这两年的病情算是比较平稳。
吃饭怎么样？吃完后有腹胀吗？	胃口还好。
睡眠怎么样？	我很容易疲劳，每天都很困，很早就睡觉了。
您有口干吗？ 口苦吗？	我不喜欢喝水，如果喝水也一定要喝温水。 口苦不会的。
有没有特别爱出汗？	平时活动一下就会有汗，但也不是很多。
有恶心、呕吐吗？	没有的。
大小便怎么样呢？	大便偏稀，小便很清，也比较多。
（针对女性病人） 您末次月经是什么时候？	（女性病人）我已经一年没来月经了。
好的，我简要复述一下您的病情。	基本上是这样的。医生，我这样要不要紧呢？
您先别着急，我会根据您的情况给您开中药进行治疗。	那我平时需要注意什么呢？

续表

医生	病人
您这个病症属于×××，要注意寒温调节，保持心情愉悦。	嗯，好的。
（完善既往史、过敏史、体格检查）我还要检查一下您的舌脉。	好的。
您的舌脉是：舌淡嫩苔薄，脉沉迟无力。谢谢您的合作。	谢谢医生。

二、临证思维分析

主诉：胸膺痞闷憋气两年。

辰下症：今日因受凉突发心胸疼痛，心痛彻背，呻吟不已，口唇发绀，手足冰凉，额汗如珠。舌淡嫩苔薄，脉沉迟无力。

三、辨病方证要点分析

病名：胸痹病。

证名：胸痹急症。

辨证分析：患者平素即胸阳不振，阴寒内盛，故常感胸痛痞闷、憋气，甚则不能平卧，复因劳累受凉诱发加重。阴寒凝聚不散，胸阳痹阻不通，故心胸疼痛、痛连脊背、呻吟不已；阳虚寒凝，血脉瘀滞，故口唇发绀、舌淡嫩苔薄；脉沉迟无力，为阳虚寒甚，心阳衰微，不能鼓动心脉之象。其病机为阴寒壅盛，胸阳被遏，心阳衰微，无力运血。

治法：温阳通痹，缓急止痛。

方药：薏苡附子散合独参汤加味。

组成：薏苡仁15g、制附子6g（先煎）、人参9g、参三七6g。

方解：方用熟附子温经散寒止痛；薏苡仁除湿宣痹，缓急止痛；人参大补元气；三七通脉行瘀益气止痛。

四、原文知识拓展

【原文7】胸痹缓急者，薏苡附子散主之。

薏苡附子散方：

薏苡仁十五两，大附子十枚（炮）。

上二味，杵为散，服方寸匕，日三服。

五、适应治疗的西医疾病

心肌梗死、冠心病心绞痛、肋间神经痛、胃脘痛等符合寒盛阳遏病机者。

第四节　茯苓杏仁甘草汤

一、标准化病人病例脚本

医生	病人
您好！我是您的主治医师×××，现在来了解一下您的病情。请问您的姓名？今年多大年龄？	我是×××，今年 48 岁。
您觉得哪里不舒服？	我最近经常咳嗽，还觉得胸闷，有时候胸闷得我感觉喘不上气。
咳嗽的时候有痰吗？是什么颜色的？	有痰，是白色的痰，像泡沫一样。
这个病从什么时间开始的呢？	差不多有 2 个月了。
有去医院检查过吗？	因为咳嗽去医院，医生给我诊断为急性支气管炎。
胸闷是从什么时候开始的呢？	3 年前确诊了冠心病，自那以后一直会觉得胸闷。
这 3 年还有犯过冠心病吗？	没有，这 3 年只觉得会有胸闷，感觉不是很严重。
那医生给您开过药吗？效果怎么样？	这几年一直在吃复方丹参滴丸，吃了就好，不吃就又不舒服了。 医生，我这个是什么病？要不要紧，能不能治好？
（追问检查项目与结果） 不要着急，如果检查没有问题的话，我想中医药或许会帮助到您，我给您做个详细的检查，然后提出具体治疗方法。	好的，谢谢医生。
除了胸闷、咳嗽外，还有哪里不舒服吗？	这次发病会觉得心慌，喘不上气，有时候只能坐着才感觉喘得上气。
有没有觉得身上哪里肿了？	我觉得我两条腿有点肿，按下去会有一个小坑，要一会儿才能恢复。
吃饭怎么样？吃完后有腹胀吗？	吃不下什么东西，胃口很差。

续表

医生	病人
睡眠怎么样？	睡眠也不好，总觉得很难受。
脸色有什么变化吗？	我的脸色明显变得苍白了许多。
您有口干吗？ 口苦吗？	最近感觉喝不下太多的水。 口苦不会的。
有没有特别爱出汗？	没有特别出汗。
大小便怎么样呢？	大便还可以，小便明显比之前减少了，而且颜色很清。
（针对女性病人） 您末次月经是什么时候？	（女性病人）我最后一次月经是 6 号来的，今天刚好结束了。
今天是 10 号，刚好 5 天，月经量多吗？颜色怎么样？	每次月经量还好，5 天左右结束，颜色比较淡，偶尔有点血块。
会有痛经吗？	基本上每次月经第一天都会有小腹疼痛，要休息一整天或者吃点止痛药才能好。
好的，我简要复述一下您的病情。	基本上是这样的。医生，我这样要不要紧呢？
您先别着急，我会根据您的情况给您开中药进行治疗。	那我平时需要注意什么呢？
您这个病属于×××，要注意寒温调节，保持心情愉悦。	嗯，好的。
（完善既往史、过敏史、体格检查） 我还要检查一下您的舌脉。	好的。
您的舌脉是：舌淡苔薄白，脉滑小数。 谢谢您的合作。	谢谢医生。

二、临证思维分析

主诉：胸闷伴咳嗽 2 个月。

辰下症：工作劳累后出现咳嗽，咳吐白沫痰，心悸气促，胸中痞闷，端坐呼吸，脸色苍白，下肢轻微水肿，饮食减少，大便尚调，小便减少，舌淡苔薄白，脉滑小数。

三、辨病方证要点分析

病名：胸痹。

证名：胸痹轻症偏于饮阻证。

辨证分析：证属心阳不振，痰饮内结之胸痹。但言气塞，可见胸痛甚微，或者不痛，而以气塞或短气较显著。饮邪偏盛，上乘及肺，肺中气塞短气，多见咳逆、吐涎沫、小便不利等症状。

治法：宣肺化饮。

方药：茯苓杏仁甘草汤合二陈汤。

组成：茯苓12g、杏仁9g、甘草5g、半夏9g、陈皮9g、生姜6g、大枣9枚。

方解：方中茯苓淡渗利水；杏仁宣肺利气；甘草和中扶正；半夏、陈皮化痰降逆。

四、原文知识拓展

【原文6】胸痹，胸中气塞，短气。茯苓杏仁甘草汤主之；橘枳姜汤亦主之。

茯苓杏仁甘草汤方：

茯苓三两，杏仁五十个，甘草一两。

上三味，以水一斗，煮取五升，温服一升，日三服。不瘥，更服。

第五节　橘枳姜汤

一、标准化病人病例脚本

医生	病人
您好！我是您的主治医师×××，现在来了解一下您的病情。请问您的姓名？今年多大年龄？	我是×××，今年48岁。
您觉得哪里不舒服？	我咳嗽有五年了，一直都没有好。
咳得严重吗？	不严重，时不时会咳一下。
白天严重还是晚上严重呢？	感觉晚上比白天严重，晚上的时候胸中就像有一股气上冲到喉咙，然后就会咳嗽。
会觉得短气吗？	会，尤其咳嗽的时候总觉得喘不上气，平时也会有。
胸背部有疼痛感吗？	胃和胸部、背部都会觉得隐隐作痛。
那医生给您开过药吗？效果怎么样？	一直有吃复方丹参滴丸。
除了咳嗽、胸痛外，还有什么不适吗？	偶尔会觉得心慌。

续表

医生	病人
您还有其他什么不舒服的地方吗？ 比如有没有怕冷、发热？	我这几年都很怕冷，穿的也总比别人多。 发热倒是没有。
吃饭怎么样？吃完后有腹胀吗？	吃得不多，食欲不是很好。
睡眠怎么样？	我很容易疲劳，每天都很觉得很累，做什么也提不起精神。
您有口干吗？ 口苦吗？	平时不觉得口干，所以也不怎么想喝水。 口苦不会的。
有没有特别爱出汗？	很少出汗，基本上没有流汗。
大小便怎么样呢？	小便不多，大便比较正常。
（针对女性病人） 您末次月经是什么时候？	（女性病人）我最后一次月经是这个月5号来的，今天刚好结束了。
今天是9号，那就是差不多有5天时间，月经量多吗？颜色怎么样？	月经量还可以的，颜色比较正常，基本上没有血块。
会有痛经吗？	月经第一二天会有小腹疼痛，有时候需要吃点止痛药才能好。
好的，我简要复述一下您的病情。	基本上是这样的。医生，我这样要不要紧呢？
您先别着急，我会根据您的情况给您开中药进行治疗。	那我平时需要注意什么呢？
您这个病属于×××，要注意寒温调节，保持心情愉悦。	嗯，好的。
（完善既往史、过敏史、体格检查） 我还要检查一下您的舌脉。	好的。
您的舌脉是：舌淡嫩苔薄，脉沉迟无力。 谢谢您的合作。	谢谢医生。

二、临证思维分析

主诉：咳嗽五年。

辰下症：咳嗽五年，虽久但不剧，痰亦不多，入夜胸中似有气上冲至咽喉，呼呼作声，短气，胃脘胸胁及背部隐隐作痛，畏寒，纳减，舌淡嫩苔薄，脉沉迟无力。

三、辨病方证要点分析

病名：胸痹。

证名：胸痹轻症偏于气滞证。

辨证分析：气滞偏盛，水饮停蓄，以致胃气不降，故可见有气上冲至咽喉、短气，胃脘、胸胁及背部隐隐作痛等。

治法：行气化饮，和胃降逆。

方药：橘枳姜汤。

组成：橘皮9g、枳实9g、生姜6g。

方解：橘枳姜汤方中橘皮理气和胃；枳实下气消痰；生姜温胃散饮。

四、原文知识拓展

【原文6】胸痹，胸中气塞，短气。茯苓杏仁甘草汤主之；橘枳姜汤亦主之。

橘枳姜汤方：

橘皮一斤，枳实三两，生姜半斤。

上三味，以水五升，煮取二升，分温再服。（《肘后》《千金》云："治胸痹，胸中愊愊如满，噎塞习习如痒，喉中涩，唾燥沫。"）

第六节　枳实薤白桂枝汤

一、标准化病人病例脚本

医生	病人
您好！我是您的主治医师×××，现在来了解一下您的病情。请问您的姓名？今年多大年龄？	我是×××，今年40岁。
您觉得哪里不舒服？	我这几天胸背部这片区域总是痛，痛得我没办法正常做事，甚至无法入睡。
怎么痛的，您能具体说一下吗？	那种很闷的痛，感觉胸前这一块要胀开了。
这个病从什么时间开始的呢？	有三四天了，刚开始只是觉得胸前很胀很闷，也时常打嗝，后来就开始痛了。

续表

医生	病人
那具体是在什么情况下开始的呢？	我这段时间总是很忙，经常要伏案工作十几个小时，大概这样持续了半个月，就开始觉得不舒服了。
您有没有找医生看过或到医院检查过？	我做了心电图，没有什么大的问题。
那医生给您开过药吗？效果怎么样？	吃了化痰药，也没什么效果。 医生，我这个是什么病？要不要紧，能不能治好？
（追问检查项目与结果） 不要着急，如果检查没有问题的话，我想中医药或许会帮助到您，我给您做个详细的检查，然后提出具体治疗方法。	好的，谢谢医生。
除了胸痛，还有哪里不舒服吗？	有时候咳嗽时会有点痰，而且疼得厉害的时候，背部也一起痛。
您还有什么不舒服？ 比如有没有怕冷、发热？	没有发热，也没有觉得怕冷什么的。
吃饭怎么样？吃完后有腹胀吗？	胃口一般吧。
睡眠怎么样？	最近其实都很累，但是也睡得不踏实。
会有四肢冰冷的感觉呢？	没有。
您有口干吗？ 口苦吗？	我不喜欢喝水，如果喝水也一定要喝温水。 口苦不会的。
有没有特别爱出汗？	很少出汗，基本上没有流汗。
大小便怎么样呢？	大小便都算正常的，和以往没有什么变化。
（针对女性病人） 您末次月经是什么时候？	（女性病人）我最后一次月经是上个月9号来的。
月经一般来几天呢？量多吗？颜色怎么样？	一般5天左右结束，月经量比较少，颜色比较淡。
会有痛经吗？	基本上每次月经第一天都会有小腹疼痛，要休息一整天或者吃点止痛药才能好。
好的，我简要复述一下您的病情。	基本上是这样的。医生，我这样要不要紧呢？
您先别着急，我会根据您的情况给您开中药进行治疗。	那我平时需要注意什么呢？

续表

医生	病人
您这个病属于×××，要注意寒温调节，保持心情愉悦。	嗯，好的。
（完善既往史、过敏史、体格检查）我还要检查一下您的舌脉。	好的。
您的舌脉是：舌苔白腻，脉弦滑。谢谢您的合作。	谢谢医生。

二、临证思维分析

主诉：胸背掣痛不休 3 天。

辰下症：因过度劳累诱发心胸满闷，嗳气时做，继则咳喘痰涎，夜不能寐，甚则胸背牵引疼痛，舌苔白腻，脉弦滑。

三、辨病方证要点分析

病名：胸痹。

证名：实证。

辨证分析：患者表现为胸部不适，甚至胸背牵引作痛、喘咳痰涎、夜不安眠，虽无"心中痞""胁下逆抢心"症状，但以胸膈满胀、嗳气为主症，且苔白腻，脉弦滑。当辨为胸痹胸胃同病之气机郁滞，痰浊内阻证。患者无恶寒、肢厥，说明病不在表，里寒也不甚。胸痹实证与外感咳嗽都可见喘咳痰涎，但胸痹可兼胸背痛、心胸满闷等痰浊实证的表现，而外感咳嗽则兼有恶寒、发热、流涕等表证。

治法：温阳祛痰，舒展中气。

方药：枳实薤白桂枝汤加半夏。

组成：瓜蒌 15g、薤白 9g、半夏 9g、枳实 9g、厚朴 9g、桂枝 9g。

方解：方用瓜蒌、薤白宣痹通阳；枳实、厚朴理气散结，消痞泄满，桂枝温阳化气，平冲降逆，半夏辛温具有燥湿化痰、化饮降逆之效。

四、原文知识拓展

【原文 5】胸痹，心中痞，留气结在胸，胸满，胁下逆抢心，枳实薤白桂枝汤主之；人参汤亦主之。

枳实薤白桂枝汤方：

枳实四枚，厚朴四两，薤白半斤，桂枝一两，瓜蒌一枚（捣）。

上五味，以水五升，先煮枳实、厚朴，取二升，去滓，内诸药，煮数沸，分温三服。

第七节　人参汤

一、标准化病人病例脚本

医生	病人
您好！我是您的主治医师×××，现在来了解一下您的病情。请问您的姓名？今年多大年龄？	我是×××，今年40岁。
您觉得哪里不舒服？	我经常感觉胸痛。
怎么痛的，您能具体说一下吗？	胸痛有一段时间了，痛的时候觉得很憋闷。
这个病从什么时间开始的呢？	入冬以来有加重的趋势，天气越冷，疼得越厉害。
那之前有没有什么疾病？	我3年前确诊了冠心病、心绞痛。
您有没有找医生看过或到医院检查过？	我做了心电图，显示冠状动脉供血不足，偶发室性期前收缩。
什么时候疼得厉害一点呢？	在活动之后会觉得疼得厉害，跑步什么的剧烈运动更不敢做了。
那医生给您开过药吗？效果怎么样？	吃过异山梨酯、速效救心丸，吃了就好，不吃就又不舒服了。 医生，我这个是什么病？要不要紧，能不能治好？
（追问检查项目与结果） 不要着急，如果检查没有问题的话，我想中医药或许会帮助到您，我给您做个详细的检查，然后提出具体治疗方法。	好的，谢谢医生。
除了胸痛，还有哪里不舒服吗？	还经常觉得喘不上气。
您还有什么不舒服的地方吗？ 比如有没有怕冷、发热？	没有发热，但我平时会比别人怕冷。
吃饭怎么样？吃完腹胀吗？	吃得很少，最近总吃不下东西，吃一点东西肚子就很胀。

续表

医生	病人
睡眠怎么样？	睡眠也很一般。
会觉得容易疲乏吗？	容易觉得累，每天都懒洋洋的，没什么精神。
您有口干吗？ 口苦吗？	没有口干。 口苦不会的。
有没有特别爱出汗？	在活动了之后会容易出汗，除此之外没有什么特别的。
大小便怎么样呢？	小便很清，大便不成形，经常就像拉肚子那样。
（针对女性病人） 您末次月经是什么时候？	（女性病人）上个月 20 号来的。
一般几天结束呢？量怎么样？颜色怎么样？	月经一般都是 5 天左右，颜色比较暗，有时候会有点血块。
有痛经吗？	基本上每次月经第一天都会有小腹疼痛，要休息一整天或者吃点止痛药才能好。
好的，我简要复述一下您的病情。	基本上是这样的。医生，我这样要不要紧呢？
您先别着急，我会根据您的情况给您开中药进行治疗。	那我平时需要注意什么呢？
您这个病属于 ×××，要注意寒温调节，保持心情愉悦。	嗯，好的。
（完善既往史、过敏史、体格检查） 我还要检查一下您的舌脉。	好的。
您的舌脉是：舌淡紫体胖苔薄腻，脉弦而结。 谢谢您的合作。	谢谢医生。

二、临证思维分析

主诉：胸闷而痛 3 个月。

辰下症：入冬以来，胸闷而痛日渐加重，活动时较明显，发病后动则气喘，倦怠乏力，食少便溏，脘腹胀满，舌淡紫体胖苔薄腻，脉弦而结。

三、辨病方证要点分析

病名：胸痹。

证名：虚实夹杂证。

辨证分析：阵发性胸骨后憋闷而痛，当属胸痹之气结在胸，且患者发病后动则气喘、倦怠乏力、食少便溏、舌淡紫体胖苔薄腻，应辨为胸痹气结在胸偏于气虚证。用瓜蒌薤白半夏汤不效，知非痰浊壅盛证；用瓜蒌薤白半夏汤加活血药亦不效，知其亦非单纯血瘀实证。

治法：补助阳气，芳香豁痰。

方药：人参汤加味。

组成：党参9g，白术15g，干姜6g，甘草6g，川芎9g，石菖蒲12g，砂仁6g（后下）。

方解：方用党参、白术、甘草补中益气；干姜温中助阳散寒；川芎活血化瘀；稍佐以芳香之品砂仁、石菖蒲燥湿化痰。

四、原文知识拓展

【原文5】胸痹，心中痞，留气结在胸，胸满，胁下逆抢心，枳实薤白桂枝汤主之；人参汤亦主之。

人参汤方：

人参、甘草、干姜、白术各三两。

上四味，以水八升，煮取三升，温服一升，日三服。

第八节　桂枝生姜枳实汤

一、标准化病人病例脚本

医生	病人
您好！我是您的主治医师×××，现在来了解一下您的病情。请问您的姓名？今年多大年龄？	我是×××，今年45岁。
您觉得哪里不舒服？	我这段时间总觉得胸前有压痛感。
怎么痛的，您能具体说一下吗？	就是闷闷的那种痛，感觉气不够用，想叹气。

续表

医生	病人
这个病从什么时间开始的呢？	差不多有一个月了。
那之前有没有其他不适呢？	这几年总有胸前胀满的感觉，经常想叹气，感觉一口气不是很够，胃里总有似饥非饥，似痛非痛的感觉，有很多口水。
除了胸痛外，胸前还有什么不适的感觉？	心像钟摆一样悬着，不踏实，心跳的时候就像钟摆晃来晃去一样。而且稍稍活动之后心跳、心慌就很厉害。
您有没有找医生看过或到医院检查过？	我做了心电图，没有什么大的问题。
那医生给您开过药吗？效果怎么样？	吃过复方丹参滴丸，感觉没有很大的作用。
除了心痛、胸闷外，还有哪里不舒服吗？	感觉很容易受到惊吓，有点动静就会被吓到。
您还有什么不舒服？比如有没有怕冷、发热？	这些都没有的。
吃饭怎么样？吃完后有腹胀吗？	胃口还好，喜欢吃肉，也喜欢吃甜的。
睡眠怎么样？	睡得不好，每天都失眠，心里很烦。
会觉得胃里不舒服吗？	没有特别不舒服。
您有口干吗？口苦吗？	我口很干，但不是很想喝水。口苦不会的。
有没有特别出汗的？	会有流汗，尤其稍微活动一下。
大小便怎么样呢？	大便正常，但小便很少，却经常想上厕所。
（针对女性病人）您末次月经是什么时候？	（女性病人）前两天月经刚刚结束。
您的月经周期大概几天呢？月经量如何呢？颜色怎么样？	月经周期差不多 6 天呢，量还是比较正常的，颜色比较鲜红。
会有痛经吗？	基本上很少有痛经。
好的，我简要复述一下您的病情。	基本上是这样的。医生，我这样要不要紧呢？
您先别着急，我会根据您的情况给您开中药进行治疗。	那我平常生活需要注意什么呢？

续表

医生	病人
您这个病属于×××，要注意寒温调节，保持心情愉悦。	嗯，好的。
（完善既往史、过敏史、体格检查） 我还要检查一下您的舌脉。	好的。
您的舌脉是：舌胖苔白，脉弦而数。 谢谢您的合作。	谢谢医生。

二、临证思维分析

主诉：胸闷而痛1个月余。

辰下症：近1个月无明显诱因出现胸闷、压痛，心悸易惊，心烦不寐，口干不欲饮，大便正常，小便频数，舌胖苔白，脉弦而数。

三、辨病方证要点分析

病名：心痛。

证名：轻症。

辨证分析：中焦阳虚，脾失健运，致使痰饮、寒邪停聚心下，以致胃脘部痞闷不舒；胃气以下降为顺，胃气被寒饮闭塞，不得下行，则胃气上逆；胃气上逆，则心下之寒饮亦随胃气上逆，则见心窝部向上牵引作痛，故《金匮》曰，"诸逆，心悬痛"。可见，本证属中焦阳虚，寒饮上逆。

治法：温化水饮，下气降逆。

方药：桂枝生姜枳实汤。

组成：桂枝9g、生姜6g、枳实15g。

方解：方中桂枝、生姜通阳散寒，化饮和胃；枳实消痞除满，开结下气，并能增强桂枝平冲之效。诸药合用，饮去逆止，则心中痞满与牵引痛皆可除。

四、原文知识拓展

【原文8】心中痞，诸逆，心悬痛，桂枝生姜枳实汤主之。

桂枝生姜枳实汤方：

桂枝、生姜各三两，枳实五枚。

上三味，以水六升，煮取三升，分温三服。

五、适应治疗的西医疾病

功能性消化不良、妊娠呕吐等疾病。

第九节　乌头赤石脂汤

一、标准化病人病例脚本

医生	病人
您好！我是您的主治医师×××，现在来了解一下您的病情。请问您的姓名？今年多大年龄？	我是×××，今年 52 岁。
您觉得哪里不舒服？	我今天早上突然觉得心脏特别痛。
怎么痛的，您能具体说一下吗？	就像有东西绞着心脏，特别的痛。
这个病从什么时间开始的呢？	差不多有半个月了。
这半个月都是绞痛吗？	不是，这两年偶尔会觉得左胸疼痛，最近天气寒冷，刚开始只是觉得胸闷，可今天上午突然特别痛。
您有没有找医生看过或到医院检查过？	我做了心电图，提示急性下壁心肌梗死。
那医生给您开过药吗？效果怎么样？	吃过硝酸甘油片，但也没什么明显的效果。 医生，我这个是什么病？要不要紧，能不能治好？
除了胸痛外，还有什么不适吗？	不仅心脏这一块痛，连着后背也一起痛，痛得我直冒汗，甚至都昏过去了。
口唇有发绀吗？	发病的时候有的。
您有四肢厥冷的感觉吗？ 会有出汗吗？	有，我感觉我的四肢完全冰凉，甚至都没有了知觉。 痛的时候，我直冒冷汗。
吃饭怎么样？吃完后有腹胀吗？	胃口很一般，吃不下什么东西。
睡眠怎么样？	睡眠也是不好，心慌心悸的感觉很强烈。
您有口干吗？ 口苦吗？	这些天喝不了什么水。 口苦不会的。
有没有特别出汗的？	一动就会出汗。

医生	病人
大小便怎么样呢？	小便很清，也很多。 大便不成形。
（针对女性病人） 您末次月经是什么时候？	（女性病人）我前年已经绝经了。
好的，我简要复述一下您的病情。	基本上是这样的。医生，我这样要不要紧呢？
您先别着急，我会根据您的情况给您开中药进行治疗。	那我平时需要注意什么呢？
您这个病症属于×××，要注意寒温调节，保持心情愉悦。	嗯，好的。
（完善既往史、过敏史、体格检查） 我还要检查一下您的舌脉。	好的。
您的舌脉是：舌紫暗，脉细欲绝。 谢谢您的合作。	谢谢医生。

二、临证思维分析

主诉：心痛如绞半天。

辰下症：今晨因寒冷突发心痛如绞，心痛彻背，有时昏厥，汗出肢冷，唇舌发绀，脉细欲绝。

三、辨病方证要点分析

病名：心痛。

证名：重症。

辨证分析：患者间发左胸痛 2 年，遇寒后突发心痛彻背、有时昏厥、汗出肢冷、唇舌发绀、脉细欲绝等症状，当辨为心痛寒凝痹阻，阳虚欲脱证。心痛重症和胸痹重症均表现为心痛彻背，但心痛痛无休止，而胸痹痛有休止，两者较之，心痛证为重。

治法：回阳救逆固脱。

方药：乌头赤石脂汤加味。

组成：蜀椒 9g，制乌头 3g（炮，先煎），制附子 6g（炮，先煎），干姜 9g，赤石脂 9g。

方解：方中制乌头、制附子、蜀椒、干姜一派大辛大热之品，协同配伍，温阳逐寒止痛之力极强；复佐赤石脂，取其固涩之性，收敛阳气，以防辛热之品温散太过；加红参、桂枝以增温心阳、益心气之力。

四、原文知识拓展

【原文9】心痛彻背，背痛彻心，乌头赤石脂丸主之。

乌头赤石脂丸方：

蜀椒一两（一法二分），乌头一分（炮），附子半两（炮）（一法一分），干姜一两（一法一分），赤石脂一两（一法二分）。

上五味，末之，蜜丸如桐子大，先食服一丸，日三服。不知，稍加服。

五、适应治疗的西医疾病

心绞痛、心肌梗死、胃脘痛、腹痛、胸痛、疝痛、腹泻等属阴寒内盛者。

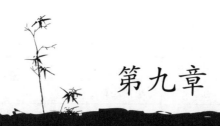

第九章

腹满寒疝宿食病脉证治

第一节　厚朴七物汤

一、标准化病人病例脚本

医生	病人
您好！我是您的主治医师×××，现在来了解一下您的病情。请问您的姓名？今年多大年龄？	我是×××，今年43岁。
您觉得哪里不舒服？	我觉得肚子痛。
那您感觉胀不胀？	有点。
揉一揉会不会轻一点？	不会，有时揉了反而更重。
拉完大便会舒服吗？	说起大便，3天没解了。
肚子痛从什么时间开始的？	3天。
您有没有找医生看过或到医院检查过？	我去医院看过。
做的什么检查项目，结果是什么？	没做检查。
医生给您开过药吗？效果怎么样？	医生让我吃保和丸，一点也没好转。
除肚子胀痛外，您还有什么不舒服？	对了，这几天感冒还没好。
怕冷吗？	对。
发热吗？	有一点。
咳嗽吗？	没有。
出汗吗？	没有。

续表

医生	病人
小便怎么样？	小便还算正常。
（针对女性病人） 您月经周期几天？有无痛经？小腹胀吗？经血颜色如何？经量如何？有无血块？	（女性病人）月经周期26天，有痛经，颜色暗，有一点血块，月经量少。
您还有什么不舒服，可以补充一下。	其他就没有了。
好的，我简要复述一下您的病情。	基本上是这样的。医生，我这样要不要紧呢？
您先别着急，我会根据您的情况开些中药进行治疗。	那我平时需要注意什么呢？
您这个病症属于×××，现在注意不要着凉，不要吃辛辣食物。	嗯，好的。
（完善既往史、过敏史、体格检查） 我还要检查一下您的舌脉。	（无既往病史、过敏史，体格检查正常）好的。
您的舌脉是：舌淡苔黄腻，脉浮滑。 谢谢您的合作。	谢谢医生。

二、临证思维分析

主诉：腹胀痛3天。

现病史：3天前因腹胀痛，恶寒发热，头痛就医，予保和丸无效。

辰下症：腹胀痛，大便三日未解，恶寒发热，头痛，舌淡苔黄腻，脉浮滑。

三、辨病方证要点分析

病名：腹满。

证名：里实兼表。

辨证分析：本病为外感风寒，内有里实所致。因风寒外束，卫阳被遏，营阴郁滞，毛窍闭塞，故见恶寒发热，头痛；邪入阳明，化热成实，气机被阻，腑气不通，故见腹胀痛，大便难；舌淡苔黄腻，脉浮滑为表寒里实表现。

治法：解肌发表，行气通便。

方药：厚朴七物汤。

组成：厚朴15g、大黄9g（后下）、枳实9g、甘草9g、桂枝9g、大枣9g、生姜6g。

方解：方中重用厚朴，配伍枳实行气除满，大黄泄热通便，轻用桂枝，佐以生姜、甘草、大枣以解肌散寒，调和营卫，共成发表攻里之剂。

四、原文知识拓展

【原文9】病腹满，发热十日，脉浮而数，饮食如故，厚朴七物汤主之。

厚朴七物汤方：

厚朴半斤，甘草三两，大黄三两，大枣十枚，枳实五枚，桂枝二两，生姜五两。

上七味，以水一升，煮取四升，温服八合，日三服。呕者加半夏五合，下利去大黄，寒多者加生姜至半斤。

五、适应治疗的西医疾病

胃肠型感冒、急性肠炎、痢疾初起、肠梗阻等属表里同病者。

第二节　大柴胡汤

一、标准化病人病例脚本

医生	病人
您好！我是您的主治医师×××，现在来了解一下您的病情。请问您的姓名？今年多大年龄？	我是×××，今年58岁。
您觉得哪里不舒服？	我现在右边肋骨非常痛。
揉一揉会舒服吗？	不能揉，越揉越痛。
这种情况从什么时间开始的？	半个月了。
您有没有找医生看过或到医院检查过？	我去医院做过检查。
做的什么检查项目，结果是什么？	做过彩超和X线造影。医生告诉我得的是胆囊炎、胆石症。
那之前的医生给您开过药吗？效果怎么样？	没有。
除您说的腹痛外，您还有什么不舒服？	大便不好解。

续表

医生	病人
胃口怎么样?	不好,总觉得嘴里有苦味,所以也不想吃东西。
您还有什么不舒服,可以补充一下。	其他就没有了。
好的,我简要复述一下您的病情。	基本上是这样的。医生,我这样要不要紧呢?
您先别着急,我会根据您的情况开些中药进行治疗。	那我平时需要注意什么呢?
您这个病症属于×××,不要吃油腻食物。	嗯,好的。
(完善既往史、过敏史、体格检查)我还要检查一下您的舌脉。	(无病史、无过敏史,右腹压痛,反跳痛,墨菲征阳性)好的。
您的舌脉是:舌红苔黄糙,脉弦滑。谢谢您的合作。	谢谢医生。

二、临证思维分析

主诉:右上腹痛 2 周。

现病史:两周前因右上腹痛入院检查肝、胆、脾彩超,X 线造影,结果提示胆囊炎、胆石症,未予治疗。

辰下症:右上腹痛,口苦,纳差,大便难,寐差。舌红苔黄糙,脉弦滑。

三、辨病方证要点分析

病名:腹满。

证名:里实兼少阳。

辨证分析:本病为少阳未解,阳明里实所致。阳明热甚,化热成实,实阻气滞,故见腹痛,大便难;少阳未解,胆热犯胃,胃气上逆,故见口苦,纳差;热扰心神,故见寐差;舌红苔黄糙,脉弦滑皆为少阳阳明合病表现。

治法:和解少阳,内泄热结。

方药:大柴胡汤。

组成:柴胡 15g、黄芩 9g、芍药 9g、半夏 9g、枳实 9g、大黄 6g(后下)、大枣 9g、生姜 6g。

方解:方中柴胡、芍药、黄芩、半夏、生姜和解少阳,大黄、枳实攻逐阳明热结，大枣安中。诸药相合，表里兼治。

四、原文知识拓展

【原文12】按之心下满痛者，此为实也，当下之，宜大柴胡汤。

大柴胡汤方：

柴胡半斤，黄芩三两，芍药三两，半夏半升（洗），枳实四枚（炙），大黄二两，大枣十二枚，生姜五两。

上八味，以水一斗二升，煮取六升，去滓，再煎，温服一升，日三服。

五、适应治疗的西医疾病

急性胆囊炎、急性胰腺炎等表现为少阳阳明合病者。

第三节　厚朴三物汤

一、标准化病人病例脚本

医生	病人
您好！我是您的主治医师×××，现在来了解一下您的病情。请问您的姓名？今年多大年龄？	我是×××，今年21岁。
您觉得哪里不舒服？	我现在经常肚子痛。
肚子胀不胀？	有。
肚子痛的时候揉一揉会舒服吗？	不能碰，会更不舒服。
解完大便会舒服吗？	几天没大便了。
这种情况从什么时间开始的？	之前也有过类似情况，这次两天了。
您有没有找医生看过或到医院检查过？	没有。
之前不舒服的时候，医生开过什么药？效果怎么样？	之前开过"香苏饮""越鞠丸"，吃完就好，这次吃这些都没用了。
除肚子痛外，您还有什么不舒服？	嗯，就是有时想吐。
小便怎么样？	有时想去小便，但是解不出来。
（针对女性病人）您末次月经是什么时候？	（女性病人）我最后一次月经是上个月17号来的。

续表

医生	病人
您还有什么不舒服，可以补充一下。	其他就没有了。
好的，我简要复述一下您的病情。	基本上是这样的。医生，我这样要不要紧呢？
您先别着急，我会根据您的情况开些中药进行治疗。	那我平时需要注意什么呢？
您这个病症属于×××，平时要少食多餐，另外要保持心情舒畅。	嗯，好的。
（完善既往史、过敏史、体格检查）我还要检查一下您的舌脉。	（无既往病史、过敏史，体格检查正常）好的。
您的舌脉是：舌红苔薄黄，脉弦。谢谢您的合作。	谢谢医生。

二、临证思维分析

主诉：腹胀痛 2 天。

现病史：2 天前出现腹胀痛，予"香苏饮""越鞠丸"，疗效欠佳。现患者腹胀痛，精神、睡眠均欠佳，纳差，二便少。

辰下症：腹胀痛，干呕，舌红苔薄黄，脉弦。

三、辨病方证要点分析

病名：腹满。

证名：里实胀重于积。

辨证分析：本病因胃肠气机逆乱，腑气不通所致。因中焦气机不畅，故见腹胀；腑气不通，故见腹胀痛，干呕不食，大便少；舌红苔薄黄，脉弦为气滞有实兼热表现。

治法：行气除满，通便泄热。

方药：厚朴三物汤。

组成：厚朴 15g、大黄 9g（后下）、枳实 9g。

方解：方中重用厚朴行气除满，大黄、枳实通腑去积泄热。诸药相合，则腹满痛闭皆除。

四、原文知识拓展

【原文11】痛而闭者，厚朴三物汤主之。

厚朴三物汤方：

厚朴八两，大黄四两，枳实五枚。

上三味，以水一斗二升，先煮二味，取五升，内大黄，煮取三升，温服一升。以利为度。

五、适应治疗的西医疾病

急性肠炎、痢疾、肠功能紊乱、不完全性肠梗阻等属里实胀重于积者。

第四节　大承气汤

一、标准化病人病例脚本

医生	病人
您好！我是您的主治医师×××，现在来了解一下您的病情。请问您的姓名？今年多大年龄？	我是×××，今年36岁。
您觉得哪里不舒服？	我现在觉得肚子非常痛。
揉一揉会舒服吗？	不能碰，碰了会更痛，而且从下午到现在一直痛。
这种情况从什么时间开始的？	吃完午饭就开始痛了。
午饭吃的是什么？	喝了白酒，吃了一些五花肉，没吃米饭。
解完大便会舒服吗？	今天还没有解。
我看了会诊单，您做了一些检查，也做了治疗，效果怎么样？	几乎没效果，所以邀请中医科会诊。
除肚子痛外，您还有什么不舒服？	有时想吐但是吐不出来。
小便怎么样？	从来医院到现在，一直都没有。
（针对女性病人） 您末次月经是什么时候？	（女性病人）我最后一次月经是上个月20号来的。
您还有什么不舒服，可以补充一下。	其他就没有了。

续表

医生	病人
好的，我简要复述一下您的病情。	基本上是这样的。医生，我这样要不要紧呢？
您先别着急，我会根据您的情况开些中药进行治疗。	那我平时需要注意什么呢？
您这个病症属于×××，不要暴饮暴食。	嗯，好的。
（完善既往史、过敏史、体格检查）我还要检查一下您的舌脉。	（无既往病史、过敏史，板状腹，小腹拒按，肠鸣音亢进）好的。
您的舌脉是：舌红苔薄黄，脉沉实。谢谢您的合作。	谢谢医生。

二、临证思维分析

主诉：腹痛半天。

辰下症：腹痛拒按，伴干呕，大便难，小便少。舌红苔薄黄，脉沉实。

三、辨病方证要点分析

病名：腹满。

证名：里实积胀俱重。

辨证分析：本病因暴饮酒食，酒热传及阳明，腑气不通所致。因暴饮酒食，伤及阳明，灼伤胃阴，终酿燥实，故见大便难；燥实内结，阻碍气机，故见腹痛拒按；阳明热结，胃失降浊故见干呕；热盛伤阴，故见小便少。舌红苔薄黄，脉沉实皆为阳明腑实积滞表现。

治法：攻下里实。

方药：大承气汤。

组成：大黄 12g（后下）、芒硝 9g（冲服）、枳实 12g、厚朴 24g。

方解：方中大黄苦寒泄热通便，荡涤肠胃邪热积滞，芒硝咸寒泄热，软坚润燥通便，两药相须为用，峻下热结之力增强，厚朴、枳实行气导滞，消痞除满，助大黄、芒硝攻下热结，借硝黄通下之功以增除痞消满之力。

四、原文知识拓展

【原文 13】腹满不减，减不足言，当须下之，宜大承气汤。

大承气汤方：

大黄四两（酒洗），厚朴半斤（炙，去皮），枳实五枚（炙），芒硝三合。

上四味，以水一斗，先煮二物，取五升；去滓，内大黄，煮取二升；去滓，内芒硝，更上火微一二沸，分温再服，得下，余勿服。

五、适应治疗的西医疾病

急性肠梗阻、急性阑尾炎、胆结石等属阳明热盛，燥结成实者。

第五节　附子粳米汤

一、标准化病人病例脚本

医生	病人
您好！我是您的主治医师×××，现在来了解一下您的病情。请问您的姓名？今年多大年龄？	我是×××，今年 78 岁。
您觉得哪里不舒服？	我现在肚子很痛。
揉一揉会舒服吗？	会好一点，不过揉完肚子叫得更严重，得去解大便。
之前肚子不会"咕噜咕噜"叫？	不会。
大便怎么样？	很稀，就像拉肚子。
这种情况从什么时间开始的？	前天就有了。
您有没有找医生看过或到医院检查过？	我去医院做过检查。
做的什么检查项目，结果是什么？	做的血常规、粪常规和腹部 X 线造影。医生告诉我身体没问题。
那之前的医生给您开过药吗？效果怎么样？	我吃过一些治消化的西药，一点都没好转。同时也找过中医，吃过中药，医生告诉我吃"理中丸"，但是也没用。
小便怎么样？	说起小便，也是很多问题。晚上睡着后要去解好几次，很影响睡觉。

续表

医生	病人
怕冷吗？	有一点，平时比别人穿得多。
发热吗？	没有。
您还有什么不舒服，可以补充一下。	其他就没有了。
好的，我简要复述一下您的病情。	基本上是这样的。医生，我这样要不要紧呢？
您先别着急，我会根据您的情况开些中药进行治疗。	那我平时需要注意什么呢？
您这个病症属于×××，注意保暖，不要吃寒凉食物。	嗯，好的。
（完善既往史、过敏史、体格检查）我还要检查一下您的舌脉。	（无既往病史、过敏史，肠鸣音亢进）好的。
您的舌脉是：舌淡胖苔白，脉沉紧。谢谢您的合作。	谢谢医生。

二、临证思维分析

主诉：腹痛 3 天。

现病史：3 天前因腹痛入院。检查血常规、粪常规和腹部 X 线造影，结果提示无异常，予西药安慰治疗，无效。服用"理中丸"亦无效。

辰下症：腹痛伴肠鸣音亢进，畏寒，干呕，寐差，大便下利，小便清长。舌淡胖苔白，脉沉紧。

三、辨病方证要点分析

病名：腹满。

证名：寒饮逆满。

辨证分析：本病因脾肾阳虚兼寒饮所致。因患者年事已高，阳气虚衰，阴寒内生，寒主收引，故见腹痛；阳不化饮，水停肠间，故见肠鸣音亢进，下利；饮停于胃，胃失和降，故见干呕不食；肾阳虚致膀胱气化不利，故见小便清长；阳虚失养，故见畏寒；舌淡胖苔白，脉沉紧为阳虚兼寒饮表现。

治法：散寒降逆，温中止痛。

方药：附子粳米汤。

组成：制附子 6g（先煎）、半夏 9g、甘草 3g、大枣 9g、粳米 15g。

方解：制附子温中散寒以止腹痛，半夏化湿降逆以止呕吐，粳米、甘草、大枣扶益脾胃以缓急。

四、原文知识拓展

【原文10】腹中寒气，雷鸣切痛，胸胁逆满，呕吐，附子粳米汤主之。

附子粳米汤方：

附子一枚（炮），半夏半升，甘草一两，大枣十枚，粳米半升。

上五味，以水八升，煮米熟汤成，去滓，温服一升，日三服。

五、适应治疗的西医疾病

胃痉挛、消化性溃疡等疾病属阳虚兼寒饮者。

第六节　赤丸

一、标准化病人病例脚本

医生	病人
您好！我是您的主治医师×××，现在来了解一下您的病情。请问您的姓名？今年多大年龄？	我是×××，今年52岁。
您觉得哪里不舒服？	我现在脐周有点痛。
感觉肚子胀吗？	有。
揉一揉会舒服吗？	会。
解完大便也会舒服一些？	会。
这种情况从什么时间开始的？	快半个月了。
您有没有找医生看过或到医院检查过？	我去医院做过检查。
做的什么检查项目，结果是什么？	三个月前因为"子宫颈癌"手术，后来用了抗癌药开始肚子痛。
那之前的医生给您开过药吗？效果怎么样？	吃过一些医院自制的中药，肚子痛会好一点。但是又开始拉肚子，吃了附子理中丸、人参健脾丸后就不拉了，但是也比之前稀。
怕冷吗？	比别人更怕冷。

续表

医生	病人
发热吗?	没有。
胃口怎么样?	不好,有时会干呕。
除肚子痛,您还有什么不舒服?	嗯,就是心慌,感觉喘不上气。
稍微活动就会这样?	对,感觉自己很虚。
腿肿吗?	没有。
小便怎么样?	晚上睡觉要去好几次,所以人没精神。
您还有什么不舒服,可以补充一下。	其他就没有了。
好的,我简要复述一下您的病情。	基本上是这样的。手术后肚子比之前鼓,有点害怕,我这样要不要紧呢?
您先别着急,我会根据您的情况开些中药进行治疗。	那我平常生活需要注意什么呢?
您这个病症属于×××,注意保暖,不要太疲劳,也不要吃寒凉食物。	嗯,好的。
(完善既往史、过敏史、体格检查)我还要检查一下您的舌脉。	(有子宫颈癌病史、无过敏史,体格检查正常)好的。
您的舌脉是:舌淡胖暗苔白,脉沉弦。谢谢您的合作。	谢谢医生。

二、临证思维分析

主诉:腹胀痛两周。

现病史:三个月前因"子宫颈癌"入院手术。术后腹痛,予医院自制中成药,痛减,后复腹泻,予附子理中丸、人参健脾丸后腹泻减。

辰下症:腹胀痛,畏寒,干呕,心悸气短,大便溏,小便清长。舌淡胖暗苔白,脉沉弦。

三、辨病方证要点分析

病名:腹满。

证名:寒饮腹痛。

辨证分析:本病因癌症手术,抗癌药物引起脾肾阳虚所致。因脾胃阳虚,阴寒内生,寒主收引,气机阻滞,故见腹胀痛;中焦虚寒,胃失和降,故见干呕,纳差;脾胃阳虚,水湿失运,下停肠道,故见腹泻;水饮凌心,故见心悸气短；肾阳虚衰，膀胱气化不利，故见小便清长；阳虚机体失于温煦，故见畏寒；舌淡胖暗苔白，脉沉弦皆为寒饮表现。本证病机为阳虚阴盛、寒饮上逆。以方测证，此四肢厥逆，与《伤寒论》四逆汤类方证相似，但是轻重有别。四逆汤证阳衰阴寒重症，以汤剂救急。赤丸证以丸剂缓图，以治虚寒轻症。

治法：散寒止痛，化饮降逆。

方药：赤丸。

组成：茯苓 15g、半夏 9g、制乌头 3g（先煎）、细辛 3g、朱砂 1g、白蜜少许。

方解：方中制乌头、细辛共驱腹中沉寒痼冷以止痛救逆；重用茯苓、半夏，化饮降逆以止呕；朱砂重镇降逆；蜜调和制乌头与半夏两味反药之性。诸药相合，共同发挥止痛、止呕、救逆之效。

四、原文知识拓展

【原文16】寒气厥逆，赤丸主之。

赤丸方：

茯苓四两，半夏四两（洗）（一方用桂），乌头二两（炮），细辛一两《千金》作人参。

上四味，末之，内真朱为色，炼蜜丸，如麻子大，先食酒饮下三丸，日再夜一服；不知，稍增之，以知为度。

五、适应治疗的西医疾病

寒疝腹痛、睾丸抽痛等证属阳虚寒饮逆满者。

第七节　大建中汤

一、标准化病人病例脚本

医生	病人
您好！我是您的主治医师×××，现在来了解一下您的病情。请问您的姓名？今年多大年龄？	我是×××，今年 37 岁。
您觉得哪里不舒服？	我现在肚子非常痛。
揉一揉会舒服？	不会，会更严重。可是有时痛的部位窜到后背，就揉不到了。

医生	病人
痛的部位一直不固定？	对。
会痛得影响睡觉吗？	会。
大便怎么样？	很稀。
怕冷吗？	比别人更怕冷，这次肚子痛就是着凉后开始的。
发热吗？	没有。
这种情况从什么时间开始的？	昨天。
您有没有找医生看过或到医院检查过？	没有，因为之前经常这样。
之前犯病的时候，都是怎么处理的？	拿热水袋暖一暖就好了，这次暖也没用了，所以才来看病。
除肚子痛外，您还有什么不舒服？	嗯，干呕。
胃口怎么样？	胃口不好。
小便怎么样？	小便还可以。
（针对女性病人）您末次月经是什么时候？	（女性病人）我最后一次月经是这个月20号来的。
您还有什么不舒服，可以补充一下。	其他就没有了。
好的，我简要复述一下您的病情。	基本上是这样的。医生，我的病要不要紧呢？
您先别着急，我会根据您的情况开些中药进行治疗。	那我平时需要注意什么呢？
您这个病症属于×××，注意保暖，不要吃寒凉食物。	嗯，好的。
（完善既往史、过敏史、体格检查）我还要检查一下您的舌脉。	（无既往病史、过敏史，体格检查正常）好的。
您的舌脉是：舌淡苔薄白，脉沉弦。谢谢您的合作。	谢谢医生。

二、临证思维分析

主诉：腹痛1天。

现病史：素有腹痛，昨天复发，自行暖敷，无效，今来就诊。

辰下症：腹痛，痛无定处，拒按，得温痛减，畏寒，干呕，大便溏，舌淡苔薄白，脉沉弦。

三、辨病方证要点分析

病名：腹满。

证名：脾虚寒盛。

辨证分析：本病为脾经寒甚引起腹痛等症状。因脾经受寒，寒主收引，气机阻滞，故见腹痛，拒按，得温痛减；脾寒致水湿失运，湿移肠道，故见便溏；脾寒致胃失和降，故见干呕；舌淡苔薄白，脉沉弦为脾经寒甚表现。

治法：温中散寒止痛。

方药：大建中汤。

组成：蜀椒3g、干姜6g、党参9g、饴糖15g。

方解：方中蜀椒、干姜温中散寒，党参、饴糖补气缓中。诸药相协，大建中气，温阳助运，则阴寒自散，诸症悉除。

四、原文知识拓展

【原文14】心胸中大寒痛，呕不能饮食，腹中寒，上冲皮起，出见有头足，上下痛而不可触近，大建中汤主之。

大建中汤方：

蜀椒二合（去汗），干姜四两，人参二两。

上三味，以水四升，煮取二升，去滓，内胶饴一升，微火煎取一升半，分温再服，如一炊顷，可饮粥二升，后更服，当一日食糜，温覆之。

五、适应治疗的西医疾病

慢性胃炎、胃痉挛、消化性溃疡、内脏下垂等见寒性腹痛者。

第八节　大黄附子汤

一、标准化病人病例脚本

医生	病人
您好！我是您的主治医师×××，现在来了解一下您的病情。请问您的姓名？今年多大年龄？	我是×××，今年34岁。
您觉得哪里不舒服？	我现在肚子非常痛。

续表

医生	病人
揉一揉会舒服吗？	不会。
会痛到睡不好吗？	这倒不会。
大便怎么样？	不好拉。
胃口怎么样？	胃口还可以。
这种情况从什么时间开始的？	昨天。
您有没有找医生看过或到医院检查过？	没有。因为以前经常犯，喝点红糖姜汤就会好，但是这次不管用了。
这次是因为什么引起不舒服的？	可能是喝了冷饮吧？喝完冷饮不久就开始痛了。
除肚子痛外，您还有什么不舒服的地方吗？	嗯，就是怕冷。
发热吗？	没有。
小便怎么样？	小便还可以。
（针对女性病人）您末次月经是什么时候？	（女性病人）我最后一次月经是上个月15号来的。
您还有什么不舒服，可以补充一下。	其他就没有了。
好的，我简要复述一下您的病情。	基本上是这样的。医生，我这样要不要紧呢？
您先别着急，我会根据您的情况开些中药进行治疗。	那我平时需要注意什么呢？
您这个病症属于×××，注意保暖，不要吃寒凉食物。	嗯，好的。
（完善既往史、过敏史、体格检查）我还要检查一下您的舌脉。	（无既往病史、过敏史，体格检查正常。）好的。
您的舌脉是：舌淡苔滑，脉沉弦紧。谢谢您的合作。	谢谢医生。

二、临证思维分析

主诉：腹痛2天。

现病史：素有腹痛，昨天复发，自行暖饮，无效，今来就诊。

辰下症：腹痛，拒按，得温痛减，畏寒，大便难，舌淡苔滑，脉沉弦紧。

三、辨病方证要点分析

病名：腹满。

证名：脾寒积滞。

辨证分析：本病为脾寒积滞所致。因脾经寒甚，寒主收引，故见腹痛，拒按，得温痛减；脾寒气血生化无源，无力排泄糟粕，寒实内结，故见大便难；脾寒机体失于温煦，故见畏寒；舌淡苔滑，脉沉弦紧为寒实内积表现。

治法：温阳通便止痛。

方药：大黄附子汤。

组成：大黄12g（后下）、制附子9g（先煎）、细辛3g。

方解：方中大黄泻下通便，附子、细辛温阳散寒止痛，并制大黄寒凉之性。三药相合，温通大便而泻内结寒实，为后世温下剂的祖方。

四、原文知识拓展

【原文15】胁下偏痛，发热，其脉紧弦，此寒也，以温药下之，宜大黄附子汤。

大黄附子汤方：

大黄三两，附子三枚（炮），细辛二两。

上三味，以水五升，煮取二升，分温三服；若强人，煮取二升半，分温三服。服后如人行四五里，进一服。

五、适应治疗的西医疾病

慢性痢疾、慢性肾功能不全、肠梗阻等属寒实内结者。

第九节　大乌头煎

一、标准化病人病例脚本

医生	病人
您好！我是您的主治医师×××，现在来了解一下您的病情。请问您的姓名？今年多大年龄？	我是×××，今年50岁。
您觉得哪里不舒服？	我现在脐周围非常痛。

续表

医生	病人
揉一揉会舒服吗？	不能揉，会更痛。
暖一暖会舒服吗？	会好一点。
大便怎么样？	大便还可以。
怕冷吗？	有一点。
您觉得发热吗？	没有。
这种情况从什么时间开始的？	大概一周了。
您有没有找医生看过或到医院检查过？	我去医院做过检查。
做的什么检查项目，结果是什么？	做过一些检查，医生告诉我得的是"胃肠神经官能症"。
那之前的医生给您开过药吗？效果怎么样？	吃过一周西药，效果不好。
除脐周围痛外，您还有什么不舒服？	嗯，就是有时连带睾丸也痛。
睡觉怎么样？	睡觉还可以。
小便怎么样？	小便也可以。
胃口怎么样？	胃口还可以。
您还有什么不舒服，可以补充一下。	其他就没有了。
好的，我简要复述一下您的病情。	基本上是这样的。医生，我这种状况算严重吗？
您先别着急，我会根据您的情况开些中药进行治疗。	那我平常生活需要注意什么呢？
您这个病症属于×××，注意保暖，不要吃寒凉食物。	嗯，好的。
（完善既往史、过敏史、体格检查）我还要检查一下您的舌脉。	（有阑尾炎病史、无过敏史，体格检查正常。）好的。
您的舌脉是：舌淡苔滑，脉沉弦。谢谢您的合作。	谢谢医生。

二、临证思维分析

主诉：腹痛伴睾丸痛一周。

辰下症：腹痛，睾丸痛，畏寒，舌淡苔滑，脉沉弦。

三、辨病方证要点分析

病名：寒疝。

证名：阴寒痼结。

辨证分析：本病因平素阳虚，复受寒凉所致。因外寒引动内寒，寒主收引，筋脉拘缩，故见腹痛，睾丸痛；寒甚伤阳，失于温煦，故见畏寒；舌淡苔滑，脉沉弦均为阴寒内盛表现。

治法：破积散寒止痛。

方药：大乌头煎。

组成：制乌头 6g（先煎）。

方解：方中以大辛大热的乌头力起沉寒痼冷，温通经脉，缓急止痛；佐蜂蜜缓急补虚，延长药效，并制乌头之毒性。两药相合，则成专治沉寒痼冷所致腹痛肢厥的要方。

四、原文知识拓展

【原文17】腹痛，脉弦而紧，弦则卫气不行，即恶寒，紧则不欲食，邪正相搏，即为寒疝。寒疝绕脐痛，若发则白汗出，手足厥冷，其脉沉弦者，大乌头煎主之。

大乌头煎方：

大乌头（大者）五枚（熬，去皮，不咬咀）。

上以水三升，煮取一升，去滓，内蜜二升，煎令水气尽，取二升，强人服七合，弱人服五合。不瘥，明日更服，不可一日再服。

五、适应治疗的西医疾病

功能性胃肠病、胃肠痉挛、痛痹等内寒较重者。

第十节 当归生姜羊肉汤

一、标准化病人病例脚本

医生	病人
您好！我是您的主治医师×××，现在来了解一下您的病情。请问您的姓名？今年多大年龄？	我是×××，今年38岁。

续表

医生	病人
您觉得哪里不舒服？	我经常胃痛。
揉一揉会舒服吗？	会。
暖一暖也会舒服？	是。
大便怎么样？	还可以。
怕冷吗？	不会。
这种情况从什么时间开始的？	断断续续有 3 年了。
您有没有找医生看过或到医院检查过？	有过。
做的什么检查项目，结果是什么？	做过一些检查，医生告诉我得的是十二指肠球部溃疡。
那之前的医生给您开过药吗？效果怎么样？	吃过一周西药，效果不好。也吃过小建中汤，吃了就好，不吃就会复发。
除胃痛外，您还有什么不舒服？	嗯，有时感觉肚子那里有一团凉气。
小便怎么样？	还可以。
胃口怎么样？	胃口也可以。
（针对女性病人） 您末次月经是什么时候？	（女性病人）这个月 3 号来的。
您还有什么不舒服，可以补充一下。	其他就没有了。
好的，我简要复述一下您的病情。	基本上是这样的。
您先别着急，我会根据您的情况开些中药进行治疗。	那我平时需要注意什么呢？
您这个病症属于×××，不要受凉，不要吃寒凉食物。	嗯，好的。
（完善既往史、过敏史、体格检查） 我还要检查一下您的舌脉。	（有十二指肠球部溃疡病史、无过敏史，体格检查正常。）好的。
您的舌脉是：舌胖嫩有齿痕、苔滑，脉细弱。 谢谢您的合作。	谢谢医生。

二、临证思维分析

主诉：胃脘痛3年。

现病史：因十二指肠球部溃疡病史，平素遇寒或空腹易加重。

辰下症：胃脘冷痛，喜温喜按，余常，舌胖嫩有齿痕、苔滑，脉细弱。

三、辨病方证要点分析

病名：寒疝。

证名：血虚内寒。

辨证分析：本病因脾胃阳虚，胃失所养所致。肺、中焦阳气不足，气血生化无源，润养温煦无权，阴寒内生，故见胃脘冷痛，喜温喜按；舌胖嫩有齿痕、苔滑，脉细弱均为内生阴邪，气血不足的表现。

治法：养血散寒止痛。

方药：当归生姜羊肉汤。

组成：当归9g❶、生姜15g、羊肉50g。

方解：方中当归养血，生姜散寒，遵《素问·阴阳应象大论》"形不足者，温之以气；精不足者，补之以味"之经旨，选用血肉有情之品羊肉补虚生血。

四、原文知识拓展

【原文18】寒疝腹中痛，及胁痛里急者，当归生姜羊肉汤主之。

当归生姜羊肉汤方：

当归三两，生姜五两，羊肉一斤。

上三味，以水八升，煮取三升，温服七合，日三服。若寒多者，加生姜成一斤；痛多而呕者，加橘皮二两，白术一两。加生姜者，亦加水五升，煮取三升二合，服之。

五、适应治疗的西医疾病

产褥感染、产后恶露不尽、久泻以及低血压性眩晕、十二指肠球部溃疡等属血虚内寒者。

---

❶ 根据汉代计量换算，1两等于3g。

第十一节　乌头桂枝汤

一、标准化病人病例脚本

医生	病人
您好！我是您的主治医师×××，现在来了解一下您的病情。请问您的姓名？今年多大年龄？	我是×××，今年 56 岁。
您觉得哪里不舒服？	我现在肚子非常痛。
痛到睡不着？	会，严重的时候痛到冒虚汗。
揉一揉会舒服吗？	不会。
暖一暖会舒服吗？	是。
大便怎么样？	说起大便，都是肚子痛了就着急去解，解完就会舒服一些，所以一天要拉好几次。
大便稀不稀？	稀。
怕冷吗？	会。
这种情况从什么时间开始的？	快半个月了。
您有没有找医生看过或到医院检查过？	有过。
做的什么检查项目，结果是什么？	做过一些检查，医生告诉我得的是过敏性结肠炎。
那之前的医生给您开过药吗？效果怎么样？	吃过一周西药，效果不好。吃过中药四神丸，吃了就好，不吃就会复发。
除肚子痛外，您还有什么不舒服？	嗯，就是腿痛，感觉伸不直。
胃口怎么样？	不好，嘴巴里都是口水，非常影响吃饭。
小便怎么样？	还可以。
您还有什么不舒服，可以补充一下。	其他就没有了。
好的，我简要复述一下您的病情。	基本上是这样的。
您先别着急，我会根据您的情况开些中药进行治疗。	那我平时需要注意什么呢？
您这个病症属于×××，不要受凉，不要吃寒凉食物。	嗯，好的。
（完善既往史、过敏史、体格检查）我还要检查一下您的舌脉。	（有过敏性结肠炎病史、无过敏史，体格检查正常。）好的。
您的舌脉是：舌淡苔滑，脉弦紧。谢谢您的合作。	谢谢医生。

二、临证思维分析

主诉：腹痛半个月。

现病史：半个月前因腹部剧烈绞痛入院，经查确诊为过敏性结肠炎，予中、西药，疗效均欠佳。

辰下症：腹痛，喜温拒按，畏寒，下肢痛，屈伸不利，纳差，吐清水，时汗，舌淡苔滑，脉弦紧。

三、辨病方证要点分析

病名：寒疝。

证名：寒疝兼表。

辨证分析：本病因寒实内积，营卫失调所致。寒积于内，气机郁滞，寒主收引故见腹痛，喜温拒按，下肢痛，屈伸不利；阳虚不化水，故见吐清水；机体失于温煦，故见畏寒；营卫不调，故见汗出；中焦寒甚，胃失和降，故见纳差；舌淡苔滑，脉弦紧为寒积兼水饮表现。

治法：祛寒通阳，调和营卫，双解表里寒邪。

方药：乌头桂枝汤。

组成：制乌头 10g（先煎）、桂枝 9g、炒白芍 9g、甘草 6g、生姜 9g、大枣 9g。

方解：方中大乌头煎起沉寒以缓急痛，桂枝汤和营卫以解表寒。

四、原文知识拓展

【原文 19】寒疝腹中痛，逆冷，手足不仁，若身疼痛，灸刺诸药不能治，抵当乌头桂枝汤主之。

乌头桂枝汤方

乌头。

上一味，以蜜二斤，煎减半，去滓。以桂枝汤五合解之，得一升后，初服二合；不知，即服三合，又不知，复加至五合。其知者，如醉状，得吐者，为中病。

桂枝汤方：

桂枝三两（去皮），芍药三两，甘草二两（炙），生姜三两，大枣十二枚。

上五味，剉，以水七升，微火煮取三升，去滓。

五、适应治疗的西医疾病

痛风、风湿性关节炎与类风湿关节炎、坐骨神经痛等属风寒湿邪外侵且以寒邪为甚者。

第十二节　大承气汤

一、标准化病人病例脚本

医生	病人
您好！我是您的主治医师×××，现在来了解一下您的病情。请问您的姓名？今年多大年龄？	我是×××，今年56岁。
您觉得哪里不舒服？	我肚子比较痛。
痛到睡不着？	会。
揉一揉会舒服吗？	不会，会更痛。
暖一暖会舒服吗？	不会。
大便怎么样？	说起大便，好几天都没解了。
这种情况从什么时间开始的？	快一周了。
您有没有找医生看过或到医院检查过？	有，没做检查。
那之前的医生给您开过药吗？效果怎么样？	吃过，就是一些泻药，医生说肚子痛是便秘引起的。吃完就会拉，肚子也舒服一点，可是停药还是不行。
除肚子痛外，您还有什么不舒服？	嗯，就是傍晚会觉得热。
胃口怎么样？	不好。
小便怎么样？	颜色很黄。
您还有什么不舒服，可以补充一下。	其他就没有了。
好的，我简要复述一下您的病情。	基本上是这样的。医生，我的情况要不要紧？
您先别着急，我会根据您的情况开些中药进行治疗。	那我平时需要注意什么呢？
您这个病症属于×××，要少食多餐。	嗯，好的。

医生	病人
（完善既往史、过敏史、体格检查）我还要检查一下您的舌脉。	（无既往病史、无过敏史，体格检查正常。）好的。
您的舌脉是：舌红苔黄燥，脉沉实。谢谢您的合作。	谢谢医生。

二、临证思维分析

主诉：腹痛一周。

现病史：一周前因剧烈腹痛就诊，经查由便秘所致，予通便药，疗效欠佳。

辰下症：腹痛，拒按，纳差，大便难，小便黄，日晡热甚，舌红苔黄燥，脉沉实。

三、辨病方证要点分析

病名：宿食。

证名：宿食在下。

辨证分析：本病因胃肠积热与宿食互结所致。阳明热结甚，虽经通便药攻之，但力微药轻，余热于内，与宿食相合而致燥屎，腑气不通，气机郁滞，故见腹痛，拒按，大便难；燥屎未解，胃失和降，故见纳差，阳明有热，故见日晡热甚；热灼津伤，故见小便黄；舌红苔黄燥，脉沉实为阳明热结表现。

治法：峻下热结。

方药：大承气汤。

组成：大黄 9g（后下）、芒硝 9g（冲服）、枳实 9g、厚朴 9g。

方解：方中大黄苦寒泄热通便，荡涤肠胃邪热积滞，芒硝咸寒泄热，软坚润燥通便，两药相须为用，峻下热结之力增强，厚朴、枳实行气导滞，消痞除满，助大黄、芒硝攻下热结，借硝黄通下之功以增除痞消满之力。

四、原文知识拓展

【原文 23】下利不饮食者，有宿食也，当下之，宜大承气汤。

《伤寒论》第 241 条：大下后，六七日不大便，烦不解，腹满痛者，此有燥屎也。所以然者，本有宿食故也，宜大承气汤。

大承气汤方：

大黄四两（酒洗），厚朴半斤（炙，去皮），枳实五枚（炙），芒硝三合。

上四味，以水一斗，先煮二物，取五升；去滓，内大黄，煮取二升；去滓，内芒硝，更上火微一二沸，分温再服，得下，余勿服。

五、适应治疗的西医疾病

消化不良等属宿食停留时间过长者。

第十三节　瓜蒂散

一、标准化病人病例脚本

医生	病人
您好！我是您的主治医师×××，现在来了解一下您的病情。请问您的姓名？今年多大年龄？	我是×××，今年 26 岁。
您觉得哪里不舒服？	我现在感觉发热。
体温多少度？	38.5℃。
怕冷吗？	之前有，现在不会。
咳嗽？	不会。
平时有痰吗？	也不会。
头痛吗？	也没有。
这种情况从什么时间开始的？	快一周了。
您有没有找医生看过或到医院检查过？	有，没做检查。
那之前的医生给您开过药吗？效果怎么样？	吃过一些西药，热退了一点。
除发热外，您还有什么不舒服？	嗯，就是胸闷，感觉胸口压着石头。
胃口怎么样？	不好。
大小便怎么样？	因为自己有便秘情况，平时经常吃麻子仁丸，可是这次发热后再吃就没用了。小便还可以。
（针对女性病人） 您末次月经是什么时候？	（女性病人）这个月 25 号。
您还有什么不舒服，可以补充一下。	其他就没有了。
好的，我简要复述一下您的病情。	基本上是这样的。医生，我的情况要不要紧？

续表

医生	病人
您先别着急，我会根据您的情况开些中药进行治疗。	那我平时需要注意什么呢？
您这个病症属于×××，要少食多餐。	嗯，好的。
（完善既往史、过敏史、体格检查）我还要检查一下您的舌脉。	（无既往病史、无过敏史，体格检查正常）好的。
您的舌脉是：舌红苔黄腻，脉滑。谢谢您的合作。	谢谢医生。

二、临证思维分析

主诉：发热一周。

现病史：一周前因感冒就诊，予西药，疗效欠佳。平素便秘，常服麻子仁丸，现无效。

辰下症：发热伴胸闷，纳差，大便难，小便调，舌红苔黄腻，脉滑。

三、辨病方证要点分析

病名：宿食。

证名：宿食在上。

辨证分析：本病因热痰与宿食互结于上所致。痰热伤阴，故见发热；痰热、宿食积滞互结于胸，胸中气机郁滞，故见胸闷；"伤寒三下不通，不可再攻，便当涌之"可知积滞不在下，而在上，遂通下无效，故见大便难；舌红苔黄腻，脉滑为痰热宿食互结表现。

治法：涌吐痰涎宿食。

方药：瓜蒂散。

组成：瓜蒂 9g、赤小豆 15g。

方解：方中味苦之瓜蒂涌吐实邪，味酸之赤小豆行水解毒，两药相合，即成酸苦涌吐之法；佐香豉汁开郁结，和胃气，并载药上行。

四、原文知识拓展

【原文 24】宿食在上脘，当吐之，宜瓜蒂散。

瓜蒂散方：

瓜蒂一分（熬黄），赤小豆一分（煮）。

上二味，杵为散，以香豉七合煮取汁，和散一钱匕，温服之，不吐者少加之，以快吐为度而止（亡血及虚者不可与之）。

五、适应治疗的西医疾病

醉酒、误食毒物而见胸脘痞满、温温欲吐者。

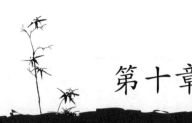

第十章
五脏风寒积聚病脉证并治

第一节　旋覆花汤

一、标准化病人病例脚本

医生	病人
您好！我是您的主治医师×××，现在来了解一下您的病情。请问您的姓名？今年多大年龄？	我是×××，今年36岁。
您觉得哪里不舒服？	我现在左侧肋骨刺痛。
那您感觉胀不胀？	有点。
揉一揉会不会轻一点？	会。
经前乳房胀不胀？	会。
这种情况从什么时间开始的？	快一周了。那天搬家，用力太过了。
您有没有找医生看过或到医院检查过？	没有。
除左侧肋骨痛外，您还有什么不舒服？	就是不能吃凉的食物，只能吃很热的。
吃凉的食物后会怎么样？	胃会感觉不舒服。
胃口怎么样？	还可以。
大小便怎么样？	小便还算正常，大便有点困难。
（针对女性病人）您月经周期几天？有无痛经、小腹胀？经血颜色如何？经量如何？有无血块？	（女性病人）我的月经周期一般是28天，很少有痛经，就是有时候会有点小腹胀，月经颜色暗，月经量还算正常。

续表

医生	病人
您还有什么不舒服，可以补充一下。	其他就没有了。
好的，我简要复述一下您的病情。	基本上是这样的。医生，我这样要不要紧呢？
您先别着急，我会根据您的情况开些中药进行治疗。	那我平时需要注意什么呢？
您这个病症属于×××，现在注意不要做重体力劳动。	嗯，好的。
（完善既往史、过敏史、体格检查）我还要检查一下您的舌脉。	（无既往病史、过敏史，体格检查正常）好的。
您的舌脉是：舌黯苔薄白，脉沉涩。谢谢您的合作。	谢谢医生。

二、临证思维分析

主诉：胁肋胀痛 7 天。

现病史：一周前因强力负重后出现胁肋胀痛，故来就诊。

辰下症：胁肋胀痛如刺，痛处不移，喜热饮，舌黯苔薄白，脉沉涩。

三、辨病方证要点分析

病名：肝著。

证名：肝经气血郁滞。

辨证分析：本病因强力负重，胁肋气血郁滞所致。因胁肋气血郁滞，不通则痛，故见胁肋痛如刺；胁肋气血郁滞，肝气不畅，故见胁肋胀；本病起于气分，得温可使气机通利，故见患者恶食寒凉；故见腹胀痛，大便难；舌黯苔薄白，脉沉涩为肝经气血郁滞表现。

治法：理气通阳，活血散瘀。

方药：旋覆花汤。

组成：旋覆花 9g、葱白 9g、茜草（新绛）9g。

方解：方中旋覆花下气而善通肝络，茜草（新绛）活血行瘀，葱茎通阳散结。三药合用，共奏行气活血、通阳散结之效。

四、原文知识拓展

【原文7】肝著，其人常欲蹈其胸上，先未苦时，但欲饮热，旋覆花汤主之。

旋覆花汤方：

旋覆花三两，葱十四茎，新绛少许。

上三味，以水三升，煮取一升，顿服之。

五、适应治疗的西医疾病

肋间神经痛、慢性肝胆疾患、慢性胃炎、冠心病等属肝经气血郁滞者。

第二节　麻子仁丸

一、标准化病人病例脚本

医生	病人
您好！我是您的主治医师×××，现在来了解一下您的病情。请问您的姓名？今年多大年龄？	我是×××，今年58岁。
您觉得哪里不舒服？	我现在大便拉不出了。
那您感觉胀不胀？	有点。
揉一揉会不会轻一点？	不会。
这种情况从什么时间开始的？	快一周了。
您有没有找医生看过或到医院检查过？	有过。
做的什么检查项目，结果是什么？	一周前因为冠心病复发住院，然后就解不出大便了。
住院前大便都没问题吗？	对。
那之前的医生给您开过药吗？效果怎么样？	除了治冠心病之外，就是给我灌肠3次治便秘，没有吃药。灌完肠，拉出像羊屎的大便，很硬，医生说再灌肠，我不想了，太难受了。
除不大便外，您还有什么不舒服？	就是小便多。
小便的时候有不舒服吗？	没有。

续表

医生	病人
胃口怎么样？	还可以。
您还有什么不舒服，可以补充一下。	其他就没有了。
好的，我简要复述一下您的病情。	基本上是这样的。医生，我这样要不要紧呢？
您先别着急，我会根据您的情况开些中药进行治疗。	那我平时需要注意什么呢？
您这个病症属于×××，现在注意休息，不要疲劳。	嗯，好的。
（完善既往史、过敏史、体格检查）我还要检查一下您的舌脉。	（有冠心病病史，无过敏史，体格检查正常）好的。
您的舌脉是：舌红绛、有瘀斑，苔黄燥，脉细数。谢谢您的合作。	谢谢医生。

二、临证思维分析

主诉：便秘一周。

现病史：一周前因冠心病复发入院，遂大便难，后灌肠 3 次，强排羊屎样大便，继则复便秘，故来就诊。现患者大便难，精神尚可，纳可，睡眠安，小便数。

辰下症：大便难，小便数，腹胀，舌红绛、有瘀斑，苔黄燥，脉细数。

三、辨病方证要点分析

病名：脾约。

证名：燥热内结，肠道失润。

辨证分析：本病因胃强脾弱所致。因胃强脾弱，脾不能为胃行其津液而肠道失润，故见大便干结；胃热气盛，迫使津液偏渗膀胱，故见小便数；舌红绛、有瘀斑，苔黄燥，脉细数为肠道燥热阴伤血瘀表现。

治法：泄热润燥，缓通大便。

方药：麻子仁丸。

组成：火麻仁 20g、芍药 9g、枳实 9g、大黄 9g（后下）、厚朴 9g、杏仁 9g。

方解：方中火麻仁、杏仁、芍药润燥滑肠，大黄、枳实、厚朴泄热通便，炼蜜为丸可甘缓润肠。诸药合用，使燥热得泄，津液恢复，脾约可愈。

四、原文知识拓展

【原文15】趺阳脉浮而涩，浮则胃气强，涩则小便数，浮涩相搏，大便则坚，其脾为约，麻子仁丸主之。

麻子仁丸方：

麻子仁二升，芍药半斤，枳实一斤，大黄一斤，厚朴一尺，杏仁一升。

上六味，末之，炼蜜和丸梧子大，饮服十丸，日三，以知为度。

五、适应治疗的西医疾病

习惯性便秘、老年性便秘、腹部及肛门手术后便秘、糖尿病等伴有排便困难、尿频者。

第三节　甘姜苓术汤

一、标准化病人病例脚本

医生	病人
您好！我是您的主治医师×××，现在来了解一下您的病情。请问您的姓名？今年多大年龄？	我是×××，今年54岁。
您觉得哪里不舒服？	我现在经常感到腰痛。
疲劳后更不舒服？	没有。
负重后加重？	也没有。
像针刺样痛？	不是。
受凉后加重？	对，有时感觉腰的温度比其他部位低。
这种情况从什么时间开始的？	两个月了。
您有没有找医生看过或到医院检查过？	没有。
除腰痛外，您还有什么不舒服？	就是大便稀。
吃寒凉的食物后才会大便稀？	会更严重。
大便黏吗？	不会。

续表

医生	病人
小便怎么样吗？	小便还可以。
您还有什么不舒服，可以补充一下。	其他就没有了。
好的，我简要复述一下您的病情。	基本上是这样的。医生，我这样要不要紧呢？
您先别着急，我会根据您的情况开些中药进行治疗。	那我平常需要注意什么呢？
您这个病症属于×××，现在注意保暖，不要吃寒凉食物。	嗯，好的。
（完善既往史、过敏史、体格检查）我还要检查一下您的舌脉。	（无既往病史、过敏史，体格检查正常）好的。
您的舌脉是：舌淡苔滑，脉濡缓。谢谢您的合作。	谢谢医生。

二、临证思维分析

主诉：腰痛两个月。

现病史：患者因腰部冷痛两个月来就诊。未去医院检查、治疗。

辰下症：腰部冷痛，大便溏，余常，舌淡苔滑，脉濡缓。

三、辨病方证要点分析

病名：肾著。

证名：寒湿着腰。

辨证分析：本病因寒湿侵袭，阳气痹阻于腰，故见腰部冷痛；寒湿上移中焦，脾失健运，故见大便溏；舌淡苔滑，脉濡缓为寒湿内阻表现。

治法：祛除寒湿。

方药：甘姜苓术汤。

组成：甘草6g、干姜6g、茯苓12g、白术15g。

方解：方中干姜配甘草温中散寒，茯苓配白术健脾祛湿。四药合用，共奏温中健脾、散寒除湿之功。

四、原文知识拓展

【原文16】肾著之病，其人身体重，腰中冷，如坐水中，形如水状，反不渴，小便自利，饮食如故，病属下焦，身劳汗出，衣（一作表）里冷湿，久久得之，腰以下冷痛，腹重如带五千钱，甘姜苓术汤主之。

　　甘草干姜茯苓白术汤方：

　　甘草、白术各二两，干姜、茯苓各四两。

　　上四味，以水五升，煮取三升，分温三服，腰中即温。

五、适应治疗的西医疾病

　　腰痛、腰椎间盘突出、慢性盆腔疼痛及慢性腹泻等属寒湿型者。

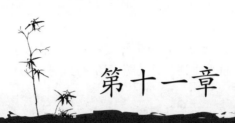

第十一章

痰饮咳嗽病脉证并治

第一节　苓桂术甘汤

一、标准化病人病例脚本

医生	病人
您好！我是您的主治医师×××，现在来了解一下您的病情。请问您的姓名？今年多大年龄？	我是×××，今年42岁。
您主要觉得哪里不舒服？	我经常出现头晕，反复发作，严重时躺着不能起来。
那您有没有看东西天旋地转？	是的，晕得严重时会感觉周围有旋转，不敢睁眼睛。但有时候又好好的。
发作时会伴有恶心呕吐吗？	严重时会出现恶心想吐，经常吐不出来，要是能吐出来会舒服一些。
血压平时怎么样？	平时血压基本正常，不舒服时在医院测量，也都是正常的。
平时食欲怎么样？吃完饭有肚子不舒服吗？	近期食欲不如原来，不想吃东西，有时吃完饭胃里会胀胀的，不消化，像是有什么堵着。
喜欢喝水吗？喝水会多吗？	不行，这几天天气热也不太想喝水，喝水多了不舒服。
这个病从什么时间开始的？	断断续续，差不多有快1年时间了。
每次发作有什么原因吗？	有时气温降低就会明显。

续表

医生	病人
之前都有去看过吗？	这个病好困扰我，去好几家医院都看过，也做了不少检查。
都做了哪些检查？结果带了吗？	我带了病历，有好多检查结果（自备头颅CT、胃镜、幽门螺杆菌、消化系彩超、生化全项、血常规、尿常规），有些还做了好几次。
我仔细看了检查检验结果，都没有阳性问题。我想中医药或许会帮助到您，我们再详细问问，看看还有什么伴随症状，是属于中医什么病症，选择合理的治疗方法，应该会有所改善的。	好的，谢谢医生。
那之前的医生怎么给您诊断的？给您开过药吗？效果怎么样？	西医之前有给开过药，敏使朗、奥美拉唑，还有盐酸氟桂利嗪，找过中医，吃的天麻胶囊，还有养血清脑颗粒，可是症状改善都不明显。
除了上述这些症状外，您还有什么不舒服？	嗯，我总觉得没精神，总会感觉有点累，身体也会重重的。
睡眠怎么样？睡得好吗？有易醒多梦吗？	我睡觉以前很好的，生病这段时间睡觉很不好，很困倦，躺下去却不好睡。心里总是很堵，有时候还会心慌。
您的体力如何呢？	觉得最近很没力气，想出去外面走走，但是又不想动。
大小便怎么样？	大便有时不成形，肚子还咕噜咕噜响，小便也不太好，每次排出量很少，以前的小便都很好。
您有口干吗？口苦吗？	有点口干，嘴巴不会苦。
有没有出汗、身体水肿啊？	出汗倒没有特别，有时腿会有一点肿胀，小便要是好，肿还会减轻，挺奇怪的。
有没有心慌不舒服？	经常会有心慌，还会有点憋气，发作起来有点上冲，说不出来的感觉。
（针对女性病人）您末次月经是什么时候？经期、经量都怎么样？	（女性病人）这个月15号来的月经，一般30天一个周期，月经量还算正常。
好的，我简要复述一下您的病情。	基本上是这样的。医生，我有没有严重问题啊？怎么治疗不好呢？您一定要帮助我一下。

医生	病人
您先别着急，我会根据您的情况开些中药进行治疗。	那我平常生活需要注意什么呢？
您这个病症属于×××，要注意饮食适量，勿食用生冷、辛辣、油腻的食物，避免风寒，保持心情愉悦。	嗯，好的。
（完善既往史、过敏史、体格检查）我还要检查一下您的舌脉。	好的。
您的舌脉是：舌淡，苔白，脉滑。谢谢您的合作。	谢谢医生。

二、临证思维分析

主诉：头晕目眩 1 年。

辰下症：患者 1 年前饮食不适或遇风寒出现头晕目眩，严重时卧床不能睁眼，伴有恶心呕吐，口干不欲饮，脘闷纳差，心悸失眠，倦怠乏力，肢肿尿少，大便不成形，舌淡，苔白，脉滑。

三、辨病方证要点分析

病名：痰饮病。

证名：脾胃阳虚，饮停心下。

辨证分析：本病为痰饮停留心下引起的脾失健运，气化不利，水湿内停的一系列狭义痰饮证。气机阻碍，浊阴不降，弥漫于胸胁则胸胁胀满；清阳不升，饮无去路，浊阴上蒙清窍则头昏目眩；水饮上凌心肺，则心悸气短；饮阻气滞，气不布津，则口干不欲饮；脾阳失于温运，则大便不成形，小便不利。舌淡，苔白，脉滑为阳虚饮停表现。

治法：温阳化饮，健脾利水。

方药：茯苓桂枝白术甘草汤。

组成：茯苓 12g、桂枝 9g、白术 15g、炙甘草 6g。

方解：本方为治疗中阳不足痰饮病代表方剂。亦是温药和之的具体运用。方中茯苓甘淡，健脾利水，渗湿化饮；桂枝辛温，温阳化气，平冲降逆，茯苓、桂枝合用是温阳化气、平冲利水常用组合。白术甘温，健脾燥湿，茯苓、白术为健脾祛湿常用组合。炙甘草味甘，合桂枝辛甘化阳，温补中阳；合白术健脾益气，培土制水；还可调和诸药。

四、原文知识拓展

【原文16】心下有痰饮，胸胁支满，目眩，苓桂术甘汤主之。

【原文17】夫短气，有微饮，当从小便去之，苓桂术甘汤主之；肾气丸亦主之。

茯苓桂枝白术甘草汤方

茯苓四两，桂枝三两，白术三两，甘草二两。

上四味，以水六升，煮取三升，分温三服，小便则利。

五、适应治疗的西医疾病

梅尼埃病、肾小球肾炎、肺源性心脏病、心源性水肿证属于饮停心下。

第二节　甘遂半夏汤

一、标准化病人病例脚本

医生	病人
您好！我是您的主治医师×××，现在来了解一下您的病情。请问您的姓名？今年多大年龄？	我是×××，今年42岁。
您感觉哪里不舒服？	我反复出现腹泻，早晨时多见，严重时每天3～5次。
大便有黏液、脓血、不消化食物吗？	没有脓血，也没有食物残渣，有时候有少量鼻涕样黏液，肚子还会咕噜咕噜叫。
气味臭吗？	感觉气味不太臭。
排便时会伴有恶心呕吐吗？	有时有恶心想吐，又吐不出来，要是能吐出来会舒服一些。
平时食欲怎么样？吃完饭有肚子不舒服吗？	胃口不太好，食欲不如原来，吃东西胃里会胀胀的，喝水也不消化，便后会舒服一些，不太久又会胀满难受。

医生	病人
渴了喜欢喝水吗？喝水会多吗？	不太想喝水，有时候口干也不想喝水，喝水了胃肠堵着不舒服。
这个病从什么时间开始的？	差不多有 3 年多了。
每次发作有什么原因吗？	感觉吃东西都很注意了，还是会反复发作，有时候吃点油腻的就会加重，心里都会焦虑。
之前都有去看过吗？	去医院看过好多次，也做了一些检查，还吃了一些药，有时会好一些，自己感觉还是比原来重。
都做了哪些检查？结果带了吗？吃了什么药呢？	我带了之前的病历，有些检查结果，我也看不懂，您看一下。
我仔细看了一下，血常规、尿常规、肝功能、肠镜、胃镜、消化系彩超、生化都还好。	也不知道得了什么病。
那之前的医生怎么给您诊断的？给您开过药吗？效果怎么样？	西医之前说是胃肠功能紊乱，开过药，吃过益生菌、蒙脱石散，中药吃过参苓白术散、健脾丸，也有好一些，但现在症状又明显。
除了上述这些症状外，您还有什么不舒服？	嗯，我经常会有咳嗽，还有一些痰，痰液有点清稀。
咳嗽时会有发热吗？痰中有血吗？	咳嗽时没有发热，痰中也没有血，有时候吐出来，会化成水样。
睡眠怎么样？好睡吗？易醒多梦吗？	我睡觉以前很好，最近更能睡了，总是很困倦，睡醒头脑也不太清醒。
您的体力如何呢？	最近总觉得没精神，总会感觉有点累，身体也重，不想活动。其实我很勤劳的。
小便怎么样？	小便次数有些多，但每次排出量很少。
口苦吗？	不觉得嘴巴苦。
有没有出汗啊？	出汗倒不会多。
（针对女性病人） 您末次月经是什么时候？经期、经量都怎么样？白带有异常吗？	（女性病人）这个月 12 号来的月经，和原来差不多，这几年月经量也会少一些。白带也有些清稀、量多，很不舒服。

续表

医生	病人
您其他还有什么不舒服，可以补充一下。	其他就想不起来了。
好的，我简要复述一下您的病史。	主要就是这样的。医生，我会不会有肿瘤啊，这么久怎么治不好呢？
您先别着急，我会根据您的情况开些中药从体质上进行调整治疗。	那我平常需要注意什么呢？
您这个病症属于×××，要注意饮食适量，勿食用生冷、辛辣、油腻的食物。	嗯，好的。
（完善既往史、过敏史、体格检查）我还要检查一下您的舌脉。	好的。
您的舌脉是：舌淡，边有齿痕，苔白腻，脉伏。谢谢您的合作。	谢谢医生。

二、临证思维分析

主诉：反复腹泻 3 年。

辰下症：患者 3 年前无明显诱因出现腹泻，晨起明显，3～5 次，无脓血及不消化食物，伴有脘腹胀满，泻后满减，旋即或腹满如故。伴有纳差泛恶，咳嗽痰稀，小便不利，倦怠乏力，舌淡，边有齿痕，苔白腻，脉伏。

三、辨病方证要点分析

病名：留饮欲去。

证名：大肠饮结。

辨证分析：本病为饮食失于节制，脾胃运化失常，酿生痰饮，失治胶结不解，结而留饮，饮蓄胃肠，清晨寅卯阳气升发之时，饮邪与阳气相搏，逐饮泻下满轻。阳气布散势减，难以驱尽饮邪，水饮阴邪复而留聚，虽利后反快，不久腹满如故；饮阻气滞，津不上承，故口干不欲饮；舌质淡，舌苔白腻，是内有水湿之征；饮留日久，阳气不通，阻遏脉道，故脉伏。

治法：因势利导，攻下留饮。

方药：甘遂半夏汤。

组成：甘遂 1g、半夏 9g、芍药 6g、甘草 6g，白蜜适量。

方解：方中甘遂苦寒，攻逐水饮，善行肠间经隧之饮邪；半夏辛温，醒脾燥湿，化饮除痰，芍药酸微寒，补血益阴缓急。甘草味甘，益气和中。芍药、白蜜酸收甘缓以安中，且能缓和甘遂之毒性，开破利导而不伤正。甘草甘遂相反（注意：十八反十九畏禁忌），相互激发去除留饮，甘草缓和甘遂之急，辨证精当可用。

四、原文知识拓展

【原文 18】病者脉伏，其人欲自利，利反快，虽利，心下续坚满，此为留饮欲去故也，甘遂半夏汤主之。

甘遂半夏汤方：

甘遂（大者）三枚，半夏十二枚（以水一升，煮取半升，去滓），芍药五枚，甘草（如指大）一枚（炙）（一本作无）。

上四味，以水二升，煮取半升，去滓，以蜜半升，和药汁，煎取八合，顿服之。

五、适应治疗的西医疾病

结核性胸膜炎、胸腔积液、心包积液、肝硬化腹水、结核性腹膜炎、慢性肠炎中医属于留饮欲去证。

第三节　五苓散

一、标准化病人病例脚本

医生	病人
您好！我是您的主治医师×××，现在来了解一下您的病情。请问您的姓名？今年多大年龄？	我是×××，今年 46 岁。
您觉得哪里不舒服？	我最近经常感觉眩晕。
怎么眩晕的，看东西天旋地转吗？伴有头痛吗？您能具体说一下吗？	就是眩晕反复发作，昏昏沉沉的，严重时看周围天旋地转，像晕船的感觉，躺在床上不敢睁眼。一般没有明显头痛。
眩晕时会有呕吐吗？	严重时会伴有呕吐，吐出来会舒服一点。有时候还会吐痰沫，稀稀的。

续表

医生	病人
这个病从什么时间开始的呢？每次发作多长时间？	差不多有 3 个月了，每次发作时间不太确定。这次发作有 2 天了，还晕得很严重。
您有没有找医生看过或到医院检查过？	我做了头颅 CT、心电图、胃镜，医生说没有特别异常，耳鼻喉科说我是梅尼埃病。
那医生给您开过药吗？效果怎么样？	口服敏使朗也没有完全缓解。 医生，我这个是什么病？以后会不会得脑卒中？
（认真看检查报告与检验结果）不要紧张，目前检查结果不考虑是脑卒中，如果西药缓解不明显，我想中医药或许会帮助到您，我们再详细了解一下您的病情，然后提出具体治疗方法。	好的，谢谢医生。
除了眩晕外，还有哪里不舒服吗？	经常心慌，有时候脐下面还有跳动感，感觉很不舒服。
心慌的时候会有胸闷、气短吗？	这倒还好。不会感到气短。
您有口干口渴吗？ 口苦吗？	我容易口渴，喝很多水仍然口渴。 口苦不会的。
有没有特别出汗的？	心慌时会有出汗。
吃饭怎么样？	胃口一般，最近体重减少很多，瘦了接近 10 斤。
睡眠怎么样？	我很容易疲劳，醒了也不太精神，感觉身体有些重。
大小便怎么样呢？	我小便特别少，也不知道怎么回事？尿特别少时，脸和腿还有水肿。 大便有时候不成形，有时肚子里还会咕噜咕噜叫。
好的，我简要复述一下您的病情。	基本上是这样的。医生，我这样要不要紧呢？
您先别着急，我会根据您的情况给您开中药进行治疗。	那我平常需要注意什么呢？
您这个病症属于×××，要注意勿食用生冷，避寒宜温，保持心情愉悦。用一点药，会有缓解的。	嗯，好的。

续表

医生	病人
（完善既往史、过敏史、体格检查） 我还要检查一下您的舌脉。	好的。
您的舌脉是：舌质淡，苔白润，脉弦滑。 谢谢您的合作。	谢谢医生。

二、临证思维分析

主诉：发作性眩晕 3 个月。

辰下症：发作性眩晕，伴有视物旋转，呕吐痰涎，心悸汗出，尿少肢肿，形体消瘦，口干欲饮，舌质淡，苔白润，脉弦滑。

三、辨病方证要点分析

病名：眩晕病。

证名：下焦饮逆证。

辨证分析：本条论述的是下焦水饮上逆的证治。脾失健运，肌肉失养，故形体消瘦。水饮上蒙清阳，清阳不展，故头晕目眩、如坐舟船；饮停下焦，气化不利，水饮逆动，表现为脐下悸动；饮邪犯胃，胃失和降，故上吐痰涎；水饮凌心，故心悸汗出，舌淡、苔白滑，脉弦滑均为饮邪内停之征。

治法：温阳化气，利湿行水。

方药：五苓散。

组成：泽泻 15g、猪苓 9g、茯苓 9g、白术 15g、桂枝 9g。

方解：方中泽泻甘淡，利水渗湿消肿，猪苓、茯苓甘淡，健脾利湿，通利小便，茯苓、泽泻、猪苓共行渗湿利水，使水饮从小便而去；桂枝解肌散饮，化膀胱之气以利水，且具平冲降逆之功；白术补气健脾利水。诸药合用，共奏温阳化气利水之功。方后注云"多饮暖水，汗出愈"，旨在温阳行水发汗，使水饮内外分消。

四、原文知识拓展

【原文 31】假令瘦人脐下有悸，吐涎沫而癫眩，此水也，五苓散主之。

五苓散方：

泽泻一两一分，猪苓三分（去皮），茯苓三分，白术三分，桂枝二分

（去皮）。

上五味，为末，白饮服方寸匕，日三服，多饮暖水，汗出愈。

五、适应治疗的西医疾病

肾病综合征、慢性肾炎、梅尼埃病、眩晕、心律失常等属下焦饮邪上泛型。

第四节　己椒苈黄丸

一、标准化病人病例脚本

医生	病人
您好！我是您的主治医师×××，现在来了解一下您的病情。请问您的姓名？今年多大年龄？	我是×××，32岁。
您主要觉得哪里不舒服？	医生，您看我肚子胀得太难受了，喘气都有困难。
那您大便有没有异常啊？	大便有时候会干结，两三天一次，排出困难，肚子还咕噜叫，声音大得会让人尴尬呢。
小便最近怎么样？	小便量少，颜色还会黄。
发病有多久了？之前有什么原因诱发吗？	腹胀大概有1年多了，最近有些加重了。之前是感冒后引起的。
能简单说说当时的情况吗？	之前着凉后出现咳嗽，水肿，吃药后出汗多尿，咳嗽是好多了，就是腹胀反复有，肚子都胀大了。
食欲还好吗？	食欲还好，偶有吃后会胀满。
会有口干、口苦吗？	会有口干舌燥，但是也不想喝水。嘴巴有时候会苦，在早晨会明显。
之前都有去看过吗？	去好几家医院都看过，也做了不少检查。
都做了哪些检查？结果带了吗？	您看我病历，做了不少检查（自备血常规、尿常规、生化全项、腹部CT、胸部CT、泌尿系超声），有些还做了几次。
那之前的医生怎么给您诊断的？给您开过药吗？效果怎么样？	西医之前有给开过药，记不太清楚药名了，吃了改善不明显，找过中医，喝了汤药也还会腹胀，不知道能不能好了？

续表

医生	病人
除了上述这些症状外，您还有什么不舒服的地方吗？	嗯，经常颜面、眼睛会水肿，胀胀的很不舒服。
睡眠怎么样？好睡吗？	我睡觉以前很好的，生病这段时间睡觉不踏实，容易做梦。
（针对女性病人） 您末次月经是什么时候？经期、经量都怎么样？	（女性病人）这个月3号来的月经，和原来差不多，周期、经期都还正常。
您还有什么不舒服吗？	其他就没有了。
好的，我简要复述一下您的病情。	基本上是这样的。医生，我有没有严重问题啊，怎么治疗不好呢？您一定要帮我。
您先别着急，我会根据您的情况开些中药进行治疗。	那我平常生活需要注意什么呢？
您这个病症属于×××，要注意饮食适量，勿食用辛辣、油腻食物，保持情绪平稳。	嗯，好的。
（完善既往史、过敏史、体格检查） 我还要检查一下您的舌脉。	好的。
您的舌脉是：舌质红，苔黄白相间，脉弦有力。 谢谢您的合作。	谢谢医生。

二、临证思维分析

主诉：腹胀、水肿1年余。

辰下症：患者1年前遇风寒出现咳嗽、水肿，用药后上述症状缓解，间断出现腹胀，持续加重，伴有腹中肠鸣如雷，失眠多梦，口舌干燥，口苦不渴，小便短赤，大便秘结，舌质红，舌尖有红点，苔黄白相间，脉弦有力。

三、辨病方证要点分析

病名：腹胀满病。

证名：肠间饮聚成实。

辨证分析：本条论述肠间饮聚成实的证治。感受风寒，太阳之表邪未尽，水气留滞，渐入中焦，肺失通调水道，脾失健运水谷，致使水邪留滞肠间，饮邪内结，壅滞气机，故腹满，并饮走肠间，沥沥有声；水饮不化，津液不能上承，则口舌干燥，但不喜饮水。饮聚成实，化热中阻，故口苦，口舌干燥，小便短赤，大便秘结。

治法：攻坚逐饮，化气行水。

方药：己椒苈黄丸。

组成：防己 9g、椒目 6g、葶苈子 15g、大黄 6g（后下）。

方解：方中防己苦泄，渗透肠间水气；椒目辛散，除心腹留饮。防己、椒目导饮于前，清者得从小便而出；葶苈子开宣肺气，通利肠道，大黄荡涤肠胃，大黄、葶苈子推饮于后，浊者得从大便而下也。诸药合用，共成前后分消之剂，水饮行而腹满减，脾气转而津液生。

四、原文知识拓展

【原文 29】腹满，口舌干燥，此肠间有水气，己椒苈黄丸主之。

己椒苈黄丸方：

防己、椒目、葶苈（熬）、大黄各一两。

上四味，末之，蜜丸如梧子大，先食饮服一丸，日三服，稍增，口中有津液。渴者，加芒硝半两。

五、适应治疗的西医疾病

肺源性心脏病、右心衰竭、肝硬化腹水、肾炎水肿、心包炎、胸腔积液属饮邪内结、痰热壅滞的实证者。

第五节　十枣汤

一、标准化病人病例脚本

医生	病人
您好！我是您的主治医师×××，现在来了解一下您的病情。请问您的姓名？今年多大年龄？	我是×××，今年 36 岁。
您哪里会觉得不舒服？	我这一周出现胸痛。
疼痛主要在胸部哪个部位呢？	主要就是左胸中部，一喘气就会更明显，翻身会痛得更明显。

续表

医生	病人
疼痛会很固定吗？有左手臂、背部不舒服吗？	疼痛基本上就只局限在左胸，没有左手臂、背部疼痛。
那您有没有咳嗽、咳痰、气短？	有咳嗽，但不敢咳嗽，咳嗽会有胸痛不舒服。也会有痰，黏稠不好咳出，颜色有些黄。
会伴有发热吗？	一周前体温有升高，用了抗生素和退热药，现在体温还正常。
之前有什么诱发原因吗？	着凉后出现发热、咳嗽、咳痰，自己服用点药物，没见好，越来越重，还出现胸痛、气短。
都有去哪里看过病吗？	一直在看呢，也做了不少检查。
都做了哪些检查？结果带了吗？	我带了病历，血常规、胸部 CT、心脏超声，说是胸腔积液，还抽了胸腔积液，医生说检验提示不是结核。
抽了胸腔积液后，症状改善了吗？	胸腔积液抽了之后，憋气、胸痛会好一些，之后还是会气短、胸痛，我想看看中药是否能帮助我。
这几天食欲怎么样？	不想吃东西，没有胃口，吃了也不舒服。有时候还会干呕。
睡眠还好吗？	胸痛、气短时睡不好，太难受了。
除了上述这些症状外，您还有什么不舒服？	嗯，我总觉得没精神，心里很焦虑。
大小便怎么样？	大便经常干燥，两三天一次，排出很费力。小便量也比原来少。
您有口干吗？口苦吗？	有点口干，但是也不想喝水。偶尔有口苦，不经常。
您还有什么不舒服，可以补充一下。	其他就没有了。
好的，我简要复述一下您的病情。	基本上是这样的。那我平时需要注意什么呢？
不要吃咸辣和油腻的食物。	嗯，好的。
（完善既往史、过敏史、体格检查）我还要检查一下您的舌脉。	好的。
您的舌脉是：舌淡红，苔厚腻，脉滑有力。谢谢您的合作。	谢谢医生。

二、临证思维分析

主诉：胸痛、咳喘 1 周。

辰下症：胸部胀满疼痛，伴有咳嗽咳痰，气短喘息，转侧受限，纳少干呕，大便干结，舌淡红，苔厚腻，脉滑有力。

三、辨病方证要点分析

病名：悬饮病。

证名：饮停胸胁，气机失调。

辨证分析：水饮之邪停聚于胸胁之间，阻碍气机升降，气与饮相搏击，故胸胁胀满疼痛；动则牵引胸胁导致疼痛加剧；肺居胸中，水饮上迫于肺，宣降失常，故气促喘急、呼吸转侧困难；脉滑亦为水饮内停之象。

治法：泻水逐饮。

方药：十枣方。

组成：甘遂 1.5g、大戟 1.5g、芫花 1.5g、大枣 9g。

本方临床用法为：以诸药为末，装入胶囊，每日 1 次，每次 1.5～3g。

方解：甘遂、芫花、大戟，皆苦寒，气同味合，相须相济，甘遂善行经隧水湿，大戟善泄脏腑水湿，芫花善攻胸胁癖饮。三药均有攻逐破水之力，决渎而下，则水患可平。由于三药峻猛有毒，易伤正气，配以大枣顾护脾胃，培土制水，减少药后反应，使峻下而不伤正。用药"强人服一钱匕，羸人服半钱"，旨在强调体质壮实者用量应大，体质虚弱者用量宜小。"不下者，明日更加半钱"，说明使用峻猛有毒之品应十分慎重，根据患者用药后的反应，才考虑是否增加剂量。

四、原文知识拓展

【原文 21】脉沉而弦者，悬饮内痛。

【原文 22】病悬饮者，十枣汤主之。

十枣汤方：

芫花（熬）、甘遂、大戟各等分。

上三味，捣筛，以水一升五合，先煮肥大枣十枚，取八合，去滓，内药末。强人服一钱匕，羸人服半钱，平旦温服之；不下者，明日更加半钱。得快下后，糜粥自养。

五、适应治疗的西医疾病

渗出性胸膜炎、胸腔积液、肝硬化、急慢性肾炎、晚期血吸虫病所致的胸腔积液、腹水或全身水肿之体质尚实者。

第六节　大青龙汤

一、标准化病人病例脚本

医生	病人
您好！我是您的主治医师×××，现在来了解一下您的病情。请问您的姓名？今年多大年龄？	我是××，今年28岁。
您哪里觉得不舒服？	我发热有4天了。
都什么时间会发热，体温大概多少度？	体温大概在38～39℃，吃了退热药就会降下来，过几个小时体温又升上来了。
发热会伴有恶寒吗？不舒服吗？	会恶寒，发热前还会打冷战，体温一会就上来了。浑身酸痛得厉害，一点都不想活动，也没有力气，今天实在不舒服，才来医院看看。
那您有没有咳嗽、咳痰啊？	基本没有咳嗽，也没有痰。
会伴有口渴、口干吗？	这几天发热会有口干，一周前体温有升高，用了抗生素和退热药，现在体温还正常。
之前有什么诱发原因吗？	就是出汗后吹风着凉了，本以为喝点热水、休息一下就没事了。结果，烧得好难受。
去医院看过吗？	去医院看过，血常规提示白细胞不高，说不用吃消炎药，一直让我体温高于38.5℃就服用退热药。
用药治疗后症状有改善吗？	每天都有吃药，也好好休息了，可还是反复发热，昨天到现在不出汗，还烦躁，感觉上不来气，不知道是不是心脏出问题了？就来医院看一下。
这几天食欲怎么样？	不想吃东西，没有胃口，没有力气。
睡眠还好吗？	昏昏沉沉，总想睡觉。烦躁的时候会睡不好。

续表

医生	病人
我们检查一下心电图、胸片、心肌酶，复查一下血常规。	好的。
我看了检查结果，心电图为窦性心动过速，胸片、心肌酶、血常规未见明显异常。	好的，谢谢医生。
您还有什么不舒服的地方吗？	嗯，我总觉得没精神，心里很焦虑。
大小便怎么样？	这两天吃得不多，大便也少，排出没有费力气。小便还差不多。
您有口干吗？口苦吗？	有点口干，但也不想喝水。 没有口苦。
好的，我简要复述一下您的病情。	基本上是这样的。医生，您好好给我开点药，让我快点好起来。
您先别着急，我会根据您的情况开些中药进行治疗。	那我平时需要注意什么呢？
您这个病症属于×××，要注意避免风寒，活动适量，清淡饮食。	嗯，好的。
（完善既往史、过敏史、体格检查） 我还要检查一下您的舌脉。	好的。
您的舌脉是：舌淡红，苔薄白，脉浮数。谢谢您的合作。	谢谢医生。

二、临证思维分析

主诉：发热 4 天。

辰下症：患者因感受风寒出现发热、恶寒、肢体酸痛、四肢觉重、无汗而喘，舌淡红，苔薄白，脉浮数。

三、辨病方证要点分析

病名：溢饮病。

证名：外感风邪、内有郁热。

辨证分析：病机为寒湿浸渍，闭阻肌肤，郁而化热。本患者运动汗出，外感风寒，风寒束表，卫阳被遏则恶寒发热；腠理闭塞则无汗；寒湿浸渍痹阻，故浑身酸痛，四肢觉重；热扰胸中则烦，烦甚则躁。舌质淡、苔薄白，脉浮，均为寒湿在表之征。

治法：散寒化饮，清热除烦。

方药：大青龙汤。

组成：麻黄 9g，桂枝 9g，杏仁 9g，炙甘草 6g，大枣 9g，生姜 6g，生石膏 30g。

方解：用麻黄、桂枝、生姜辛温发汗以散风寒，能使内热随汗而泄。炙甘草、大枣甘温补脾胃；石膏甘寒清解里热，与麻黄配伍能清泄郁热；杏仁配麻黄，一收一散，宣降肺气利于引邪外出。诸药配伍，寒热并用，表里同治，汗出有源，祛邪而不伤正。

四、原文知识拓展

【原文 23】病溢饮者，当发其汗，大青龙汤主之；小青龙汤亦主之。

大青龙汤方：

麻黄六两（去节），桂枝二两（去皮），甘草二两（炙），杏仁四十个（去皮尖），生姜三两，大枣十二枚，石膏如鸡子大（碎）。

上七味，以水九升，先煮麻黄，减二升，去上沫，内诸药，煮取三升，去滓，温服一升，取微似汗。汗多者，温粉粉之。

五、适应治疗的西医疾病

上呼吸道感染、肺炎、支气管哮喘、急性关节炎、四肢水肿证属表寒内热证者。

第七节　小青龙汤

一、标准化病人病例脚本

医生	病人
您好！我是您的主治医师×××，现在来了解一下您的病情。请问您的姓名？今年多大年龄？	我是××，今年 48 岁。
您哪里会觉得不舒服？	我这几天咳嗽、咳痰加重了。
咳嗽什么时候会明显？	5 天前吹空调着凉了，咳嗽明显加重。

续表

医生	病人
伴有咳痰吗？痰质是清稀还是黏稠呢？	有痰，量还很多，稀稀的有泡沫，落到地上不会成块。
会有胸闷、气短吗？	这几天严重就会胸闷、憋气，一动就会加重，上不来气，夜间会有加重。
体温会有升高吗？	会恶寒，发热前还会打冷战，体温一会就上来了。浑身酸痛的厉害，没有一点力气。
既往有过咳嗽病史吗？	好多年了，差不多十几年了，一到冬季或者降温时容易发作，咳嗽、咳痰也特别多，就得住院输液，几个医院都说我是慢性支气管炎。
都用过什么治疗？效果怎么样？	西药、中药都用过，严重了就住院输液，还吸氧、雾化。只能是缓解一些，经常还会发作，冬季会明显一些。
这次去医院看过吗？	去医院看了，血常规提示有细菌感染，消炎药有在吃，肺片也拍了，医生说右下肺有个小片状影，考虑是肺炎，让我住院输液，我实在不想输液，想吃中药看看能不能控制住。
用药治疗后症状有改善吗？	吃了 2 天药，也好好休息了，可还是咳嗽、气喘，倒是没有再严重。
会伴有口渴、口干吗？ 口苦吗？	这几天发热会有口干，但也不想喝水。 没有口苦。
这几天食欲怎么样？	经常干呕，不想吃东西，没有胃口，吃完饭胃还胀得不舒服。
睡眠还好吗？	昏昏沉沉，总想睡觉。躺下会憋气，会睡不好。
大小便怎么样？	大便有时会干，小便会清长。
我看了检查结果，胸片提示右下肺感染，血常规也有白细胞增高。	好的，谢谢医生。
除了上述这些症状外，您还有什么不舒服？	嗯，我总觉得压力大，其他就没有了。
好的，我简要复述一下您的病情。	基本上是这样的。医生，您好好给我开点药，让我快点好起来。

续表

医生	病人
您先别着急，我会根据您的情况开些中药进行治疗。	那我平时需要注意什么呢？
您这个病症属于×××，要注意防寒保暖，注意休息，清淡饮食。	嗯，好的。
（完善既往史、过敏史、体格检查）我还要检查一下您的舌脉。	好的。
您的舌脉是：舌淡红，苔白滑，脉浮滑。谢谢您的合作。	谢谢医生。

二、临证思维分析

主诉：咳嗽、气喘反复发作 10 余年，加重 5 天。

辰下症：患者近十年反复发作咳嗽、气喘，每遇寒冷或冬季加重。5 日前因感受风寒出现咳嗽、气喘加重，痰稀量多，伴有发热、恶寒、肢体酸重、脘闷干呕，舌淡红，苔白滑，脉浮滑。

三、辨病方证要点分析

病名：溢饮病。

证名：外寒内饮。

辨证分析：本证病机为素有水饮内停上焦，复感寒邪于外，外寒引动伏饮，水邪壅肺。风寒束表，卫阳被遏，故见恶寒发热、身体疼痛。素有水饮之人，一旦感受外邪，每致表寒引动内饮，水寒射肺，肺失宣降，故咳喘痰多而稀；饮动则胃气上逆，故干呕；饮久阳虚，故外寒易袭，反复发作；苔白滑，脉浮滑为外寒内饮之征。

治法：解表散寒，温肺化饮。

方药：小青龙汤。

组成：麻黄 9g，桂枝 9g，干姜 6g，细辛 3g，五味子 9g，半夏 9g，炒白芍 9g，甘草 6g。

方解：方中麻黄宣肺散寒平喘，桂枝化气行水，麻桂相须发汗散寒以解表；干姜、细辛、半夏温肺散寒，化饮降逆；纯用辛温发散，恐耗伤肺气，五味子、炒白芍、甘草酸甘化阴，收敛肺气止咳，益气和中。诸药合用，使风寒解，水饮去，宣降复，散邪而不伤正。

四、原文知识拓展

【原文 23】病溢饮者，当发其汗，大青龙汤主之；小青龙汤亦主之。

【原文 35】咳逆倚息不得卧，小青龙汤主之（方见上及肺痈中）。

小青龙汤方：

麻黄三两（去节），芍药三两，五味子半升，干姜三两，甘草三两（炙），细辛三两，桂枝三两（去皮），半夏半升（汤洗）。

上八味，以水一斗，先煮麻黄，减二升，去上沫，内诸药，煮取三升，去滓，温服一升。

五、适应治疗的西医疾病

喘息性支气管炎、咳嗽变异性哮喘、慢性支气管炎、肺炎、过敏性鼻炎、百日咳等属表寒内饮证者，即使无表证，只要属于寒饮咳喘者也可。

第八节　木防己汤

一、标准化病人病例脚本

医生	病人
您好！我是您的主治医师×××，现在来了解一下您的病情。请问您的姓名？今年多大年龄？	我是××，今年 62 岁。
您哪里觉得不舒服？	胸部胀满差不多半年了，最近 2 周比以前感觉严重了。
会伴有咳嗽、咳痰吗？	一直都有咳嗽，早晨起来还有咳痰。
会有加重吗？	越来越重了，不只咳嗽，经常上不来气，活动气短更明显。
咳痰会多吗？	咳痰也增多了，有些黏稠，咳出来胸口会舒服一些。
之前有什么原因诱发吗？	生病之前一年，家里有亲人去世了，心里非常郁闷，会喝闷酒。之后就出现咳嗽、咳痰。
那有没有控制饮酒呢？	想控制，心情不好，控制不住。半个月前去邻居家喝酒，喝多吐了好多，这之后经常会吐，有点像痰那种沫子。

续表

医生	病人
吃东西怎么样啊?	没有胃口,不想吃东西,吃完胃就会胀胀的不舒服。
会伴有口渴、口干吗? 口苦吗?	会有口干口渴,也会多喝些水。 没有口苦。
我给你检查一下肚子,有不舒服告诉我啊,我们进行上腹部按诊。	胃有些不舒服,又不会很严重,我想吐口痰沫。
您既往就这么消瘦,面色晦暗吗?	不是的,原来体重还偏胖一点,就是生病后,越来越消瘦了,脸色也不好看,人家还以为得大病了,又黑又暗,其实很少晒太阳的。
都用过什么治疗?效果怎么样?	西药、中药都用过,吃奥美拉唑、西沙必利,还有中药化痰的,当时会缓解一些,现在是越来越严重了。
除了上述这些症状外,您还有什么不舒服?	嗯,我总觉得没有精神,倦怠乏力。
睡眠还好吗?	睡得不太好,夜里口干明显,心里烦躁得睡不好觉。
大小便怎么样?	大便有时会干,小便还好。
这次去医院看过吗?	去医院看了,拍了胸片,医生说右下肺有个小片状影,说不排除肺炎,让我住院,我不想住院,就吃点消炎药。
用药治疗后症状有改善吗?	吃了5天药,气喘还是没太缓解,胸闷得厉害,经常吐痰沫。
我看了检查结果,胸片还是有变化,消炎药继续吃,必要时再查一下胸部CT。	好的,谢谢医生。
除了上述这些症状外,您还有什么不舒服?	嗯,其他就没有了。
好的,我简要复述一下您的病情。	基本上是这样的。医生,您好好给我开点药,让我快点好起来。
您先别着急,我会根据您的情况开些中药进行治疗。	那我平时需要注意什么呢?
您这个病症属于×××,要注意防寒保暖,注意休息,清淡饮食,控制饮酒。	嗯,好的。

续表

医生	病人
（完善既往史、过敏史、体格检查） 我还要检查一下您的舌脉。	好的。
您的舌脉是：舌质暗，苔白腻，脉沉弦无力。 谢谢您的合作。	谢谢医生。

二、临证思维分析

主诉：气喘、胸膈满闷半年，加重 2 周。

辰下症：患者近半年饮酒后出现胸膈痞痛，时吐涎沫，少安复作。面色黧黑，喘满不宁，形瘦神倦，舌质暗，苔白腻，脉沉弦无力。

三、辨病方证要点分析

病名：膈间支饮。

证名：利水降逆，扶正补虚。

辨证分析：本病属膈间支饮，既见饮邪上逆犯肺的咳喘胸满，又见饮停气阻于胃的心下痞坚。本病例嗜酒伤中，脾虚失运，湿聚成饮，弥漫胸膈，停胃犯肺，气机不利，表现为胸膈痞痛、喘满不宁；寒饮停胃，胃失和降，时吐涎沫。寒饮郁久化热，故口渴心烦；痰饮内停，虚实错杂，故脉沉弦而无力。

治法：解表散寒，温肺化饮。

方药：木防己汤。

组成：木防己 9g，党参 9g，石膏 18g，桂枝 6g。

方解：木防己辛温散留饮结气，转运胸中之水以下行，气喘可平；石膏辛甘大寒，清肺定喘，解热郁；党参益气，桂枝温阳，纠石膏、木防己之偏寒而成其用，乃一攻补兼施之方。

四、原文知识拓展

【原文 24】膈间支饮，其人喘满，心下痞坚，面色黧黑，其脉沉紧，得之数十日，医吐下之不愈，木防己汤主之。虚者即愈；实者三日复发，复后不愈者，宜木防己汤去石膏加茯苓芒硝汤主之。

木防己汤方：

木防己三两，石膏十二枚（如鸡子大），桂枝二两，人参四两。

上四味，以水六升，煮取二升，分温再服。

五、适应治疗的西医疾病

慢性支气管炎、肺源性心脏病、渗出性胸膜炎、胸腔积液、渗出性心包炎等病机属饮停肺胃者。

第九节　泽泻汤

一、标准化病人病例脚本

医生	病人
您好！我是您的主治医师×××，现在来了解一下您的病情。请问您的姓名？今年多大年龄？	我是××，今年53岁。
您觉得哪里不舒服？	我经常感觉头晕。
感觉怎么晕的，看房子会转吗？您能具体说一下吗？	就是头晕了很长一段时间，差不多两年，看东西天旋地转的，发作时不敢睁眼睛。严重时还会呕吐。
除了发作时眩晕，平时还会昏昏沉沉吗？	平时也头昏昏的，不太清爽，但是看东西不会转。
这个病从什么时间开始的呢？	差不多有2年了。反复发作。
那之前有没有高血压病史？外伤史？	没有的。我的身体都还不错，血压都测量好多次，发作时也都有测，都正常。我经常做家务，弯腰蹲起，脑子没有受过外伤。
每次发作有什么原因吗？与转头、变换体位有关系吗？	也没有具体原因，就是发作时不敢转头。
您有没有去医院看过啊？做过什么检查吗？	看过，说我是梅尼埃病（美尼尔综合征）。我做了头颅CT，没有什么大问题。又做了颈椎核磁，说我有颈椎病。
那医生给您开过药吗？效果怎么样？	吃过敏使朗，还有养血清脑颗粒，吃了会改善一点，但是总反复发作。 医生，我这到底是什么病？要不要紧，能不能治好？

续表

医生	病人
不要着急，如果检查没有问题的话，我想中医药或许会帮助到您，我们简单做个神经专科体格检查，然后看看选个方子调整一下。	好的，谢谢医生。
您还有什么不舒服的地方吗？ 比如有没有怕冷、发热？	有时候还会手抖，写字不太稳。 平时会比家里人怕冷，比别人多穿衣服。夏天空调我也受不了，冷风吹着不舒服。
吃饭怎么样？吃完腹胀吗？	胃口一般般，不太想吃，吃了容易胃胀，堵着不舒服。
睡眠怎么样？	这两年总是倦怠，没有力气，人也懒惰，每天都很困，很早就睡觉了，醒了也没有特别精神。
心脏会不会不舒服呢？	没有特别不舒服，偶尔会有闷闷的感觉。
您有口干吗？ 口苦吗？	我每天都喝点茶水，水倒是喝得少，不太会渴。 没有口苦的。
有没有特别出汗的？	很少出汗，运动后出汗身体会觉得清爽一些。
大小便怎么样呢？	说起这个问题，也是我的苦恼，我小便有点少，也查不出什么原因，尿常规、肾功能都没有问题。 大便有时不成形、黏便桶，冲不净，排便也不爽快。
（针对女性病人） 您末次月经是什么时候？	（女性病人）我最后一次月经是这个月5号来的，也不规律了，原来都是每月月初，现在三四个月才来一次，量也少。
有潮热汗出吗？	这个还没有。
好的，我简要复述一下您的病情。	基本上是这样的。 那我平常需要注意什么呢？
您这个病症属于×××，要注意寒温调节，勿食用生冷，保持心情愉悦。	嗯，好的。
（完善既往史、过敏史、体格检查） 我还要检查一下您的舌脉。	好的。
您的舌脉是：舌胖大，苔白腻，脉弦濡。 谢谢您的合作。	谢谢医生。

二、临证思维分析

主诉：眩晕 2 年。

辰下症：患者无诱因出现眩晕，反复发作，伴有视物旋转，如坐舟船，恶心呕吐，倦怠乏力，手颤，舌胖大，苔白腻，脉弦濡。

三、辨病方证要点分析

病名：痰饮冒旋。

证名：脾虚饮泛，蒙蔽清窍。

辨证分析：患者年老，脏腑功能失调，气血阴阳渐衰，脾不能健运水湿，则湿滞而为痰饮。水饮内停，脾胃阳气升降受阻，清阳不能上达，浊阴不能下行，冒逆蒙蔽清阳，故头晕目眩；正虚有饮，筋脉失于阳气充养，故手颤；舌体胖大、苔白腻，脉弦濡，是脾虚饮停之象。

治法：健脾益气化饮。

方药：泽泻汤。

组成：泽泻 24g，白术 12g。

方解："冒眩"与饮阻清阳、不能上达有关，也与浊阴冒逆、蒙蔽清阳有联系。方中重用泽泻利水除饮以导浊阴下行，白术健脾燥湿以制水饮上泛。二药合用，使饮去而阳气自达。

四、原文知识拓展

【原文 25】心下有支饮，其人苦冒眩，泽泻汤主之。

泽泻汤方：

泽泻五两，白术二两。

上二味，以水二升，煮取一升，分温再服。

五、适应治疗的西医疾病

梅尼埃病、突发性耳聋、眩晕、慢性支气管炎、水肿等辨证属痰饮所致者。

第十节 厚朴大黄汤

一、标准化病人病例脚本

医生	病人
您好！我是您的主治医师×××，现在来了解一下您的病情。请问您的姓名？今年多大年龄？	我是×××，今年60岁。
您觉得哪里不舒服？	最近2周一直咳嗽，之间也有经常咳嗽，但是没有现在重。
咳嗽主要发生在什么时间？白天还是晚上？	白天晚上都有咳嗽，夜间咳嗽会更重一些。
咳嗽时会有气短吗？	开始还好，这几天咳嗽重了，经常气短，喘不过来气。
会有咳痰吗？容易咳出吗？	会有痰，这几天咳嗽越来越重，痰也越来越多。
痰液什么颜色？会黏稠吗？	痰是白色的，也很稀薄，量特别多，每天得带好几包纸巾。
这个病从什么时间开始的？	20年前就开始了，每年冬天变严重，这次是2周前做家务累到了，出汗后着凉，才出现咳嗽加重。
感觉还有什么不舒服吗？	也不知道是不是咳嗽加重的缘故，胸部胀满不舒服。
之前有去医院看过吗？	这二十来年经常去医院看，有给我确诊为慢性支气管炎。
在医院有做什么检查吗？	做过好多检查，胸部CT检查、血常规、C反应蛋白，还有肺功能检测，有些我也记不住了。
这次有去看吗？	去看了，拍片提示慢性支气管炎急性发作。
那医生给您开过药吗？效果怎么样？	之前医生有开消炎药输液，还有口服止咳的西药，刚开始好一点，但是这几天又加重。
不要着急，我看看您的检查结果，都带了吗？	好的，我都带了，拿给您。
检查结果的确是有肺部感染，应用抗生素没有问题。我们听听肺部。（双肺呼吸音粗，两肺散在干啰音，右下肺有少许湿啰音）	好的，谢谢医生。

续表

医生	病人
睡眠怎么样？心慌、多梦吗？	晚上总会咳嗽，气喘得睡不好，平躺就会加重。其实平时睡眠还可以。
您的体力如何呢？	最近活动不太多，一动就容易咳嗽、气喘。
食欲怎么样？吃完肚子会胀吗？	这几天肚子会胀，食欲也不好，不想吃东西。
大小便怎么样？	都3天没大便了，小便还基本正常的。
您还有什么不舒服，可以补充一下。	有时脸会感觉肿，压着没有坑，其他都还好。
好的，我简要复述一下您的病情。	基本上是这样的。医生，我这样要不要紧呢？
您先别着急，我会根据您的情况开些中药进行治疗。	那我平时需要注意什么呢？
您这个病症属于×××。平时要饮食清淡，避免感受风寒。	嗯，好的。
（完善既往史、过敏史、体格检查）我还要检查一下您的舌脉。	好的。
您的舌脉是：舌苔薄黄，脉弦滑有力。谢谢您的合作。	谢谢医生。

二、临证思维分析

主诉：咳喘20年，加重2周。

辰下症：患者间断发作咳喘20年，2周前劳累汗出后，出现咳嗽明显加重，起床面部似有水肿，但按之并无压痕，呈咳喘面容，舌苔薄黄，脉弦滑有力。两肺布满干啰音，右下肺有少许湿啰音，肝脾未触及，下肢无凹陷性水肿。

三、辨病方证要点分析

病名：支饮。

证名：支饮兼腑实证。

辨证分析：支饮为饮停胸膈，肺气不利的一种饮病。其病机为痰饮内伏，外寒诱发，饮热郁肺，腑气不通。肺合大肠，饮热郁肺，肺失肃降，导致大肠气机阻滞。患者饮久伏于肺，肺气不利，故经常咳嗽气喘，复因汗出着冷，伏饮伺机而发，病势加剧，咳嗽气喘、咳痰量多、不能平卧、胸满憋闷为主要临床特征，故病属支饮。肺合大肠，肺失宣降，导致大肠气机阻滞，故呈现腹胀、大便不通等腑气不通证，故当辨为支饮兼腑实证，"腹满"是强调腹满为本方证的辨证要点。支饮胸满属脏病腑治，上病下取之法。

方药：厚朴大黄汤。

组成：厚朴18g，大黄9g（后下），枳实9g。

方解：方中厚朴下气除满，大黄荡热通腑，枳实破结逐饮。本方与厚朴三物汤、小承气汤方药组成相同，唯有剂量、主治不同。

四、原文知识拓展

【原文26】支饮胸满者，厚朴大黄汤主之。

厚朴大黄汤方：

厚朴一尺，大黄六两，枳实四枚。

上三味，以水五升，煮取二升，分温再服。

五、适应治疗的西医疾病

慢性支气管炎、急性支气管炎、胸膜炎、心包炎等，证属饮邪壅肺兼腑气不通的咳喘、胸腹胀满者。

第十一节 小半夏汤

一、标准化病人病例脚本

医生	病人
您好！我是您的主治医师×××，现在来了解一下您的病情。请问您的姓名？今年多大年龄？	我是×××，今年45岁。
您觉得哪里不舒服？	就是经常会恶心呕吐，胃不舒服好多年了。
今天来看病，是因为呕吐加重了吗？	是的，最近这半个月比原来呕吐得频繁了。
呕吐的都是食物吗？会有咖啡色吗？	呕吐的大都是清水涎沫，有时候也有少量食物残渣，不会有咖啡色，除非是吃了血豆腐，呕吐出来颜色会有些暗红。
呕吐时会有烧心、泛酸吗？	基本不会有烧心、泛酸。

续表

医生	病人
会有特别原因吗？	也没有什么特别原因，辛辣等刺激性食物都不敢吃了。
吐出清水后会口渴吗？	很奇怪，有时候吐了很多清水，也不会感觉口渴。
吃饭胃口怎么样啊？	胃口不太好，看什么都不想吃，吃了胃也会胀满不舒服。
这个病从什么时间开始的？	断断续续快十二年了。
您有没有找医生看过或到医院检查过？	有看过，做了胃肠钡透，胃镜也做过。
检查结果怎么样？	胃张力缺乏，胃蠕动减少，服钡剂4小时后仍存留50%。
那之前的医生给您开过药吗？效果怎么样？	之前服用过西沙必利，还有消化酶片，症状会好一点点，还是会呕吐，总体改善不太明显。
我想中医药或许会帮助到您。	好的，谢谢医生。
睡得怎么样啊？心慌、多梦吗？	睡得还可以，有时候感觉睡不够。
您的体力如何呢？	体力很一般，不太愿意活动，觉得倦怠没有力气。
大小便怎么样呢？	小便还正常，大便有时会稀溏，不成形，肚子还会咕噜咕噜响。
有没有心慌、头晕？	有时候会有心慌，呕吐时经常会有头晕。
您有口干吗？ 口苦吗？	吐多了会口干。 口苦不会有。
（针对女性病人） 您末次月经是什么时候？	（女性病人）我月经量有点少，月经周期都还算正常。
您还有什么不舒服，可以补充一下。	有时比较怕冷，不太能吃生冷，也怕吹空调冷风。
好的，我简要复述一下您的病情。	是这样的。
您先别着急，我会根据您的情况开些中药进行治疗。	那我平时需要注意什么呢？
您这个病症属于×××，要注意饮食清淡，保持心情愉悦。	嗯，好的。

续表

医生	病人
（完善既往史、过敏史、体格检查） 我还要检查一下您的舌脉。	好的。
您的舌脉是：舌质淡红，苔白腻，脉濡缓。 谢谢您的合作。	好的，谢谢医生。

二、临证思维分析

主诉：发作性呕吐 12 年，加重半个月。

辰下症：呕吐时作，所呕之物多为清水涎沫，渴不欲饮，脘腹胀满，心悸头眩，舌质淡红，苔白腻，脉濡缓。

三、辨病方证要点分析

病名：支饮呕吐。

证名：饮停于胃。

辨证分析：患者久病，脾胃素虚，失于健运，中阳不足，饮邪停留心下，胃失和降，饮随胃气上逆所致，所呕之物多为清水涎沫。呕吐后心下支饮虽可部分排除，但未能尽除，饮邪阻津不能上承，故渴不欲饮、心悸。饮邪上蒙清窍，时有眩晕。舌淡红、苔白腻为饮停中焦之征象。

治法：和胃散饮，降逆止呕。

方药：小半夏汤。

组成：姜半夏 9g，生姜 9g。

方解：方中半夏辛温，化痰祛饮，和胃降逆止呕，生姜辛散，化水气，温胃降饮，开结除痞，"生姜，呕家之圣药"，生姜可制约半夏之毒性，增强半夏蠲饮降逆之力，二药相合，则饮化呕止。

四、原文知识拓展

【原文 28】呕家本渴，渴者为欲解，今反不渴，心下有支饮故也，小半夏汤主之。

小半夏汤方：

半夏一升，生姜半斤。

上二味，以水七升，煮取一升半，分温再服。

五、适应治疗的西医疾病

胃潴留、胃食管反流病、不全性幽门梗阻、食管癌、胆囊炎、梅尼埃病等，或因放射治疗、化学治疗引起的呕吐及神经性呕吐，证属饮邪停聚于胃者。

第十二节　小半夏加茯苓汤

一、标准化病人病例脚本

医生	病人
您好！我是您的主治医师×××，现在来了解一下您的病情。请问您的姓名？今年多大年龄？	我是×××，今年37岁。
您觉得哪里不舒服？	我最近经常无缘无故呕吐。
都什么时候会呕吐？与饮食有关吗？	喝水多时容易呕吐，吃干饭后还稍好。
呕吐物伴有食物残渣吗？会有咖啡色吗？您能具体说一下吗？	大多是呕吐清水痰沫，有时候夹有食物残渣，咖啡色倒是不会。
经常口渴吗？平时喝水多吗？	经常会口渴，口渴想喝水但特别容易呕吐，都不太敢喝水了。
食欲怎么样？吃完饭会腹胀吗？	现在食欲一般般，不太敢吃，吃完后心口窝不舒服，堵堵的感觉。
您有没有找医生看过或到医院检查过？	去医院看过几次，医生做了检查，说是有点胃下垂、神经性呕吐。
那医生给您开过药吗？效果怎么样？	吃了促胃肠动力的消化酶，症状有所缓解，但还是会经常发作。
除了呕吐，还有哪里不舒服吗？	经常会眩晕，昏昏重重，脑子不清醒，感觉很不舒服。
身体会有倦怠乏力吗？	身体感觉没有力气，很容易疲劳。
会有心慌、胸闷吗？	是的，有时会有心慌，发作时还会闷闷的不舒服。
有没有特别出汗的？	心慌时会有出汗。

续表

医生	病人
体重最近有变化吗？	胃口一般，最近体重减少很多，这一年瘦了十多斤。
睡眠怎么样？	我很容易疲劳，醒了也不太精神，感觉身体有些重。
大小便怎么样呢？	我小便和原来差不多。 大便偶尔不成形，有时肚子里还会咕噜咕噜叫。
好的，我简要复述一下您的病情。	基本上是这样的。医生，我这样要不要紧呢？
您这个病症属于×××，要注意生活起居的养护，比如要避寒宜温。	嗯，好的。
（完善既往史、过敏史、体格检查） 我还要检查一下您的舌脉。不用太紧张。	好的。
您的舌脉是：舌质淡红，苔白腻，脉弦滑。谢谢您的合作。	谢谢医生。

二、临证思维分析

主诉：发作性呕吐 1 年。

辰下症：发作性呕吐，呕吐清水涎沫，或不消化食物，饮水后加重。食欲减低，脘腹胀满，眩晕心悸，形体消瘦，二便尚可，舌质淡红，苔白腻，脉弦滑。

三、辨病方证要点分析

病名：呕吐病。

证名：饮逆致呕。

辨证分析：病人本为停饮之体，先饮后呕，因脾不散津，津不上承而出现口渴。口渴饮水停饮，新饮必助旧饮，饮邪上逆则呕，呕出物以清水涎沫为特点；水停心下，支结膈间，心悸，脘闷；饮居中焦，故无小便不利症状。

治法：利水蠲饮，降逆止呕。

方药：小半夏加茯苓汤。

组成：半夏 9g，生姜 9g，茯苓 9g。

方解：小半夏加茯苓汤为小半夏汤加茯苓。半夏和胃降逆，生姜辛散饮邪，小半夏汤蠲饮降逆，茯苓淡渗利水降逆，引水下行，从小便而解，则悸眩止而痞消矣。诸药合用，降逆利饮，使旧饮去而水津上润，则渴呕自止。

四、原文知识拓展

【原文 30】卒呕吐，心下痞，膈间有水，眩悸者，小半夏加茯苓汤主之。

【原文 41】先渴后呕，为水停心下，此属饮家，小半夏加茯苓汤主之（方见上）。

小半夏加茯苓汤方：

半夏一升，生姜半斤，茯苓三两（一法四两）。

上三味，以水七升，煮取一升五合，分温再服。

五、适应治疗的西医疾病

慢性胃炎、胃食管反流病、神经性呕吐等出现呕吐。

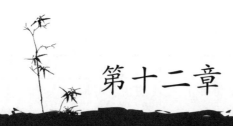

第十二章

消渴小便不利淋病脉证并治

第一节　白虎加人参汤

一、标准化病人病例脚本

医生	病人
您好！我是您的主治医师×××，现在来了解一下您的病情。请问您的姓名？今年多大年龄？	我是×××，今年 55 岁。
您觉得哪里不舒服？	近期口渴有一段时间了。
口渴想喝水吗？	口渴就想喝水，喝了很多水，还是觉得会口渴。
会有口干口苦吗？	口干特别明显，口苦倒是不会，有时候会觉得甜甜黏黏。
这个症状从什么时间出现的？	我记得，大概有半年了吧。
食欲怎么样？	医生，我比原来能吃很多，还比原来容易饿。
喝水比原来多，尿量和原来比怎么样啊？	尿的也比原来多，有时候还有泡沫，感觉有些黏滞。
您有没有去医院里看过啊？	有去看了，医生说我得了糖尿病。
都做了什么检查啊？	做了血常规、尿常规、生化全套，还做了糖化血红蛋白。
看一下检查结果，尿糖（+++），空腹血糖13.3mmol/L，那之前的医生给您开过药吗？效果怎么样？	医生给我开了二甲双胍，每天吃 3 粒，血糖有降一些，但是口渴还有，我想吃点中药调整一下。

续表

医生	病人
不要着急，西药您不要停，正常服用，吃点中药对您是有帮助的。	好的。
除了口渴爱喝水之外，您还有什么不舒服的地方吗？	瘦了好多，半年来体重降低了10斤。
睡眠怎么样？多梦吗？	睡眠还可以，没有心悸、多梦。
您的体力如何呢？	体力差很多，觉得全身没有力气，不想去运动，原来我很爱运动的。
大便怎么样？	大便有时会干，差不多两三天一次。
有没有出汗啊？	比原来汗多的，稍微一动就出汗。
有没有心慌？	这个倒是没有。
您还有什么不舒服，可以补充一下。	再没别的不舒服了。
好的，我简要复述一下您的病情。	嗯嗯，是这样的。
您这个病症属于×××，要注意控制饮食，适量活动，保持心情愉悦。	嗯，好的。
（完善既往史、过敏史、体格检查）我还要检查一下您的舌脉。	好的。
您的舌脉是：舌质红，舌苔黄白厚，脉洪滑而力。谢谢您的合作。	好，谢谢医生。

二、临证思维分析

主诉：口渴多饮半年。

辰下症：口渴多饮，多食易饥，消瘦神疲，倦怠乏力，小便频数，舌苔黄白厚，脉洪滑而有力。实验室检查：尿糖（+++），空腹血糖13.3mmol/L。

三、辨病方证要点分析

病名：消渴。

证名：肺胃热盛，气津两伤。

辨证分析：本条论述了肺胃热盛、气津两伤消渴的证治。肺胃热盛，伤及津液，可出现渴欲饮水、口干舌燥等症。热邪伤津耗气，故而神疲乏力，气虚不能化津上承，故口干而渴。但热不除，虽饮水，仍津亏而欲饮。

治法：清热益气，生津止渴。

方药：白虎加人参汤。

组成：石膏 30g，知母 15g，甘草 6g，粳米 50g，党参 9g。

方解：方中石膏甘寒质重，清热以泻胃火，清除阳明气分之实；知母苦寒润滑，泻火生津除烦渴，两药合用，可泄热滋阴润燥；粳米、甘草调和脾胃，协调诸药，且可防石膏、知母寒凉伤胃，使泻火不伤脾胃；党参益气。

四、原文知识拓展

【原文12】渴欲饮水，口干舌燥者，白虎加人参汤主之（方见中暍中）。

白虎加人参汤方：

知母六两，石膏一斤（碎），甘草二两，粳米六合，人参三两。

上五味，以水一斗，煮米熟汤成，去滓，温服一升，日三服。

五、适应治疗的西医疾病

糖尿病、中暑、风湿热、脑炎、肺炎、皮炎等属于热盛而津气两伤者。

第二节　肾气丸

一、标准化病人病例脚本

医生	病人
您好！我是您的主治医师×××，现在来了解一下您的病情。请问您的姓名？今年多大年龄？	我是×××，今年 68 岁。
您觉得哪里不舒服？	小便次数特别多一个多月了。
排尿时会有尿痛、尿急吗？	尿痛倒是没有，有时候会有尿急，次数特别多，颜色淡，且每次的量多。
那您最近喝水会多吗？会有口渴吗？	是的，最近感觉口渴，总想喝水，还喜欢喝热水。
尿液颜色有加深，像茶色吗？	颜色不会有茶色，但是有些浑浊，不像原来很通透。

续表

医生	病人
这个症状从什么时候开始的？	一个多月前。
您有没有找医生看过或到医院检查过？	8年前确诊了2型糖尿病。
现在血糖控制得怎么样啊？	给您看看我最近的检验单。
我看一下检验单，现在空腹血糖是11.2mmol/L，餐后2小时血糖是15.6mmol/L，尿糖（++），那之前的医生给您开过药吗？效果怎么样？	一直在服用降糖药，但最近血糖控制得不好，还出现了小便频数、浑浊。
血糖是没有控制好，需要调整降糖药，需要去内分泌科复诊，这里我会帮助您开些中药。	好的。
除了小便频数，您还有什么不舒服？	经常会头晕乏力，早上起来很明显，经常会腰膝酸软，有时候感到双下肢麻木疼痛。
食欲怎么样？	食欲不太好，很容易饿。
睡眠怎么样？心慌、多梦吗？	睡不安稳，经常因尿频而醒来，有时会做梦，心慌倒是不太明显。
您的体力如何呢？	体力不好，经常感到乏力，不爱运动。
大便怎么样？	大便有点干燥，1～2天一次。
您有口干吗？ 口苦吗？	容易口干口渴。 不会口苦的。
您还有什么不舒服，可以补充一下吗？	很怕冷，尤其是觉得四肢冷，阴雨天会更明显，有时候脚还会肿。
好的，我简要复述一下您的病情。	嗯嗯，是这样的。
您这个病症属于×××，要注意饮食清淡，控制糖分摄入，适量运动，保持心情愉悦。	嗯，好的。
（完善既往史、过敏史、体格检查） 我还要检查一下您的舌脉。	好的。
您的舌脉是：舌质淡、苔白，脉沉细无力。谢谢您的合作。	好的，谢谢医生。

二、临证思维分析

主诉：小便频数、浑浊一月。

辰下症：小便频数，浑浊如膏，饮一溲一，晨起头晕，腰膝酸软，形寒肢冷，双下肢麻木疼痛，大便干，舌质淡、苔白，脉沉细无力。既往糖尿病病史8年。

三、辨病方证要点分析

病名：消渴病。

证名：肾阴阳两虚，脉络瘀阻。

辨证分析：患者久患消渴，燥热之邪伤津耗气，病久阴虚阳衰，不能蒸化津液上润，水尽下趋，则尿多渴饮；肾虚固摄无权，精微脂液下流，故小便浑浊如膏；阳虚寒凝，血行不畅，久病伤肾入络，脉络瘀阻，出现形寒肢冷、肢体麻木疼痛；腰膝酸软、大便干、舌质淡、脉沉细无力等为肾阳虚衰的表现。

治法：补肾益阴温阳，兼通血络。

方药：肾气丸。

组成：熟地黄15g，山药15g，山茱萸15g，牡丹皮9g，泽泻9g，茯苓9g，桂枝9g，制附子9g（先煎）。

方解：肾气丸纳桂、附于滋阴剂中，十倍之一，意不在补火，而在微生火，即生肾气也。方中桂枝、制附子温肾通阳以益火；配合熟地黄、山茱萸酸甘化阴，以滋肾水；山药健脾益气；泽泻、茯苓淡渗利湿；牡丹皮清火，使补中有泻，泻中寓补，通补开合并存。

四、原文知识拓展

【原文3】男子消渴，小便反多，以饮一斗，小便一斗，肾气丸主之。

虚劳腰痛，少腹拘急，小便不利者，八味肾气丸主之。

肾气丸方：

干地黄八两，薯蓣、山茱萸各四两，泽泻、牡丹皮、茯苓各三两，桂枝、附子（炮）各一两。

上八味末之，炼蜜和丸梧子大，酒下十五丸，加至二十五丸，日再服。

五、适应治疗的西医疾病

糖尿病、尿崩症后期、老年人小便频数或尿失禁、小儿遗尿属于肾阳虚者。

第三节　瓜蒌瞿麦丸

一、标准化病人病例脚本

医生	病人
您好！我是您的主治医师×××，现在来了解一下您的病情。请问您的姓名？今年多大年龄？	我是×××，今年60岁。
您觉得哪里不舒服？	总感觉水肿不舒服，最近两个月越来越重了，原来只是腿肿，最近脸感觉也会肿。
那您小便量有变化吗？	有变化啊，自从水肿，就觉得小便少，小便不畅快。
小便会困难吗？	排小便费劲，每次量也不多。
尿的颜色有变化吗？尿会有茶色吗？	颜色倒是差不多，没有变深。
这个病从什么时候开始的？	一年多了。
之前有什么原因吗？	其他医生也问过我，好像之前感冒了，也不知道是不是这个原因。
您有没有找医生看过或到医院检查过？	医生说我是"慢性肾小球肾炎"，住了几次院，也吃了一些药，反反复复，最近又加重了。
都做了哪些检查项目？	住院差不多都查了，泌尿系超声、生化、血常规、尿常规，好多检查呢。
结果还有记得吗？	报告单给您看看。
检查结果：尿蛋白（++），隐血试验阴性，血浆蛋白30g/L，肾功能还好，超声提示前列腺增生。	是这样的。
那之前的医生给您开过药吗？效果怎么样？	住院就输液，具体是什么就不太清楚，平时经常吃金水宝、肾康胶囊，肿得厉害还吃利水消肿的药。
除了水肿之外，您还有什么不舒服？	口非常渴，总想喝水，每天水杯不离手。
食欲怎么样？吃完后会腹胀吗？	吃得很少，吃得多一点会胀得不舒服。
睡眠怎么样？心慌、多梦吗？	睡眠还可以，没有心慌、多梦。
您的体力如何呢？	总感觉没精神，容易累，不爱出去活动，生病前很爱运动。

续表

医生	病人
大便怎么样？	大便经常干燥，差不多两三天一次，有时候用开塞露。
平时会怕冷吗？	挺怕冷的，腰背尤其怕冷，很酸软的。
有没有胸闷？	肿的时候，也会胸闷不舒服。
您还有什么不舒服，可以补充一下。	其他感觉还行。
好的，我简要复述一下您的病情。	嗯，没问题。
您这个病症属于×××，要注意寒温调节，避免风寒，不要劳累，低盐高优质蛋白饮食。保持心情愉悦。	嗯，好的。
（完善既往史、过敏史、体格检查） 我还要检查一下您的舌脉。	好的。
您的舌脉是：舌质淡，舌苔少津，脉沉细。谢谢您的合作。	谢谢医生。

二、临证思维分析

主诉：水肿 1 年多，加重 2 个月。

辰下症：患者颜面及双下肢水肿，小便不利，口渴欲饮，伴有腰膝酸冷，精神倦怠，纳差，尿短少而淡黄，尿无热感，大便干燥，两三天一行，颜面水肿，面白唇淡，舌质淡，舌苔少津，脉沉细。

三、辨病方证要点分析

病名：水肿。

证名：上燥下寒水停。

辨证分析：患者年老，肾阳不足，气化失职，水滞不行，故小便不利；水气内停，水不循常道，泛溢全身，故全身水肿；肾阳虚失于温煦，故腰冷腿软；脾胃虚弱，纳运失职，故纳差；肾阳虚，气不能化水为津液，津不上承，上焦不得津液濡润，而生燥热，故口渴欲饮，舌淡无苔乏津；面浮白、唇淡、脉沉细等亦为肾阳不足，上燥下寒水停之象。

治法：润燥生津，温阳利水。

方药：瓜蒌瞿麦丸。

组成：瓜蒌根 15g，淮山药 15g，茯苓 9g，瞿麦 15g，制附片 6g（先煎）。

方解：瓜蒌根滋阴润燥清上焦燥热，淮山药甘淡益脾而制水，瓜蒌根与淮山药合用，生津润燥，以治其渴；瞿麦尤善治膀胱热淋，瞿麦配茯苓可渗湿行水，以利小便，制附片温通上下表里，温阳化气，使肾阳复而气化有权。气化行则水道利，使津液上蒸，水气下行。本方肺脾肾三脏兼顾，重在滋阴润燥、蒸津利水。

四、原文知识拓展

【原文10】小便不利者，有水气，其人若渴，栝楼瞿麦丸主之。

栝楼瞿麦丸方：

栝楼根二两，茯苓三两，薯蓣三两，附子一枚（炮），瞿麦一两。

上五味，末之，炼蜜丸如梧子大，饮服三丸，日三服；不知，增至七八丸，以小便利，腹中温为知。

五、适应治疗的西医疾病

慢性肾炎、尿毒症、水肿、前列腺增生、前列腺炎、糖尿病肾病证属肾阳不足，气化不利，水停不行者。

第四节　猪苓汤

一、标准化病人病例脚本

医生	病人
您好！我是您的主治医师×××，现在来了解一下您的病情。请问您的姓名？今年多大年龄？	我是×××，今年62岁。
您觉得哪里不舒服？	小便总是不太畅快，这一周又加重了。
您大概什么时候出现这个症状？	差不多有六七年了。
小便除了不畅快，还会有尿痛、血尿吗？	就是尿很急，想尿就得马上去，有时候也会有血尿，尿的时候疼痛。
会有颜面、眼睑、下肢水肿吗？	偶尔会有肿，不会特别多。
腰背会有酸痛吗？	会的，经常腰酸、腰痛，不敢弯腰，提重物也不行。

续表

医生	病人
之前有什么原因吗？	也没觉得有什么原因，就是好像之前感冒了，之后就反复腰痛，排尿不畅，尿液检查也总有问题。
那这周加重有什么原因吗？	前几天出去淋了点雨，可能着凉了。
那您有没有发热啊？	有发热，测体温38℃，还吃了退热药，现在体温好些了，不感觉那么热了。
您会觉得口渴吗？	口渴想喝水，发热之后就更想喝水了。
您有没有去医院检查过？	看过好几家医院，都确诊我得了"慢性肾盂肾炎"。3天前去医院又看了，让我住院输液了，发热控制住了，小便还是不舒服。
都做了什么检查啊？	给您看看我的检验单，这是刚做的，之前做过好多了。
血常规白细胞增高明显，尿里有红、白细胞，还有细菌，血浆蛋白还不低。	是的，不太正常。
您还有什么不舒服的地方吗？	还有头痛，全身都也不舒服。
食欲怎么样？吃完后有腹胀吗？	没有胃口，不想吃饭。
睡眠怎么样？心慌多梦吗？	睡不着，一直想喝水，喝完就又想小便。
您的体力如何呢？	体力本身就很弱，得了这个病，身体更差劲了。
大便怎么样？	大便偏稀一些，水一冲就化了。
好的，我简要复述一下您的病情。	是这样的。那我平常生活需要注意什么呢？
您这个病症属于×××，要注意加强营养，吃优质蛋白，避免风寒，多喝白水，保持心情愉悦。	嗯，好的。
（完善既往史、过敏史、体格检查）我还要检查一下您的舌脉。	好的。
您的舌脉是：舌质红，舌苔少而干，脉浮数。谢谢您的合作。	好的，谢谢医生。

二、临证思维分析

主诉：小便不畅反复发作1年，加重1周。

辰下症：尿意窘迫、排尿少、有不快与疼痛感，间断水肿，近1周上述症状加重，伴有发热、腰酸、腰痛、食欲缺乏，舌质红，舌苔少而干，脉浮数。

三、辨病方证要点分析

病名：淋病。

证名：水热互结伤阴。

辨证分析：阳明病误下后，热不能除，而津液受伤，又热与水结，蓄于下焦，因而出现津伤水热互结之证。阳明余热犹存，故脉浮、发热为阳明热盛之外在反映；津液损伤，加之水热互结，气不化津，故渴欲饮水；水蓄下焦而不行，则小便不利。

治法：清利下焦湿热。

方药：猪苓汤。

组成：猪苓12g，茯苓12g，滑石12g，泽泻18g，阿胶9g（烊化兑服）。

方解：茯苓甘淡，渗脾肾之湿；猪苓甘淡，泽泻甘寒，泄肾与膀胱之湿；滑石甘淡而寒，质重降火，气轻解肌，彻除上下表里之湿热；阿胶甘平滑润，既能通利水道，使热邪从小便下降，又能止血。

四、原文知识拓展

【原文13】脉浮发热，渴欲饮水，小便不利者，猪苓汤主之。

猪苓汤方：

猪苓（去皮）、茯苓、阿胶、滑石、泽泻各一两。

上五味，以水四升，先煮四味，取二升，去滓，内胶烊消，温服七合，日三服。

五、适应治疗的西医疾病

凡属肾盂肾炎、肾炎、肾结核、尿路感染、肾积水、泌尿系结石、乳糜尿属水热互结伤阴者。

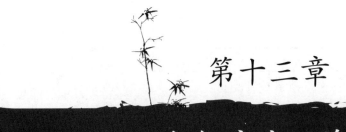

第十三章

水气病脉证并治

第一节　越婢汤

一、标准化病人病例脚本

医生	病人
您好！我是您的主治医师×××，现在来了解一下您的病情。请问您的姓名？今年多大年龄？	我是孩子的家长×××，孩子今年8岁。
孩子哪里不舒服？	孩子水肿有1个月了。
都有哪里会肿啊？	最开始是眼睛肿，脸也肿起来了，现在四肢也都肿了。
用手压一下会有凹陷吗？	会有的，压就有坑，尤其是腿靠近脚踝的位置。
原来有过水肿吗？有什么原因吗？	原来孩子身体都挺好的，上个月就是着凉感冒，发热，喉咙痛，吃点药也就好了。
那孩子体温有多高啊？	高的时候差不多39.5℃，吃了两次退热药体温才下来，退热后很怕吹风，一动就出汗。
感冒之后就肿了吗？	感冒发热过了也就几天，孩子就开始眼睛肿了，像两条蚕趴着，现在越来越重了，四肢也肿了。
带孩子去医院看过吧？	去医院儿科看了，还做了检查。
我看一下结果，尿常规：尿蛋白（++++），白细胞（+），还有颗粒管型，之前医生有考虑是肾小球肾炎吗？	医生是这么说的，还给孩子输注了抗生素，输液后也还是肿，我想给孩子吃点中药。

续表

医生	病人
好的，我再详细问问您，中药或许会帮助到您。	好的。
除了发热，会有咳嗽气短吗？	有咳嗽，还咳一点黄痰，咳嗽重了还会喘不上气。
还有什么不舒服吗？	孩子这几天烦躁，还说胸口闷，做了心电图，医生说也还正常。
孩子胃口怎么样？	最近都不太爱吃东西，没有肚子不舒服。
孩子睡眠还好吗？	孩子不舒服，一直睡得不踏实。
孩子的体力如何呢？	精力还挺可以的，一退热就玩，但是会比原来爱累。
大、小便都怎么样？	尿频，每次量不多，大便基本正常。
孩子有口干吗？ 口苦吗？	总会说口渴，也想喝水。 没听孩子说口苦。
孩子还有什么不舒服，可以补充一下。	其他还没听孩子说。
好的，我简要复述一下孩子的病情。	是的。
孩子的这个病症属于×××，要注意寒温调节，避免劳累，清淡饮食。	嗯，好的。
（完善既往史、过敏史，体格检查） 我还要检查一下孩子的舌脉。	好的。
孩子的舌脉是：舌质红，苔薄黄，脉浮数。 谢谢您的合作。	谢谢医生。

二、临证思维分析

主诉：浮肿1个月。

辰下症：患儿感冒后出现头面、四肢水肿，眼睑肿势尤甚、形如卧蚕，发热汗出，恶风口渴，咳嗽气短，心烦溲赤，舌质红，苔薄黄，脉浮数。

三、辨病方证要点分析

病名：风水。

证名：风水夹热。

辨证分析：患儿外感风邪，风邪袭表，肺失通调，水津停聚，泛溢肌表，故四肢水肿，眼睑肿势尤甚；风邪在表，故恶风；风性开泄，为内热所迫，故汗出；热邪扰心则心烦；舌红、苔薄黄乃热盛之征；脉浮数乃风水热邪搏结于表之象。

治法：宣肺解表，清透郁热。

方药：越婢汤加味。

组成：麻黄 9g，生石膏 15g，炙甘草 6g，生姜 6g，大枣 9g。

方解：越婢汤发越水气，兼清郁热。方中麻黄发汗解表，宣肺行水；麻黄与生姜宣散肌表水气，使风邪水气从汗而解；麻黄配生石膏，且生石膏量重于麻黄，取其辛凉透表，外散水气，清解肺胃郁热之功；炙甘草、大枣补中益气，和脾胃而运化水湿之邪。

四、原文知识拓展

【原文 23】风水恶风，一身悉肿，脉浮不渴，续自汗出，无大热，越婢汤主之。

越婢汤方：

麻黄六两，石膏半斤，生姜三两，大枣十五枚，甘草二两。

上五味，以水六升，先煮麻黄，去上沫，内诸药，煮取三升，分温三服。恶风者加附子一枚（炮），风水加术四两。

五、适应治疗的西医疾病

急性肾炎、急性支气管炎、甲状腺功能减低、流行性出血热、声音嘶哑等外有表邪、内有郁热者。

第二节　越婢加术汤

一、标准化病人病例脚本

医生	病人
您好！我是您的主治医师×××，现在来了解一下您的病情。请问您的姓名？今年多大年龄？	我是×××，今年 26 岁。
您觉得哪里不舒服？	我最近总感觉身上肿肿的。

续表

医生	病人
都有哪里肿了？	最开始是脸胖胖肿肿的，现在四肢也都肿了，越来越严重了，看着皮肤都透亮了，像在水里泡着。
用手压一下会有凹陷吗？	用手压就有坑。
这个病从什么时候开始的？	5月20日来月经的时候出现，到现在。
原来有过水肿吗？有什么原因吗？	原来身体都挺好的，月经时候去划船，有点着水湿了，回来就有点肿，现在越来越重了。
小便怎么样啊？	尿有点不畅快。
您去医院看过吧？	去医院妇科、肾病科都看了，还做了一些检查。这是我的检查结果。
我看一下结果，尿的检查：尿蛋白（++），还有管型，之前医生有考虑您是什么疾病吗？	医生说我是"急性肾小球肾炎"，还住院一周，输注了抗生素，就是还肿得很明显。
除了全身水肿之外，您还有什么不舒服吗？	精神很差，疲乏倦怠，没有力气，天天想躺着。
胃口怎么样？吃完肚子胀吗？	胃口不是太好，吃得很少，看什么都不想吃。
睡眠怎么样？心慌多梦吗？	总想睡觉，感觉睡不醒，醒了也没有精神。
大便怎么样？	大便排出不畅快，两三天一行。
您还有什么不舒服，可以补充一下。	感觉肿得严重，呼吸也会有些憋。
您有口干吗？ 有口苦吗？	有些口干，但是不想喝水。 不会口苦的。
有没有心慌？	偶尔会有。
好的，我简要复述一下您的病情。	是的。
您先别着急，我会根据您的情况开些中药进行治疗。	那我平常生活需要注意什么呢？
您这个病症属于×××，要注意寒温调节，避免风寒，清淡饮食，保持心情愉悦。	嗯，好的。
（完善既往史、过敏史、体格检查） 我还要检查一下您的舌脉。	好的。
您的舌脉是：舌质润，苔薄白，脉浮数。 谢谢您的合作。	谢谢医生。

二、临证思维分析

主诉：周身浮肿半个月。

辰下症：头面及四肢肿大，如水泡，周身皮肤透亮、按之凹陷，小便短涩，大便不畅，一身沉重，倦怠乏力，嗜睡，纳差，舌质润，苔薄白，脉浮数。

三、辨病方证要点分析

病名：皮水。

证名：皮水夹热，脾虚湿蒙。

辨证分析：患者脾气素虚，湿从内生复感外风，肺气失宣，不能通调水道，脾不能运化水湿，水邪泛溢周身，故头面及四肢水肿、按之凹陷，水阻气郁化热，故小便短涩、大便不畅，水湿停于肌表，故一身沉重；水湿蒙蔽清窍，故倦怠乏力、嗜睡；舌质润、苔薄白为水湿内停之象；脉浮为水在肌表之征，脉数为有热。

治法：发汗散水，兼清郁热。

方药：越婢加术汤。

组成：麻黄9g，石膏30g，生姜9g，甘草6g，白术12g，大枣9g。

方解：越婢加术汤发汗利水，兼清郁热。方用越婢汤发越水气，清宣郁热，发散其表；健脾化湿是白术专长，与麻黄相伍，能外散内利，使风邪从皮毛而散，水湿从小便而利。诸药合用，表和里通，诸症得除。

四、原文知识拓展

【原文5】里水者，一身面目黄肿，其脉沉，小便不利，故令病水。假如小便自利，此亡津液，故令渴也，越婢加术汤主之。

越婢加术汤方：

麻黄六两，石膏半斤，生姜三两，甘草二两，白术四两，大枣十五枚。

上六味，以水六升，先煮麻黄，去上沫，内诸药，煮取三升，分温三服。恶风加附子一枚（炮）。

五、适应治疗的西医疾病

急性肾小球肾炎、皮肤性肾炎或慢性肾炎急性发作、类风湿关节炎等属于水湿内停，郁久化热证者。

第三节　防己茯苓汤

一、标准化病人病例脚本

医生	病人
您好！我是您的主治医师×××，现在来了解一下您的病情。请问您的姓名？今年多大年龄？	我是×××，今年35岁。
您觉得哪里不舒服？	我总是会有水肿。
都哪里会有肿啊？	最开始是眼睑，慢慢地腿也开始水肿了。最近手臂也肿了。
除了肿胀外，还有疼痛、麻木吗？	疼痛、麻木倒是不会，就是有时候很奇怪，肿胀的肌肉会一跳一跳的，自己不能控制。
肌肉跳动一直有吗？	不会一直有，但是会经常发作，不知什么时候就开始，有时候是跳动，有时候幅度小，就是抽动，像抽筋似的。
按压肿胀部位有凹陷吗？	会有的，用手一压，就有坑，慢慢才会起来。
这个病从什么时候开始的？	大概有2年多了。
感觉有什么原因吗？	感觉也没什么原因的，这病好奇怪。
您有没有找医生看过或到医院检查过？	去看过，也做过检查，这是我的检查结果。
我看一下，尿常规：蛋白（+），还有潜血，肾功能、血常规还正常，泌尿系超声还可以	尿里有蛋白都好久了，也消不掉。
之前医生考虑您是什么疾病啊，都用过什么药物？	之前医生说我是慢性肾炎，吃过肾炎康，还有消炎药，也吃过中药，就是一直会反复，感觉现在又加重了。好多医生也说不清楚肿怎么还有肌肉跳动。
平时就会偏胖一些吗？	我一直都这么胖，水肿前也是，吃的也不是很多。
您的体力如何？	感觉没有力气，不爱出去活动，一动还容易出汗，觉得体质有点虚。
食欲还好吗？吃完腹胀吗？	食欲不太好，吃得很少，看什么也不香，吃完倒是不会腹胀。
睡得怎么样啊？心慌多梦吗？	睡得不踏实，容易醒，梦特别多。

续表

医生	病人
大小便还好吗？	小便总是不太好，尿短而且量很少。大便正常，每天一次，吃生冷的容易腹泻。
您有口干吗？ 口苦吗？	基本没有。
有没有心慌？	嗯，有时候会心慌，也会有些心烦。
（针对女性病人） 您末次月经什么时候来的呢？	这个月 12 号有来月经，月经量有点少。
月经周期怎么样？有痛经吗？	周期都还准，没有痛经。
您还有什么不舒服，可以补充一下。	其他都还好。
好的，我简要复述一下您的病情。	是这样的。那我平常需要注意什么呢？
您这个病症属于 ×××，饮食要注意低盐高优质蛋白，避免风寒，不要劳累，保持心情愉悦。	嗯，好的。
（完善既往史、过敏史、体格检查） 我还要检查一下您的舌脉。	好的。
您的舌脉是：舌质淡、苔薄白，脉沉弦。 谢谢您的合作。	谢谢医生。

二、临证思维分析

主诉：肢体、眼睑水肿 2 年。

辰下症：患者眼睑、肢体水肿，肢体肌肉瞤动，时作时止，甚则筋惕肉瞤，形体偏胖，纳差，乏力，小便短少，动则汗出，舌质淡、苔薄白，脉沉弦。

三、辨病方证要点分析

病名：皮水。

证名：脾虚水泛，饮阻阳遏。

辨证分析：患者素体脾胃虚弱，脾虚不能制水，水湿泛溢上下，留滞于皮肤之中，故眼睑及四肢水肿；水泛四肢，阻遏阳气，阳气郁滞，水气阻遏，阳气欲伸，正邪交争，故四肢聂聂动，甚则筋惕肉瞤；气化不行，故小便不利；脾虚健运失职，故纳差、乏力、舌质淡，脉沉弦为饮郁阳遏之征。

治法：通阳化气，分消水湿。

方药：防己茯苓汤。

组成：防己 15g，桂枝 9g，茯苓 9g，黄芪 15g，炙甘草 6g。

方解：防己茯苓汤健脾通阳，利水祛湿，表里分消。方中防己、黄芪补肺宣肺，使水气从表而解；茯苓、桂枝通阳利水，使水气从小便而解。另外，黄芪生用达表，既能从表托邪外出，又能利水退肿，桂枝外能开发腠理发散水气，内能通化膀胱阳气以利小便，故黄芪与桂枝配伍温通表阳、振奋卫气，能使水湿之邪表里分消，并能通阳利水。炙甘草益气健脾，俾土旺制水，且可调和诸药。

四、原文知识拓展

【原文 24】皮水为病，四肢肿，水气在皮肤中，四肢聂聂动者，防己茯苓汤主之。

防己茯苓汤方：

防己三两，黄芪三两，桂枝三两，茯苓六两，甘草二两。

上五味，以水六升，煮取二升，分温三服。

五、适应治疗的西医疾病

慢性肾炎、肝硬化腹水、类风湿关节炎、营养不良性水肿、尿毒症、心源性水肿等属饮郁阳遏者。

第四节　芪芍桂酒汤

一、标准化病人病例脚本

医生	病人
您好！我是您的主治医师×××，现在来了解一下您的病情。请问您的姓名？今年多大年龄？	我是×××，今年 30 岁。
您觉得哪里不舒服？	经常会出汗。
什么时候会出汗？白天还是晚上？	也不确定，白天汗会多，活动后更明显。
我看您的白衣服有点黄，是汗水染的吗？	对，医生，我出的汗好奇怪，和原来的汗不一样，原来也会染黄衣服，擦汗没有颜色，现在是汗都是黄色的，像给衣服染色了似的。

续表

医生	病人
平时会怕冷怕风吗？	特怕风，不敢吹空调。而风吹之又觉畏寒。
会有发热吗？	感觉最近一直有低热，心里还烦躁，具体也没测体温。
这个病从什么时候开始的？	大概两周多了。
有什么原因吗？	我平时身体都还好，夏天运动后，贪图凉快，总是直接凉水冲凉，也不知道有没有关系，发病前冲的特别多。
有右侧胁肋部疼痛吗？	不会觉得肋部疼痛。
食欲怎么样？厌食油腻吗？	食欲不太好，吃东西也不香。
口苦吗？有恶心吗？	口苦没觉得，但是口中淡淡的，无味。
皮肤、小便、眼珠有黄吗？	小便就和原来差不多，淡黄，皮肤、眼珠都还是原来的颜色啊。
您到医院里检查了吗？	去医院了，医生怀疑我得了黄疸，给我做了不少检查呢，给您看一下。
我看看，尿胆原、尿胆红素阴性，查血常规正常，肝胆超声也未见异常	医生说检查没什么问题，不是黄疸型肝炎，那怎么汗这么黄呢？
那之前的医生给您开过药吗？效果怎么样？	用了茵栀黄颗粒也没有效果。
您还有什么不舒服的地方吗？	有时候会觉得下肢肿胀，很不舒服。
有头晕吗？	头总是昏昏沉沉的，有时看东西会眩晕，身体也感到倦怠，不愿意活动。
睡眠怎么样？心慌、多梦吗？	睡眠不太好，很烦躁。
大小便怎么样？	大、小便都还正常。
您有口干吗？ 口苦吗？	会觉得口干口渴。 不会口苦。
有没有心慌？	经常会心慌，有时候还有些胸闷。
（针对女性病人） 您末次月经什么时候来得呢？	（女性病人） 上个月20号。
好的，我简要复述一下您的病情。	是的。
您这个病症属于×××，要注意寒温调节，不要汗出当风，适当运动，保持心情愉悦。	嗯，好的。

续表

医生	病人
（完善既往史、过敏史，体格检查） 我还要检查一下您的舌脉。	好的。
您的舌脉是：舌苔薄白，脉沉细。 谢谢您的合作。	谢谢医生。

二、临证思维分析

主诉：黄汗两个月。

辰下症：黄汗，染衣发黄，皮肤无黄染，发热口渴恶风，胸闷烦躁，倦怠乏力，下肢肿重，舌苔薄白，脉沉细。查黄疸指数正常，身体皮肤无黄染。

三、辨病方证要点分析

病名：黄汗。

证名：卫郁营热，表虚湿遏。

辨证分析：患者汗出之时，腠理开泄，表卫疏松，水寒之气内侵。水湿停于肌腠，营卫郁滞，湿热交蒸而成黄汗。湿性趋下，湿盛则肿，故下肢肿重；湿邪伤及阳气，故倦怠乏力；湿郁化热伤津，故口渴；脉沉为病在里。

治法：调和营卫，固表祛湿，兼泄营热。

方药：芪芍桂酒汤。

组成：黄芪15g，炒白芍9g，桂枝9g，米醋1匙（冲）。

方解：黄芪扶表实卫，益气祛湿，配桂枝补气通阳，达表散湿；炒白芍、桂枝，调和营卫；苦酒即米醋，泄营中郁热，又可敛汗救液。如此则营卫调和，水湿除，黄汗解。若湿热壅遏，心烦不止，利用苦酒通达药力。

四、原文知识拓展

【原文28】问曰：黄汗之为病，身体肿，发热汗出而渴，状如风水，汗沾衣，色正黄如柏汁，脉自沉，何从得之？师曰：以汗出入水中浴，水从汗孔入得之，宜芪芍桂酒汤主之。

芪芍桂酒汤方：

黄芪五两，芍药三两，桂枝三两。

上三味，以苦酒一升，水七升，相合，煮取三升，温服一升，当心烦，服至六七日乃解。若心烦不止者，以苦酒阻故也。

五、适应治疗的西医疾病

急性黄疸型肝炎症见黄汗，证属卫郁营热，表虚湿遏者。

第五节　桂枝加黄芪汤

一、标准化病人病例脚本

医生	病人
您好！我是您的主治医师×××，现在来了解一下您的病情。请问您的姓名？今年多大年龄？	我是×××，今年41岁。
您觉得哪里不舒服？	经常会有出汗。
什么时候会出汗？ 哪个部位汗多啊？	也不确定，白天汗会多，活动后更明显。说也奇怪，汗就在上半身，下半身就不出汗，有时要出汗时，还有皮下痒痒的感觉。
我看你的白衣服有点黄，是汗水染的吗？	是啊，现在出汗和原来不一样，之前也会染衣服发黄，擦汗没有颜色，但现在汗都是黄色了，像颜料给衣服染色了似的。
出汗会怕冷怕风吗？	有点怕风，不敢吹空调。
会有倦怠乏力吗？	平时感觉身体重重的，没有力气，但是出了汗会减轻一些。
这个病从什么时候开始的？	大概3年多了。
还有什么其他疾病吗？	我原来有乙肝小三阳，3年前诊断为肝硬化，这是我上次的检查结果。
我看一下，肝脏有些大，肝硬度有些高，肝功能、胆红素、黄疸指数都还正常。目前用什么药在治疗？	在吃抗病毒药物，有时候还吃复方鳖甲软肝片，检查结果都还行，但就是觉得不舒服，不知道汗怎么会这么黄呢？
目前肝硬化控制得还可以，指标也都稳定，这些临床症状，我想中医药应该会帮助到您，我们再详细问一下，然后提出具体治疗方法。	好的。

续表

医生	病人
会有右侧胁肋部疼痛吗？	右肋部总是隐隐闷痛，有时还会胸闷不舒服。
食欲怎么样？吃油腻食物会不舒服吗？	食欲会差一些，不想吃油腻的食物，有时又会有些恶心。
皮肤、小便、眼珠有黄吗？	小便就和原来差不多，淡黄色，皮肤、眼珠都还是原来的颜色啊，脸色晦暗了很多。
平时容易发热吗？	体温有时候测量会高一点，不是特别高。
除了肝脾肿大之外，您还有什么不舒服吗？	胸肋窜痛，腰胯痛重，行动困难，需要搀扶。
睡眠怎么样？有心慌、多梦吗？	睡得还一般，偶尔有点心慌胸闷。
您的体力如何呢？	体力比较差，没精神，总是感到倦怠。
大小便怎么样？	小便会有不畅快，大便都还好，和原来差不多。
您会有口干口苦吗？	口干口苦都不会。
（针对女性病人）您末次月经什么时候来的呢？	（女性病人）我这个月10号来的月经，现在已经结束了。
您还有什么不舒服，可以补充一下。	腰胯经常会疼，严重的时候不能走路，需要人搀扶。
好的，我简要复述一下您的病情。	是的。
您这个病症属于×××，要注意寒温调节，保持心情愉悦。	嗯，好的。
（完善既往史、过敏史、体格检查）我还要检查一下您的舌脉。	好的。
您的舌脉是：舌质淡红，舌苔白腻，脉沉细。谢谢您的合作。	谢谢医生。

二、临证思维分析

主诉：黄汗3年。

辰下症：黄汗3年，局限于身体上部，动则益甚，恶风，胸胁时痛，腰髋痛重，活动受限，倦怠乏力，苔白腻，脉沉细。体征及实验室检查结果：面色黧黑，皮肤、巩膜无黄染。肝脾肿大，黄疸指数、胆红素皆无异常。

三、辨病方证要点分析

病名：黄汗。

证名：气虚湿盛阳郁。

辨证分析：该患毒袭病久，气滞血瘀，着于胁络为积，故胸胁疼痛，肝脾肿大；湿邪壅遏肌表，故汗出色黄；上焦阳虚，表卫不固，故见上半身汗出。故腰以上汗出，腰以下无汗，是临床特征之一。水气内停，湿邪重浊趋下，痹阻不通，故腰髋痛重，汗出湿泄身重则减；肌表湿盛则疼痛肿重；气虚不固，故见汗出恶风；肌表湿盛则倦怠乏力；膀胱气化不行则小便不利；苔白腻为湿邪内阻之征。

治法：调和营卫，益气除湿。

方药：桂枝加黄芪汤。

组成：桂枝 9g，炒白芍 9g，炙甘草 6g，生姜 6g，大枣 9g，生黄芪 15g。

方解：本方由桂枝汤加黄芪组成。方中桂枝汤既能解肌发汗、调和营卫，又能调和阴阳、恢复气化；加黄芪走肌表，益卫气，使营卫协和，正气固于皮表，托湿邪外出。祛补结合，重祛轻补，可收助正祛邪之效。服后饮热稀粥以助药力，取微汗。若不汗出，可再服药。

四、原文知识拓展

【原文29】黄汗之病，两胫自冷；假令发热，此属历节。食已汗出，又身常暮卧盗汗出者，此劳气也。若汗出已，反发热者，久久其身必甲错；发热不止者，必生恶疮。若身重，汗出已辄轻者，久久必身瞤，瞤即胸中痛，又从腰以上必汗出，下无汗，腰髋弛痛，如有物在皮中状，剧者不能食，身疼重，烦躁，小便不利，此为黄汗，桂枝加黄芪汤主之。

桂枝加黄芪汤方：

桂枝三两，芍药三两，甘草二两，生姜三两，大枣十二枚，黄芪二两。

上六味，以水八升，煮取三升，温服一升，须臾饮热稀粥一升余，以助药力，温服取微汗；若不汗，更服。

五、适应治疗的西医疾病

糖尿病、多汗症、自汗、盗汗、呼吸道感染、支气管哮喘、过敏性鼻炎、频发室性早搏或黄疸见表虚汗出者。

第六节　桂枝去芍药加麻黄细辛附子汤

一、标准化病人病例脚本

医生	病人
您好！我是您的主治医师×××，现在来了解一下您的病情。请问您的姓名？今年多大年龄？	我是×××，今年62岁。
您觉得哪里不舒服？	心口窝胀满不舒服。
（用手指一下剑突下）是这里吗？	是这里，像个大盘子一样，闷闷胀胀的，很不舒服。
食欲怎么样？吃完饭会加重吗？	食欲不太好，不太想吃东西，吃了会堵的，不舒服。
肚子会有不舒服吗？	肚子不舒服，感觉也有水，胀满的厉害。
会有胸闷气短吗？	会啊，经常咳嗽气短，喘憋得难受。
活动后会加重吗？	不太敢活动，一活动更上不来气了。
会有颜面、肢体水肿吗？	3年前就出现水肿了，原来就是腿、脚肿，现在眼睛、脸也肿了，严重的时候脖子血管都能看得到。
我用手压一下小腿胫部，的确有凹陷。	总是肿胀的，喘得厉害时，就更肿了。
这个病从什么时间开始的？	慢支、肺气肿很多年了，3年前医生又说我是肺源性心脏病。
之前医生做过检查了吗？	做过好多检查，给您看看我的检查报告。
（翻看检查报告）心动超声中EF值才40%，心功能比较差，胸片上心胸比例大于50%，心脏明显大了。	是的，越来越严重了，这只是最近的检查结果，原来还好一点。
那之前的医生怎么治疗的呢？效果怎么样？	总是在住院，输液、吸氧，好点就出院了。
这次加重有什么原因吗？	就是2周前感冒，胀满、水肿又加重了，西药有在用，我想再吃点中药，能不能缓解得快一点，太难受了。
这个肺源性心脏病确诊还是明确的，病史比较长，症状也比较严重，但也不要着急，我们争取采取中西医结合治疗，改善临床症状。我们再具体问一下病情，然后提出具体治疗方法。	好的，我都明白。

续表

医生	病人
除了咳喘之外，您还有什么不舒服吗？	心慌的厉害，越肿心悸得越明显。
睡眠怎么样？	睡不好，躺下会憋得厉害，坐起来才会舒服一些，一晚上会折腾好几次。
您的体力如何呢？	体力也很差，动一下就会喘。
大、小便怎么样？	小便量减少了，最近肿得严重了，小便就更少了。大便经常会有稀溏。
平时会有恶风畏寒吗？	平时很怕冷，手脚都凉凉，一吹风还容易感冒，咳喘就会加重。
您还有什么不舒服，可以补充一下。	有时候关节、肌肉还会疼痛。
好的，我简要复述一下您的病情。	是的。
您这个病症属于×××，要注意避免劳累，寒温调节，饮食宜清淡，保持心情愉悦。	嗯，好的。
（完善既往史、过敏史、体格检查）我还要检查一下您的舌脉。	好的。
您的舌脉是：舌质淡胖，苔薄，脉沉细。谢谢您的合作。	谢谢医生。

二、临证思维分析

主诉：反复心下坚满、咳喘3年，加重2周。

辰下症：心下坚满，按之如盘，因受寒复作。咳喘，心悸，夜难平卧，颈静脉怒张，腹大如鼓，下肢水肿，小便量少。舌质淡胖，苔薄，脉沉细。

三、辨病方证要点分析

病名：心衰病。

证名：阳虚阴凝。

辨证分析：本证为阳虚寒凝，气机不通，水饮寒气搏结于气分。心下坚满为水饮凝聚于胃脘之象。其咳喘、心悸乃水饮上凌心肺之征，停聚的水液无以下输膀胱，排出体外，故小便不多、下肢水肿；心阳衰弱，日久累及肾阳，故舌质淡胖、苔薄，脉沉细。

治法：温通阳气，散寒化饮。

方药：桂枝去芍药加麻黄附子细辛汤。

组成：桂枝 9g，生姜 6g，甘草 6g，大枣 9g，麻黄 9g，细辛 3g，制附子 9g（先煎）。

方解：方中麻黄宣散水饮，细辛温阳化气；桂枝、麻黄、细辛，通阳解表，宣散水气；制附子温心肾之阳，桂枝配附子温里散寒，通阳除饮；生姜、大枣、甘草，调和营卫，全方相合，温阳散寒，宣散水饮。本方之所以去芍药，因性寒酸敛，去之则甘温之力增，利于温阳化饮。

四、原文知识拓展

【原文 31】气分心下坚，大如盘，边如旋杯，水饮所作，桂枝去芍药加麻辛附子汤主之。

桂枝去芍药加麻黄细辛附子汤方：

桂枝三两，生姜三两，甘草二两，大枣十二枚，麻黄二两、细辛二两，附子一枚。

上七味，以水七升，煮麻黄，去上沫，内诸药，煮取二升，分温三服，当汗出，如虫行皮中，即愈。

五、适应治疗的西医疾病

慢性气管炎、肺源性心脏病、风湿性心脏病、肝硬化腹水、肝肾综合征等具有气喘、心悸属于阳虚阴凝者。

第七节　枳术汤

一、标准化病人病例脚本

医生	病人
您好！我是您的主治医师×××，现在来了解一下您的病情。请问您的姓名？今年多大年龄？	我是×××，今年47岁。
您觉得哪里不舒服？	最近胃胀得厉害。
都什么时候会胀啊，吃完饭会加重吗？	感觉胃里总是堵堵的，吃完饭就更明显了。
我暖一下手，检查一下。	对，就是这位置（剑突下），像个圆盘大的位置，压着更不舒服了。

续表

医生	病人
食欲还好吗？	最近胃口也不好，不想吃东西，也不太敢吃，吃了不舒服。
会有烧心泛酸吗？会恶心想吐吗？	有时候觉得恶心，吐得像清水一样，烧心泛酸这倒是不会。
会有嗳气吗？	有时候会呃逆，打嗝后感觉会舒服一点。
这个病大概有多久了？	差不多两周了。
有什么原因吗？	就是有一天空腹吃了几个西红柿，之后肚子痛得厉害，都担心得了什么恶性病。
去医院看了吗？都做了什么检查呢？	做了胃镜、血常规、生化。
我看检查结果都还可以，白细胞稍微高一些。	用了好些药，还是不舒服。
都怎么治疗了呢？	输了消炎药，还打了阿托品，吃了促进胃肠动力药，不那么痛了，但是胀得很难受。
大便怎么样？	大便这几天有些稀。
一天几次啊？会有黏液、脓血吗？	差不多三四次，就是水样的，便里没有黏液和脓血。
平时大便也不成形吗？	平时大便也不好，有时干，有时不成形。
小便怎么样呢？	小便还好，和原来差不多。
睡得怎么样？	胃老是胀，睡觉也不踏实，平时睡觉还可以。
您的体力如何呢？	会经常感觉疲倦，没有力气，不太爱活动。
您还有什么不舒服，可以补充一下。	再没别的了。
好的，我简要复述一下您的病情。	是的。 那我平常需要注意什么呢？
这个病症属于×××，要注意饮食清淡，勿食辛辣油腻，寒温调节，保持心情愉悦。	嗯，好的。
（完善既往史、过敏史，体格检查） 我还要检查一下您的舌脉。	好的。
您的舌脉是：舌质淡，苔白厚，脉沉涩。 谢谢您的合作。	谢谢医生。

二、临证思维分析

主诉：腹胀 2 周。

辰下症：脘腹胀滞，食后为甚，自觉按之有坚实感，泛呕清水，大便不调，或难下或溏泄。舌质淡，苔白厚，脉沉涩。

三、辨病方证要点分析

病名：腹胀满。

证名：脾虚气滞饮阻。

辨证分析：患者水饮痞结于心下。脾虚气滞，运化不利，故脘腹胀满，食后为甚，大便不调；气滞饮阻，故心窝下按之有坚实感；苔厚是湿盛之征；脉涩是气滞之象。

治法：行气消痞，健脾化饮。

方药：枳术汤。

组成：枳实 12g，炒白术 9g。

方解：方中枳实下气散结消痞，炒白术健脾燥湿利水，二药配伍，行消不伤正，补益不恋邪，痞结之水饮即可消散。

四、原文知识拓展

【原文 32】心下坚，大如盘，边如旋盘，水饮所作，枳术汤主之。

枳术汤方：

枳实七枚，白术二两。

上二味，以水五升，煮取三升，分温三服，腹中软，即当散也。

五、适应治疗的西医疾病

胃下垂、功能性胃肠病、慢性胃炎、胆石症等属脾虚气滞湿阻者。

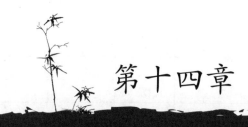

第十四章
黄疸病脉证并治

第一节　茵陈蒿汤

一、标准化病人病例脚本

医生	病人
您好！我是您的主治医师×××，现在来了解一下您的病情。请问您的姓名？今年多大年龄？	我是王××，今年32岁。
您有什么不舒服？	我发热，没胃口，恶心，皮肤也变黄黄的。
这样的情况多久了？	发热、恶心有2周了。1周前才发现皮肤比以前黄。
您自己有没有测过体温？是多少？	刚开始的时候有38℃，这几天降一点，大概在37.3～37.5℃。
您不舒服之前有受过凉吗？或者劳累过度？喝过酒之类的吗？	您说的这些都没有，只是那天跟朋友去外面吃火锅，吃得有点多。
刚开始跟现在一样吗？有没有怕冷、寒战、咳嗽之类的。	刚开始有点怕冷，但是过几天就好了。
有没有呕吐、拉肚子？	从开始到现在有吐过2～3次，大部分只是觉得恶心而已。大便是正常的。
您有没有找医生看过或到医院检查过？效果怎么样？	我自己吃了点感冒药和胃药，没有到医院检查。 吃完热度降了，但是其他症状反而加重，所以我来医院看。

续表

医生	病人
照镜子有没有看到眼白发黄？	没注意过。
皮肤痒不痒？	有点痒。
会不会肚子痛、肚子胀？	感觉不舒服，按到会有点痛。
在哪里你能指一下吗？	（指一下右肋下）
小便黄吗？	黄，有点像茶一样的颜色。
大便呢？	大便正常。
有没有头晕、头痛？	站起来会有点头晕，不会头痛。
汗多吗？	还好。
您会口干吗？ 口苦吗？	没有很明显感觉。
您会觉得心烦，容易发脾气吗？	有时候心情比较不好，会发点小脾气。
睡眠怎么样？	还可以。
您还有没有其他不舒服？	只是觉得全身不舒服，没力气。
有没有得过传染病，比如肝炎……	没有。
有没有慢性病？	没有。
有没有外伤、手术史？	没有。
有没有输血史？	没有。
有没有药物、食物过敏史？	没有发现过。
平时有没有吸烟、喝酒或其他不良嗜好？	没有。
您是本地人吗？有没有疫区疫水接触史？	是本地人。没有去过外地。
您是做什么工作的？	普通的公司职员。
结婚了没有？爱人身体好吗？	还没结婚。
父母身体好吗？有没有肝炎病史？	父母身体还好的，没有肝炎病史。
家族有没有遗传病？	没有。
好的，我简要复述一下您的病情。	基本上是这样的。医生，人家说皮肤黄黄的是肝炎，我这样是肝炎吗？要不要紧？
您先别着急，初步判断，您这个病症属于中医的×××，还需要做进一步的检查才能明确。	嗯，好吧。
我还要检查一下您的舌脉。	好的。
您的舌脉是：舌红苔黄腻，脉滑数。 谢谢您的合作。	谢谢医生。

二、临证思维分析

主诉：发热伴纳差、恶心 2 周，黄疸 1 周。

辰下症：低热，面目一身俱黄，色鲜明。神疲无力，站起头晕，纳呆，恶心，右肋下不适、压痛，尿黄如茶色，大便正常，舌红苔黄腻，脉滑数。

三、辨病方证要点分析

病名：谷疸。

证名：湿热蕴结。

辨证分析：本病为辛辣肥甘太过，食入不化，化生湿热。湿热交蒸，营卫不和，故初起见发热恶寒。湿热内蕴，则转为发热。湿浊阻滞，脾胃肝胆功能失调，胆液不循常道则见面目一身俱黄，色鲜明，尿黄如茶色。湿热内蕴，脾胃升降功能失常，故纳呆、恶心、呕吐。土壅木郁，故胁下不适。舌红苔黄腻，脉滑数为湿热蕴结之象。

治法：清热祛湿，利疸除黄。

方药：茵陈蒿汤加减。

组成：茵陈 15g，栀子 9g，大黄 9g（后下），茯苓 15g，白术 9g，泽泻 9g，鸡内金 9g。

方解：方中方中茵陈清热利湿，栀子清三焦而利水道，大黄泄热通便退黄。加用茯苓、白术、泽泻健脾清热祛湿。鸡内金健胃消食。诸药合用，使脾胃健，瘀热湿浊从小便排泄。

四、原文知识拓展

【原文13】谷疸之为病，寒热不食，食即头眩，心胸不安，久久发黄，为谷疸，茵陈蒿汤主之。

茵陈蒿汤方：

茵陈蒿六两，栀子十四枚，大黄二两。

上三味，以水一斗，先煮茵陈，减六升，纳二味，煮取三升，去滓，分温三服。小便当利，尿如皂角汁状，色正赤，一宿腹减，黄从小便去也。

五、适应治疗的西医疾病

急性黄疸型肝炎、亚急性黄色肝萎缩及重症肝炎。

第二节　栀子大黄汤

一、标准化病人病例脚本

医生	病人
您好！我是您的主治医师×××，现在来了解一下您的病情。请问您的姓名？今年多大年龄？	我是×××，今年50岁。
您觉得哪里不舒服？	周围人说我全身皮肤特别黄，我觉得胸口闷、烦躁，感觉有团火在胸口，有的时候想吐，很不舒服。
这个病从什么时候开始的？	差不多有半年时间了。
您有没有胸痛？	我没有胸痛。
您有没有心慌心悸？	我没有心慌心悸。
您有没有头晕头痛？	我没有头晕头痛。
您有没有找医生看过或到医院检查过？	之前去医院查了肝功能提示胆红素升高，做了胃镜结果是浅表性胃炎。
那之前的医生给您开过药吗？效果怎么样？	之前西医说是黄疸，开了护胃、护肝的药吃了效果不明显。
食欲怎么样？吃完后会腹胀吗？	胃口不好，吃不下。吃点东西肚子容易胀。
睡眠怎么样？	感觉睡得不安稳，胸口闷得睡不着。
您的体力如何呢？	觉得最近很没力气，想出去外面走走，但是又不想动。
大小便怎么样？	小便黄，大便干、不畅感。
您有口干吗？ 口苦吗？	口干、口苦很明显，尤其是早上起来的时候。
容易出汗吗？	身上有的时候会黏黏的，不畅快的感觉。
有没有抽烟、喝酒的习惯？	偶尔抽烟，经常喝酒，一餐要喝2两白酒。
您还有什么不舒服，可以补充一下。	其他就没有了。
好的，我简要复述一下您的病情。	基本上是这样的。

医生	病人
（完善既往史、过敏史，查体） 我还要检查一下您的舌脉。	好的。
您的舌脉是：舌红苔黄腻，脉沉数。 谢谢您的合作。	医生，我这样要不要紧呢？
您先别着急，我会根据您的情况开些中药进行治疗。	那我平常生活需要注意什么呢？
您这个病症属于×××，要减少喝酒，最好不要吃油腻的东西，注意寒温调节，保持心情愉悦。	嗯，好的。谢谢医生。

二、临证思维分析

主诉：黄疸，胸闷，伴恶心欲呕半年。

辰下症：无明显诱因出现黄疸，胸闷，伴恶心欲呕，食欲缺乏，口苦咽干，尿赤，舌红苔黄腻，脉沉数。

三、辨病方证要点分析

病名：黄疸。

证名：脾胃湿热。

辨证分析：本病为长期嗜酒引起的胸闷、恶心等。因嗜酒伤中，湿热内蕴所致。湿热中阻，胃失和降则时欲吐，不能食；湿热熏蒸于心则心中郁闷，烦热不安。口苦咽干、小便赤、脉沉数皆为脾胃湿热表现。

治法：养心润肺，益阴清热。

方药：栀子大黄汤。

组成：栀子9g，大黄6g（后下），枳实12g，淡豆豉9g。

方解：方中栀子、淡豆豉清心除烦，大黄、枳实除积泄热。

四、原文知识拓展

【原文5】酒黄疸者，或无热，靖言了了，腹满欲吐，鼻燥。其脉浮者，先吐之；沉弦者，先下之。

【原文6】酒疸，心中热，欲呕者，吐之愈。

【原文15】酒黄疸，心中懊侬，或热痛，栀子大黄汤主之。

栀子大黄汤方：

栀子十四枚，大黄一两，枳实五枚，豉一升。

上四味，以水六升，煮取二升，分温三服。

第三节　硝石矾石散

一、标准化病人病例脚本

医生	病人
您好！我是您的主治医师×××，现在来了解一下您的病情。请问您的姓名？今年多大年龄？	我是李××，今年58岁。
您有什么不舒服？	我有黄疸、肚子胀。
这样的情况多久了？	有3个月了，刚开始只是肚子胀、胃口不好。大概1个月前皮肤开始发黄。
那次肚子胀有没有什么诱因？比如吃得太过油腻。	可能有点过累了。
刚开始跟现在一样吗？有没有发热、怕冷、呕吐、腹泻？	就大便比较软，有点不成形。
您有没有找医生看过或到医院检查过？效果怎么样？	到家附近的小诊所看过，开了吗丁啉，后来皮肤黄吃了茵胆平肝胶囊，没明显好转，而且越来越厉害了。
您别太过担心，我系统了解一下，咱们好好治疗，看看能不能好转。	好的，谢谢医生。
您照镜子有没有看到眼白发黄？	有。
皮肤痒不痒？	有点。
会不会动一动就很疲倦？	是啊，很容易累。
会不会口渴想喝水？	不明显。
发病以来有没有吐、反酸，或者经常呃逆？	没有，就是吃不下。
会不胸闷、心烦？	有点闷，脾气急躁一点。
会不会肚子痛、肚子胀？	肚子不痛，但是很胀，觉得鼓鼓的。

续表

医生	病人
是整个肚子胀还是只有一边？您能指一下吗？	右边胀。
有没有水肿？是全身肿，还是只有眼睑或者下肢？	有，全身水肿。
小便黄吗？通畅吗？	黄，不大通畅。
大便排得顺畅吗？是否成形？颜色怎么样？	很顺畅，比较软，颜色有点黑。
你还有没有其他不舒服？	没有。
您有没有传染病史，比如甲肝、乙肝……治疗得怎么样？	有慢性乙型肝炎快 5 年了。之前控制得还可以。
您有没有慢性病史？比如高血脂……有没有吃药控制。	医生说过我血脂偏高。有给我开降脂药，不过后来我觉得没什么问题就没再吃了。
有没有外伤、手术史？	没有。
有没有输血史？	没有。
有没有药物、食物过敏史？	没有。
平时有没有吸烟、喝酒或其他不良嗜好？	以前喜欢喝酒，患肝炎以后就不大敢喝了，只有逢年过节偶尔喝几口。
有没有疫区疫水接触史？	没有。
好的，我简要复述一下您的病情：腹胀 3 月，巩膜及皮肤发黄 1 月，精神疲乏、周身水肿，纳少，胸闷易怒，大便软、黑，小便黄不畅。	没错。医生，我是肝炎加重了吗？很严重吗？
不要太紧张，我还要检查一下您的舌脉。	好的。
您的舌脉是：舌暗紫，有瘀点瘀斑，苔黄腻，脉濡细。 谢谢您的合作。	谢谢医生。

二、临证思维分析

主诉：腹胀 3 个月，身目发黄 1 个月。

辰下症：身目发黄，腹胀，精神倦怠，周身水肿，胸闷易躁，纳少，大便黑而软，小便黄而不畅，舌暗紫，有瘀点瘀斑，苔黄腻，脉濡细。

三、辨病方证要点分析

病名：黄疸。

证名：湿热挟瘀。

辨证分析：患者久病耗伤肝肾，脾虚不能运化，肾虚不能气化，脾肾亏虚不能运化水湿，郁久化热，湿热内阻，气滞血瘀，肝胆疏泄失职，胆汁外溢，故见身目发黄；湿阻气滞，血脉瘀阻于腹，故腹胀、便黑。肝失调达，故胸闷易躁。脾虚失运，气血生化乏源，故倦怠、纳少、便软。湿热下注，膀胱气化失司，故小便色黄不畅。舌暗紫，有瘀点瘀斑，苔黄腻，脉濡细为脾肾亏虚，湿热气滞血瘀之象。

治法：消瘀化湿。

方药：硝石矾石散加减。

组成：芒硝 9g（冲服），皂矾 9g，茯苓 9g，淮山药 15g，泽泻 9g，甘草 6g。

方解：方中用芒硝能入血分，消瘀活血；皂矾入气分，化湿利水；茯苓、泽泻加强清热利湿功效；淮山药合甘草代大麦粥汁保养胃气。

四、原文知识拓展

【原文 14】黄家日晡所发热，而反恶寒，此为女劳得之。膀胱急，少腹满，身尽黄，额上黑，足下热，因作黑疸。其腹胀如水状，大便必黑，时溏，此女劳之病，非水也。腹满者难治。硝石矾石散主之。

硝石矾石散方：

硝石、矾石（烧）等分。

上二味，为散，以大麦粥汁和服方寸匕，日三服，病随大小便去，小便正黄，大便正黑，是候也。

五、适应治疗的西医疾病

急性黄疸型肝炎、慢性肝炎、肝硬化腹水、血吸虫病、胆石症、囊虫病、钩虫病、蛔虫病等。

第四节　大黄硝石汤

一、标准化病人病例脚本

医生	病人
您好！我是您的主治医师×××，现在来了解一下您的病情。请问您的姓名？今年多大年龄？	我是×××，今年45岁。
您觉得怎么不舒服？	黄疸、便秘，而且会出汗、烦躁。
黄疸和便秘多长时间了？	黄疸一年了，便秘有一周。
您便秘时会腹痛腹胀吗？如果有的话，腹痛腹胀的部位在哪里呢？腹痛的时候喜欢按压止痛吗？	会腹痛腹胀。腹痛的部位一般在脐周围，而且胸胁部位会胀痛。腹痛腹胀的时候不想按压。
出汗的部位是全身还是局部？出汗的时候会怕冷发热吗？	出汗的部位大部分在头上，出汗的时候怕热不怕冷。
您一般什么时候烦躁会加重呢？烦躁的时候会胸闷胸痛吗？	一般中午或者受热的时候烦躁会加重，烦躁的时候会胸闷，不会胸痛。
您有没有找医生看过或到医院检查过？	我跑了很多家医院，做了很多检查，都没有查出问题。
您小便怎么样呢？	小便比较少而且比较黄。
您平时会口干口渴吗？喝水多吗？喜欢喝冷的还是热的？	会口干口渴，喝水比较多，喜欢喝凉的。
您还有什么不舒服，可以补充一下。	其他就没有了。
（针对女性病人）您的末次月经是什么时候？	（女性病人）最后一次月经是前天结束的。
好的，我简要复述一下您的病情。	基本上是这样的。医生，我这样要不要紧呢？
您先别着急，我会根据您的情况开些中药进行治疗。	那我平常生活需要注意什么呢？
您这个病症属于×××，要注意少吃一些辛辣的食物。	嗯，好的。
（完善既往史、过敏史、体格检查）我还要检查一下您的舌脉。	好的。
您的舌脉是：舌红苔黄燥，脉滑数有力。谢谢您的合作。	谢谢医生。

二、临证思维分析

主诉：黄疸 1 年伴便秘 1 周。

辰下症：黄疸期间出现黄疸性便秘，以大便不通、出汗、烦躁为主要表现，伴腹痛、胸胁胀闷，口干、口渴喜冷饮，小便短少而黄，舌红苔黄燥，脉滑数有力。

三、辨病方证要点分析

病名：便秘。

证名：热盛里实。

辨证分析：湿热熏蒸肝胆可致黄疸，病人出现面目一身俱黄；湿热上蒸头面出现头部汗出、烦躁；肝胆枢机不利，故两胁下胀痛拒按；湿热下注，故小便短少色黄；热盛伤津，故口干渴欲饮；湿热里实，腑气不通，故大便不解；舌红苔黄燥，脉滑数有力是热盛里实之象。

治法：通腑泄热。

方药：大黄硝石汤。

组成：大黄 9g（后下），黄柏 9g，芒硝（硝石）9g，栀子 9g。

方解：方中以栀子清泻实火，大黄通腑泻实，芒硝软坚散结，三者合用清热而攻下实邪；黄柏兼能利湿退黄治疗黄疸。

四、原文知识拓展

【原文 19】黄疸腹满，小便不利而赤，自汗出，此为表和里实，当下之，宜大黄硝石汤。

大黄硝石汤方：

大黄、黄柏、硝石各四两，栀子十五枚。

上四味，以水六升，煮取二升，去滓，内硝，更煮取一升，顿服。

第五节　茵陈五苓散

一、标准化病人病例脚本

医生	病人
您好！我是您的主治医师×××，现在来了解一下您的病情。请问您的姓名？今年多大年龄？	我是×××，今年 56 岁。

续表

医生	病人
您觉得哪里不舒服？	我感觉自己全身发黄了。
那您是从什么时间开始的？	大概有半个月了。
半个月前有什么原因吗？	没有，不知道。
那您最开始是哪里发黄？	我一开始感觉小便发黄，然后感觉皮肤就黄了，这两天眼睛也黄了。
那您这半个月以来有做过什么检查或治疗吗？	这半个月来还没有，之前有做过检查，医生说是肝硬化。
（追问检查项目和结果） 那之前的医生给您开过药吗？效果怎么样？	西医给我开过药，吃了段时间没药了就没吃了，就开始喝中药，因为不想喝就停了，停了大概一个月吧，效果好像还行吧。
有记得是什么药吗？	不记得了，好像都是什么保肝的药吧。
那你除了发黄外还有什么其他不舒服的吗？	我最近食欲也不好啊，大多数时候都不爱吃饭，胃口很差，有时候还想吐，肚子还胀。
那您的体力如何呢？	我现在感觉没什么力气，想做点什么，但是又不爱动，而且有时候头还晕晕的，感觉全身都重重的。
那最近有没有感觉发热？	有啊，有时候下午就感觉自己有点热，量了体温是有点高。
那您有口苦的表现吗？	有时候感觉有一点苦。
那您睡眠怎么样？	睡眠就不太好，因为担心这个病，有时候就睡不着。
那您大小便怎么样？	小便发黄，然后感觉量也不多，大便有时候拉出来感觉有点黏马桶。
那您还有什么不舒服，可以补充一下。	我感觉有时候口渴，但是不想喝水。
好的，我简要复述一下您的病情。	基本上是这样的。医生，我这样要不要紧呢？
您先别着急，我会根据您的情况开些中药进行治疗。	那我平常生活需要注意什么呢？
您这个病症属于×××，要注意饮食清淡，配合医生治疗，保持心情愉悦。	嗯，好的。
（完善既往史、过敏史、体格检查） 我还要检查一下您的舌脉。	好的。
您的舌脉是：舌苔黄腻，脉缓。谢谢您的合作。	谢谢医生。

二、临证思维分析

主诉：全身发黄半个月。

辰下症：无明显诱因出现全身发黄，眼睛黄和小便黄，伴有食欲缺乏、恶心、腹胀、头身困重，以及口干口苦、口渴不欲饮，舌苔黄腻，脉缓。

三、辨病方证要点分析

病名：黄疸病。

证名：湿重于热。

辨证分析：患者湿遏热瘀，溢于肌肤，故见身目俱黄；因湿重于热，故黄色不甚鲜明；湿为阴邪，而里热不盛，故渴不多饮；湿困脾胃，气机不畅，健运受纳失职，故腹部胀满，食少纳呆；浊邪不化，湿困脾胃，胃气上逆，故口腻不和、恶心呕吐；四肢肌肉失养，故乏力；湿热下注，故溲黄；舌苔黄腻，脉缓亦为湿热内蕴之象。其病机为湿热内蕴，湿重于热。

治法：利湿清热退黄。

方药：茵陈五苓散。

组成：茵陈 15g，泽泻 9g，猪苓 9g，茯苓 9g，白术 9g，桂枝 6g。

方解：方中五苓散淡渗化气利水；茵陈苦寒清热，利湿退黄。合用有退黄疸，利湿热之功。

四、原文知识拓展

【原文 18】黄疸病，茵陈五苓散主之（一本云茵陈汤及五苓散并主之）。

茵陈五苓散方：

茵陈蒿末十分，五苓散五分（方见痰饮中）。

上二物和，先食饮方寸匕，日三服。

第六节　小柴胡汤

一、标准化病人病例脚本

医生	病人
您好！我是您的主治医师×××，现在来了解一下您的病情。请问您的姓名？今年多大年龄？	我是×××，今年 57 岁。

续表

医生	病人
您觉得哪里不舒服？	我肚子又痛又胀的，还恶心想吐。
具体是哪个地方痛呢？	整个肚子都痛，两侧胁下胀得很。
是一直都很痛吗？有没有缓解和加重的时候呢？	就是一直都痛。
什么时候开始的呢？	已经三四天了。
之前有吃什么特别的东西吗？	没有，就和平时一样。
我看您眼睛和皮肤都很黄，小便黄不黄呢？之前找医生看过吗？有的话做过什么检查呢？	对，小便也很黄。我前两天在我们县医院做了血液和B超检查，医生说我有胆管结石，让我做手术，可是我5年前已经做了胆囊切除术，现在不想做手术了，想吃点中药看看。这些是我在县医院做的检查结果。
嗯，您确实有胆管结石，而且胆红素很高，肝功能也有点问题，胆囊是已经切除了的，我也是建议您手术治疗，但是您实在不想手术的话，我们也可以先吃两副药看看。	好的，谢谢医生。
这几天体温怎么样？有没有发热啊？	我没测体温，就感觉有时候很热，有时候又怕冷。
发热的时候会出汗吗？	会，有点汗。
您感觉恶心想吐的话，之前有吐出来过吗？	没有，就只是恶心想吐，也吐不出来。
那这几天饮食怎么样呢？	我这几天都不想吃东西。
有口苦、口干的感觉吗？	有，特别是早上起来嘴巴很苦，而且很干。
这几天睡眠怎么样呢？	睡不好，昨晚四点多才睡着。
那早上起来精神状态怎么样？	就是很不好，没精神，整个人都感觉很不舒服。
大便好解吗？一天几次？成形吗？	一天两三次，很少，基本成形的。
那之前的医生给您开过药吗？效果怎么样？	就让我做手术，我没做，自己买了盒消炎利胆片吃，也没有明显改善。
您还有什么不舒服，可以补充一下。	其他就没有了。
好的，我简要复述一下您的病情。	基本上是这样的。
好的，我会根据您的情况开些中药进行治疗。	那我平常生活需要注意什么呢？

续表

医生	病人
平常饮食要少盐少油，吃清淡一点。	嗯，好的。
（完善既往史、过敏史、体格检查） 我还要检查一下您的舌脉。	好的。
您的舌脉是：舌红苔黄腻，脉弦数。谢谢您的合作。	谢谢医生。

二、临证思维分析

主诉：目黄、身黄、小便黄，伴腹胀腹痛 4 天。

辰下症：4 天前无明显诱因出现目黄、身黄、小便黄，伴腹部及两胁下持续性胀痛，恶心想吐，往来寒热，口苦、咽干，纳差、眠差。舌红苔黄腻，脉弦数。

三、辨病方证要点分析

病名：黄疸病。

证名：湿热黄疸兼少阳证。

辨证分析：患者目黄、身黄、小便黄，伴有腹部及两胁下持续性胀痛，且辅助检查提示胆管结石，黄疸指数升高，肝功能异常，故可明确诊断黄疸病，且黄色鲜明，当属阳黄。同时，该患者自觉恶心想吐，往来寒热，口苦、咽干，舌红苔黄腻，脉弦数，均表现出邪犯少阳，故辨证为湿热黄疸兼少阳证。

治法：清热利湿，和解少阳。

方药：小柴胡汤合茵陈蒿汤加减。

组成：柴胡 12g，黄芩 9g，半夏 9g，生姜 6g，大枣 9g，茵陈 30g，栀子12g，川楝子 9g，板蓝根 15g，甘草 3g。

方解：方中小柴胡汤去掉党参，和解表里，主治少阳证，加入茵陈、栀子、板蓝根清热利湿，退黄排石，川楝子泻肝气，甘草调和诸药，共奏利湿退黄，和解少阳之功。

四、原文知识拓展

【原文 21】诸黄，腹痛而呕者，宜柴胡汤（必小柴胡汤，方见呕吐中）。

五、适应治疗的西医疾病

胆管结石，黄疸、肝炎等疾病。

第七节 小建中汤

一、标准化病人病例脚本

医生	病人
您好！我是您的主治医师×××，现在来了解一下您的病情。请问您的姓名？今年多大年龄？	我是×××，今年 54 岁。
您有什么不舒服？	我感觉皮肤越来越黄了。
嗯，是有点暗黄暗黄的，眼睛也有点黄，您自己感觉从什么时候开始皮肤变黄了呢？	好像快一年了。
您之前有找其他医生看过吗？	没有。
身上痒不痒呢？	没怎么感觉到痒。
您这一年精神状态怎么样呢？	感觉累得很，四肢无力。
胃口好不好呢	胃口也不好，就是不想吃东西。
小便怎么样呢？	我小便也黄。
好解出来吗？	好解。
大便呢？	大便经常不成形。
每天都有解吗？	有的。
那睡眠怎么样啊？	我每天都很困，很早就睡觉了。
有没有胸闷心慌的感觉呢？	有，晚上睡觉有时候就会心慌气短。
您有口干吗？口苦吗？	早上起来有点苦，不干。
其他还有什么不舒服的地方吗？	没有了。
好的，我简要复述一下您的病情。	基本上是这样的。医生，我这样要不要紧呢？
您先别着急，我会根据您的情况给您开中药进行治疗。	那我平常生活需要注意什么呢？
平常饮食要少盐少油，吃清淡一点。	嗯，好的。

续表

医生	病人
（完善既往史、过敏史，查体） 我还要检查一下您的舌脉。	好的。
您的舌脉是：舌淡嫩苔薄白，脉濡细。 谢谢您的合作。	谢谢医生。

二、临证思维分析

主诉：身面俱黄 1 年余。

辰下症：1 年前无明显诱因出现面黄、身黄、小便黄，伴有神疲乏力、困倦嗜睡、纳呆便溏等症状，舌淡嫩苔薄白，脉濡细。

三、辨病方证要点分析

病名：黄疸病。

证名：虚黄。

辨证分析：患者黄疸 1 年余，为慢性疾病，其身面俱黄、小便黄、巩膜微黄，其色暗淡，且伴有神疲乏力、困倦嗜睡、心悸气短、纳呆便溏等虚弱症状。舌淡苔薄白，脉濡细，脉证合参，属于气血不足虚黄证。

治法：温中补虚，益气生血。

方药：小建中汤加减。

组成：饴糖 30g，桂枝 9g，炒白芍 9g，生姜 6g，大枣 9g，炙甘草 9g，黄芪 30g，当归 6g。

方解：小建中汤由桂枝汤倍用芍药加饴糖组成，方中饴糖、炙甘草、大枣甘以建中缓急，桂枝、生姜辛以通阳调卫，炒白芍酸以和营止痛。小建中汤加黄芪增益气之力，加当归增补血之功。

四、原文知识拓展

【原文 22】男子黄，小便自利，当与虚劳小建中汤（方见虚劳中）。

【原文 13】虚劳里急，悸，衄，腹中痛，梦失精，四肢酸疼，手足烦热，咽干口燥，小建中汤主之。

小建中汤方：

桂枝三两（去皮），甘草三两（炙），大枣十二枚，芍药六两，生姜三两，饴糖一升。

上六味，以水七升，煮取三升，去滓，内胶饴，更上微火消解，温服一升，日三服（呕家不可用建中汤，以甜故也）。

五、适应治疗的西医疾病

黄疸病、慢性肝炎、慢性胃肠炎等。

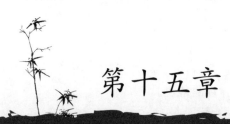

第十五章

惊悸吐衄下血胸满瘀血病脉证治

第一节　桂枝去芍药加蜀漆牡蛎龙骨救逆汤

一、标准化病人病例脚本

医生	病人
您好！我是您的主治医师×××，现在来了解一下您的病情。请问您的姓名？今年多大年龄？	我是×××，今年26岁。
您觉得哪里不舒服？	我睡眠很不好。
是睡不着吗？还是容易醒啊？具体怎么不好呢？	就是一直睡不着，凌晨2、3点才入睡，睡着了又容易惊醒。
您这样有多久了呢？	差不多半年了。
您一般几点上床睡觉呢？	我10点就躺床上了。
那您在床上会玩手机看书之类的吗？	睡不着就会玩一会儿手机。
睡不着的话心里面会想事情吗？	烦得很，东想西想的。
有没有心慌、胸闷的感觉呢？	有，躺在床上睡不着的时候感觉心跳很快，自己控制不住，晚上惊醒的时候也这样。
睡着的时候会做梦吗？	会，梦多得很，不停地做梦。
您有口干、口苦的感觉吗？	睡醒就感觉口干，嘴也有点苦。
您平时胆小吗？	我平时就很胆小，稍微重一点的关门声都会把我吓一跳。
您最近情绪怎么样呢？爱生气吗？	最近我情绪也不稳定，有时候就莫名想哭，很难过的感觉。

续表

医生	病人
是不是遇到什么事情了呢？	没有，就半年前和男朋友分手了，后来心情也好了，应该和这个没关系吧。
您有没有找医生看过呢？	有，医生给我开过安定，吃了好睡一点，不吃就不行。
那您之前有做过什么检查吗？	没有。
食欲怎么样？	没什么食欲。
大小便怎么样？	大小便都正常，就是大便有点少。
（针对女性病人）您末次月经什么时候来的呢？	（女性病人）末次月经是上个月 15 号。
月经量怎么样？来月经的时候有没有什么不舒服的呢？	月经量正常，没有什么不舒服的。
您还有什么不舒服，可以补充一下。	其他就没有了。
好的，我简要复述一下您的病情。	基本上是这样的。我这个吃中药能好吗？
我会根据您的情况进行治疗，慢慢会有好转的。	那我平常生活需要注意什么呢？
平时早点上床睡觉，不要玩手机，保持心情愉悦。	嗯，好的。
（完善既往史、过敏史、查体）我还要检查一下您的舌脉。	好的。
您的舌脉是：舌淡苔白厚腻，脉弦滑数。谢谢您的合作。	谢谢医生。

二、临证思维分析

主诉：不寐半年。

辰下症：半年前因和男友分手后出现心悸失眠，入睡困难，多梦易醒的症状，伴心烦懊恼、胸中烦闷、喜悲伤欲哭、胆小害怕、口干、口苦等症状。舌淡苔白厚腻，脉弦滑数。

三、辨病方证要点分析

病名：惊悸，不寐病。

证名：心阳不足，痰扰心神。

辨证分析：患者因情志刺激导致本病，表现为心悸失眠、入睡困难，不能自己，辨病为惊悸，不寐病。同时该患者表现出多梦易惊醒，心虚胆怯，心烦懊恼，胸中烦闷均为心阳不足，痰火扰心之证。

治法：补益心阳，镇惊安神。

方药：桂枝去芍药加蜀漆牡蛎龙骨救逆汤加减。

组成：桂枝 9g，龙骨 30g，牡蛎 30g，蜀漆 6g，茯神 9g，郁金 9g，生姜 6g，大枣 9g，甘草 6g。

方解：方中桂枝汤去芍药之阴柔以助心阳，加龙骨、牡蛎固摄镇惊，心阳既虚则痰浊易阻，用蜀漆涤痰逐邪以止惊狂，加茯神健脾安神，郁金解郁安神。诸药合用，共奏通阳、镇惊安神之效。

四、原文知识拓展

【原文1】寸口脉动而弱，动即为惊，弱则为悸。

【原文12】火邪者，桂枝去芍药加蜀漆牡蛎龙骨救逆汤主之。

桂枝救逆汤方：

桂枝三两（去皮），甘草二两（炙），生姜三两，牡蛎五两（熬），龙骨四两，大枣十二枚，蜀漆三两（洗去腥）。

上为末，以水一斗二升，先煮蜀漆，减二升，内诸药，煮取三升，去滓，温服一升。

五、适应治疗的西医疾病

心脏病（风湿性心脏病快速房颤、病毒性心肌炎、频发房性期前收缩、高血压心脏病频发房性期前收缩及阵发性房颤等）所致的心悸、胸闷、气短、乏力、脉促或结等疾病。

第二节　半夏麻黄丸

一、标准化病人病例脚本

医生	病人
您好！我是您的主治医师×××，现在来了解一下您的病情。请问您的姓名？今年多大年龄？	我是×××，今年 40 岁。
您觉得哪里不舒服？	我心慌，有点心悸。

续表

医生	病人
您这种心慌，是心悸，多久了呢？	心悸半年了。
除了心悸，还有其他心胸部症状吗？	经常会感到心累，胸闷，喘不过气，还会经常咳痰。
咳痰一般咳什么样的痰，量多不多，多久了？	很久了，有几年了，一般就是咳一些白色的，像水一样的痰，量还挺多。
心悸和咳痰有做过什么检查吗？	之前去医院看，医生说我有心律失常和慢性支气管炎。
那医生给您开过药吗？效果怎么样？	吃了一些药，虽然当时能缓解，但是一直不能根治，就没再吃。
您平时吃饭、睡觉怎么样？	不是很想吃饭，睡觉还可以。
为什么不想吃饭呢？	没有胃口，吃完肚子胀，犯困，早上还会呕出一些清水。
那您平时喝水怎么样？	有时候会口干，但是不喜欢喝水。
您平时大小便怎么样？	小便比较多，大便偶尔不成形。
您还有什么不舒服，可以补充一下。	没有了。
（针对女性病人） 您末次月经什么时候来的呢？	（女性病人）我上个月25号来的月经，七天结束的。
好的，我简要复述一下您的病情。	基本上是这样的。医生，我这样要不要紧呢？
您先别着急，我会根据您的情况给您开中药进行治疗。	那我平常生活需要注意什么呢？
您这个病症属于×××，要注意顾护脾胃，少吃寒凉的食物，保持心情愉悦。	嗯，好的。
（完善既往史、过敏史、查体） 我还要检查一下您的舌脉。	好的。
您的舌脉是：舌淡苔白腻，脉微结。 谢谢您的合作。	谢谢医生。

二、临证思维分析

主诉：惊悸半年。

辰下症：患者以心悸、心累、气短为主要表现，兼见胸脘痞闷，咳喘，呕吐清稀痰涎，口干不欲饮，纳呆食少，小便多，大便正常，舌淡苔白腻，脉微结。

三、辨病方证要点分析

病名：惊悸。

证名：水饮凌心。

辨证分析：心悸是由饮盛阳郁所致。由于脾胃运化失常，水津不得四布，水饮停留，饮邪上凌于心，遏阻心阳，导致以心下（胃脘部）悸动为主症，兼见胸脘痞闷、咳喘、呕吐清稀痰涎等肺气闭郁，胃失和降等表现。

治法：蠲饮通阳，降逆定悸。

方药：半夏麻黄丸。

组成：半夏 9g，麻黄 9g。

方解：方中半夏蠲饮消水，麻黄宣肺行水散阳，共奏通阳泄水之功，但水饮未除，阳气不能发散太过，故取丸剂缓消水饮。

四、原文知识拓展

【原文 13】心下悸者，半夏麻黄丸主之。

半夏麻黄丸方：

半夏、麻黄等分。

上二味，末之，炼蜜和丸小豆大，饮服三丸，日三服。

五、适应治疗的西医疾病

心动过缓、心动过速、房颤等心律失常疾病，证属水饮凌心者。

第三节　柏叶汤

一、标准化病人病例脚本

医生	病人
您好！我是您的主治医师×××，现在来了解一下您的病情。请问您的姓名？今年多大年龄？	我是×××，今年 39 岁。
您觉得哪里不舒服？	3 天来一直在吐血。
3 天前有什么明显的诱因吗？	有的，我以前有胃溃疡病，有过胃出血，3 天前外出淋雨受冷，喝了一杯葡萄酒后，就突然吐血了。

续表

医生	病人
那您吐出来的血是什么颜色？	血色有点暗红。
那您的体力怎么样呢？	我感觉非常疲惫，整个人都没有力气。
您有没有找医生看过或到医院检查过？	前天到医院，医生说我是胃出血，给我做了治疗，具体不清楚。
除了吐血，还有哪里不舒服吗？	有时候也会觉得头晕。
好的，那睡眠怎么样？	睡得不好，一整夜都没睡觉。
大小便怎么样？	大便检查医生说潜血阳性，小便还好。
心脏会不会不舒服呢？	没有特别不舒服。
您有口干、口苦吗？	我会想喝水，没有口苦。
好的，我简要复述一下您的病情。	基本上是这样的。医生，我这样要不要紧呢？
您先别着急，我会根据您的情况给您开中药进行治疗。	那我平常生活需要注意什么呢？
您这个病症属于×××，要特别注意饮食清淡，保持心情愉悦。	嗯，好的。
（完善既往史、过敏史，查体） 我还要检查一下您的舌脉。	好的。
您的舌脉是：舌淡苔白，脉虚无力。谢谢您的合作。	谢谢医生。

二、临证思维分析

主诉：吐血3天。

辰下症：因外出淋雨饮酒后吐血，血色暗红，伴乏力、头晕、口渴、寐差，舌淡苔白，脉虚无力。

三、辨病方证要点分析

病名：吐血。

证名：虚寒。

辨证分析：吐血日久不止，如证属中气虚寒，血不归经，可见吐血日久不愈，血色淡红或暗红，面色萎黄或苍白，神疲体倦，舌淡苔白，脉虚无力等症状。

治法：温中止血。

方药：柏叶汤。

组成：柏叶 9g，干姜 9g，艾叶 9g。

方解：柏叶清降，折血逆上之势，又能收敛以止血；干姜、艾叶温阳守中，使阳气振奋而能摄血；马通汁由马粪加水过滤取其汁而成，性微温，可引血下行以止血。四味合用，共奏温中止血之效。

四、原文知识拓展

【原文 14】吐血不止者，柏叶汤主之。

柏叶汤方：

柏叶、干姜各三两，艾三把。

上三味，以水五升，取马通汁一升，合煮取一升，分温再服。

五、适应治疗的西医疾病

上消化道出血、胃溃疡、十二指肠溃疡、肝硬化、食管静脉曲张出血、肺结核出血、血小板减少性紫癜等。

第四节　泻心汤

一、标准化病人病例脚本

医生	病人
您好！我是您的主治医师×××，现在来了解一下您的病情。请问您的姓名？今年多大年龄？	我是×××，今年 60 岁。
您觉得哪里不舒服？	今天早上吃了饭后我吐了很多血。
吐了几次呢？	吐了三四次。
吐了多少呢？	第一次吐得多一些，后面几次很少，加起来可能有一小碗。
在吐之前您有没有什么不舒服的呢？	前几天在家做农活，后面就感觉肚子很痛，因为太忙了，没管它，今天早上吃了饭就感觉恶心想吐，结果就吐血了。

右上角：续表

医生	病人
吐的是鲜血吗？	对，鲜血，还有血块，还有一些早上吃的东西。
具体是哪个地方痛呢？	心脏下面一点。
疼痛有没有加重和缓解的时候呢？	肚子饿的时候就会痛，吃了饭后好一些，劳累后也会痛。
你大小便怎么样呢？	大便是暗黑色的，小便是正常的。
现在还想吐吗？	我现在心里面烦躁，想吐，但是吐不出来了。
您以前有没有做过胃肠镜和其他检查呢？	我3年前在医院检查出来过"十二指肠溃疡"。
您看起来也感觉很没精神？	是的，我感觉浑身没劲。
您还有什么不舒服，可以补充一下。	其他就没有了。
好的，我简要复述一下您的病情。	基本上是这样的。
好的，我给您开些检查单，做个详细检查。	好的，谢谢医生。
您这个病症属于×××，要注意寒温调节，保持心情愉悦。	嗯，好的。
（完善既往史、过敏史、查体）我还要检查一下您的舌脉。	好的。
您的舌脉是：舌红，苔薄黄，脉弦滑数。谢谢您的合作。	谢谢医生。

二、临证思维分析

主诉：胃痛4天，吐血半天。

辰下症：患者自诉4天前因劳累后出现胃脘部疼痛，今晨饭后吐血，4次，呕吐物为红色鲜血，有血块和食物残渣，吐血量约200mL。伴有心烦、神疲乏力、面色萎黄等症状，舌红，苔薄黄，脉弦滑数。

三、辨病方证要点分析

病名：吐血。

证名：火热炽盛。

辨证分析：患者既往检查"十二指肠溃疡"，此次因劳累后犯病，呕吐鲜红色血和食物残渣，大便色黑，伴有心烦、神疲乏力、面色萎黄等症状，舌红，苔薄黄，脉弦滑数，故为热盛吐血证。

治法：清热泻火止血。

方药：泻心汤加味。

组成：大黄 9g（后下），黄连 9g，黄芩 9g，赭石 15g。

方解：方中黄连长于泻心火，黄芩泻上焦火，大黄苦寒降泻，直入阳明胃肠，导热下行，活血止血，加赭石降逆、止血。

四、原文知识拓展

【原文 17】心气不足，吐血、衄血，泻心汤主之。

泻心汤方（亦治霍乱）：

大黄二两，黄连、黄芩各一两。

上三味，以水三升，煮取一升，顿服之。

第五节　黄土汤

一、标准化病人病例脚本

医生	病人
您好！我是您的主治医师×××，现在来了解一下您的病情。请问您的姓名？今年多大年龄？	我是×××，今年 50 岁。
您觉得哪里不舒服？	我肚子痛，大便次数多，每次都是黑色的。
这个病从什么时候开始的呢？	差不多有 1 年多了。
肚子痛是怎么样的痛？持续多久？怎么样能缓解？	隐隐作痛，每次持续 1 个小时，按着或者用热水袋捂着会舒服点。
您有没有找医生看过或到医院检查过？	我做过腹部 CT 没有什么问题，查了胃肠镜说有胃溃疡，大便隐血试验阳性。
那医生给您开过药吗？效果怎么样？	吃过保护胃黏膜药，吃了有好转，但是断不了根。 医生，我这个是什么病？要不要紧，能不能治好？

续表

医生	病人
（追问检查项目与结果） 不要着急，我给您做个详细的检查，然后提出具体治疗方法。	好的，谢谢医生。
除了肚子痛、黑便，还有哪里不舒服吗？	有的时候会感觉头晕，没有力气，多动一会就觉得喘。
有没有怕热或者怕冷？	我很怕冷，比别人多穿好多衣服，手脚总是冷的。
吃饭怎么样？吃完腹胀吗？	胃口还好。
睡眠怎么样？	我很容易疲劳，每天都很困，很早就睡觉了。
您有口干吗？ 口苦吗？	我不会感觉口干，经常喝热水。 不会口苦。
有没有特别出汗的？	容易出汗，稍微动一下就流很多汗。
小便怎么样呢？	小便正常。
（针对女性病人） 您末次月经什么时候来的呢？	（女性病人）我已经绝经 2 年了。
好的，我简要复述一下您的病情。	基本上是这样的。
（完善既往史、过敏史，查体） 我还要检查一下您的舌脉。	好的。
您的舌脉是：舌淡苔少，脉沉细	好的。
您这个病症属于×××，要注意忌食生冷、刺激性食物，多食易消化食物。	嗯，好的。谢谢医生。

二、临证思维分析

主诉：便血伴腹痛 1 年余。

辰下症：便血，腹痛，伴有头晕心慌，气短汗出，怕冷，喜热饮，小便少，舌淡苔少，脉沉细。

三、辨病方证要点分析

病名：便血。

证名：脾气虚寒。

辨证分析：中焦脾气虚寒，统摄无权故见便血。

治法：温脾摄血。

方药：黄土汤。

组成：甘草 6g，熟地黄 15g，炒白术 15g，阿胶 6 个（烊化），黄芩 9g，灶心土（伏龙肝）15g，制附子 6g（先煎）。

方解：方中灶心土又名伏龙肝，温中涩肠止血；炒白术、甘草健脾补中；制附子温阳散寒，虽无止血作用，却有助于中阳恢复而达到止血作用；熟地黄、阿胶滋阴养血以止血；黄芩苦寒，作为反佐，防温燥动血。药味相协，共奏温中止血之功。

四、原文知识拓展

【原文 15】下血，先便后血，此远血也，黄土汤主之。

黄土汤方（亦主吐血、衄血）：

甘草、干地黄、白术、附子（炮）、阿胶、黄芩各三两，灶中黄土半斤。

上七味，以水八升，煮取三升，分温二服。

五、适应治疗的西医疾病

慢性胃肠炎、溃疡、肠道肿瘤、肠道息肉、肠道憩室等出血病证。

第六节　赤小豆当归散

一、标准化病人病例脚本

医生	病人
您好！我是您的主治医师×××，现在来了解一下您的病情。请问您的姓名？今年多大年龄？	我叫王××，今年 29 岁。
您有什么不舒服？	我大便出血。
这种情况多久了？	5 天了。
您大便出血前有吃什么辛辣刺激之类的东西吗？	出血前一天朋友来，我跟他在外面吃烧烤配啤酒。
您有没有找医生看过或到医院检查过？效果怎么样？	没有去看，听说这样是火气比较大，喝点绿豆汤比较好，我就自己煮了喝，没什么用。
血的颜色是比较亮还是比较暗？有没有血块或者黏液？	比较亮，是鲜红的。有一些血块。也有黏液。

续表

医生	病人
是在大便之前就有出血，还是大便之后才出现？	前面。
大便排得顺畅、干净吗？	不是很顺畅，不好排干净。
排出的大便成形吗？硬还是软的？黏吗？有没有腥臭味？	成形，但是偏软，比较黏，也比较臭。
排完便肛门口会热热的吗？	会，像火烧一样的。
会经常排气吗？	没发现。
下腹会咕咕响吗？	偶尔。
有没有肚子痛、肚子胀？有的话指一下具体是哪里痛。	还好，就是偶尔下腹有点闷痛，排完便就好了。
从这次发病以来有没有发热、怕冷？	没有。
胃口怎么样？有没有恶心、呕吐？	胃口不大好，没有恶心、呕吐。
有没有口渴、口苦？	会口渴，没有明显口苦。
小便黄吗？	比较黄。
你以前有没有痔？	没有。
有没有胃溃疡、肠炎之类的疾病？	没有。
有没有得过传染病，比如肝炎……	没有。
有没有慢性病？	没有。
有没有外伤、手术史？	没有。
有没有输血史？	没有。
有没有药物、食物过敏史？	没有。
平时有没有吸烟、喝酒或其他不良嗜好？	没有。
您是本地人吗？有没有疫区疫水接触史？	没有。
您是做什么工作的？	店员。
结婚了没有？	没有。
父母身体好吗？	还好。
家族有没有遗传病？	没有。
好的，我简要复述一下您的病情：您是大便出血5天，血的颜色比较鲜红，且带血块和黏液，大便不是很通畅，偏软和黏，口渴，小便黄。	嗯，没错
我还要检查一下您的舌脉。	好的。

续表

医生	病人
您的舌脉：舌红苔黄腻，脉滑数。	
谢谢您的合作。	谢谢医生。

二、临证思维分析

主诉：大便出血 5 日。

辰下症：大便出血，先血后便，血色鲜红，带血块和少量黏液，大便黏滞不爽，质偏软，偶下腹闷痛，口渴，尿黄，舌红苔黄腻，脉滑数。

三、辨病方证要点分析

病名：便血（近血）。

证名：湿热蕴结大肠。

辨证分析：患者啤酒、烧烤等湿热辛热之品摄入太过，酿生湿热，湿热蕴于大肠，灼伤肠络，迫血下行致大便出血。离经之血与湿热搏结而下故出血带血块和少量黏液。湿热黏滞易阻气机，湿热积滞肠腑，腑气不通，则下腹闷痛、大便黏滞不爽且偏软。湿热伤津则口渴、尿黄。

治法：清热利湿，活血止血。

方药：赤小豆当归散加减。

组成：赤小豆 18g，当归 9g，黄柏 12g，薏苡仁 30g，地榆 12g，败酱草 15g，炒白芍 9g，侧柏炭 12g，甘草 6g。

方解：赤小豆清热解毒利湿，黄柏、薏苡仁、败酱草加强清热祛湿解毒功效。当归引血归经。地榆凉血止血，侧柏炭止血且不留瘀。炒白芍、甘草养阴和血止痛。

四、原文知识拓展

【原文 16】下血，先血后便，此近血也，赤小豆当归散主之（方见狐惑中）。

五、适应治疗的西医疾病

痔疾、肛裂等疾病，证属湿热蕴阻大肠者。

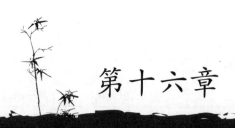

第十六章

呕吐哕下利病脉证治

第一节　茱萸汤

一、标准化病人病例脚本

医生	病人
您好！我是您的主治医师×××，现在来了解一下您的病情。请问您的姓名？今年多大年龄？	我是×××，今年33岁。
您觉得哪里不舒服？	我觉得恶心想吐。
您这样有多久了呢？	差不多快两年了。
您有没有找医生看过或到医院检查过？	我做过胃镜检查，没有查出问题，中西医都看过了，都没用。
您恶心想吐的话有吐出来过吗？	有。
吐的是什么呢？	有时候吐的是吃下去的东西，有时候就吐一些清口水。
有什么诱因吗？	好像每次都是生气后会比较明显。
您平时爱生气吗？	嗯，心里很烦，很容易就生气了。
有头晕头痛的感觉吗？	有时候会感觉头痛。
具体哪痛呢？	头顶这个地方。
是怎么痛的呢？比如刺痛、胀痛、电击样疼痛……	是胀痛的感觉。
其他地方有不舒服的感觉吗？	胁下也会胀痛。

续表

医生	病人
您平时怕冷或怕热吗？	我就是很怕冷，手脚冰凉的。
大小便怎么样？	小便正常，吃点凉的、辣的之后就会拉稀，不成形。
您有口干吗？ 口苦吗？	有一点点口干，但是经常感觉嘴巴很苦。
（针对女性病人） 您末次月经什么时候来的呢？	（女性病人）最近一次是这个月8号，刚结束3天。
您还有什么不舒服，可以补充一下。	其他就没有了。
好的，我简要复述一下您的病情。	是的，差不多是这样的。
您这个病症属于×××，要注意保暖，平时不要吃生冷和辛辣等刺激食物，保持心情愉悦。	嗯，好的。
（完善既往史、过敏史，查体） 我还要检查一下您的舌脉。	好的。
您的舌脉是：舌淡胖苔白腻，脉沉而弦。 谢谢您的合作。	谢谢医生。

二、临证思维分析

主诉：反复恶心呕吐近两年。

现病史：患者两年前无明显诱因出现恶心呕吐，呕吐物为胃内容物，遂于当地医院就诊，胃镜等检查均未见异常，多处寻求中西医治疗均无明显疗效。

辰下症：自觉生气后仍感恶心呕吐，呕吐涎沫或胃内容物，伴心烦易怒、巅顶痛、胁肋胀痛、畏寒肢冷等症状。舌淡胖苔白腻，脉沉而弦。

三、辨病方证要点分析

病名：呕吐。

证名：肝胃虚寒。

辨证分析：患者反复恶心呕吐近两年，系脾胃素虚，饮食水谷停于胃，偶因情志恼怒，肝气犯胃，胃气上逆，导致呕吐；阳虚失布，寒饮停滞，寒浊之气上逆，则吐涎沫；足厥阴肝经与督脉会于巅顶，肝寒之气循经上犯，故头痛；肝失调达，肝气郁滞，故心烦易怒、胁肋胀满，其舌淡苔白腻，脉沉而弦，辨证为肝胃虚寒证。

治法：散寒降逆，温中补虚。

方药：吴茱萸汤加减。

组成：吴茱萸 3g，党参 9g，生姜 6g，大枣 9g，半夏 9g，茯苓 15g，香附 9g。

方解：方中吴茱萸入肝胃二经，温胃暖肝，降逆止呕；配生姜、半夏散寒降逆止呕；党参、茯苓、大枣补虚和中，健脾渗湿；香附疏肝理气止痛。

四、原文知识拓展

【原文 8】呕而胸满者，茱萸汤主之。

茱萸汤方：

吴茱萸一升，人参三两，生姜六两，大枣十二枚。

上四味，以水五升，煮取三升，温服七合，日三服。

【原文 9】干呕，吐涎沫，头痛者，茱萸汤主之（方见上）。

五、适应治疗的西医疾病

急性胃肠炎、慢性胃炎、溃疡病、偏头痛、耳源性眩晕、高血压、心脏病、肝炎、妊娠恶阻等病之中焦虚寒，肝胃之气上逆。

第二节　四逆汤

一、标准化病人病例脚本

医生	病人
您好！我是您的主治医师×××，现在来了解一下您的病情。请问您的姓名？今年多大年龄？	我是×××，今年 52 岁。
您觉得哪里不舒服？	我又吐又拉的，浑身难受。
从什么时候开始的呢？	从两天前就开始了。
吐的什么？吐了多少呢？	吐的食物残渣，一天吐十几次。
大便呢？	一天拉三四次，拉的水一样的。
两天前您有吃什么特别的东西吗？	吃了顿烧烤，和我一起吃的其他人也没这么严重。

续表

医生	病人
拉稀前您肚子疼不疼呢？	疼，一阵一阵的，疼了就想上厕所。
您现在还吃得下东西吗？	不想吃，吃了就吐。
您感觉口渴吗？	口非常干、渴，想喝水。
您有没有发热或怕冷的症状呢？	我感觉身上有点热，但是四肢又是冰凉的。
那您身上会出汗吗？	没有特别感觉。
有没有心慌的感觉？	有。
您还有什么不舒服的地方吗？	现在我感觉整个人虚脱了，一点精神都没有。
（针对女性病人） 您末次月经什么时候来的呢？	（女性病人）我去年就停经了，这些症状也是停经后慢慢出现的。
好的，我简要复述一下您的病情。	基本上是这样的。
（完善既往史、过敏史，查体） 我还要检查一下您的舌脉。	好的。
您的舌脉是：舌淡苔白腻，脉微细弱。 谢谢您的合作。	谢谢医生。

二、临证思维分析

主诉：呕吐、泄泻2天。

辰下症：患者自诉于2天前吃烧烤后出现呕吐、泄泻的症状，呕吐一天十余次，呕吐物为胃内容物，泄泻一天三四次，为水样便。伴有口干渴、身微热而四肢厥冷等症状。舌淡苔白腻，脉微细弱。

三、辨病方证要点分析

病名：呕吐。

证名：阴盛阳微，虚阳内扰。

辨证分析：该患者为不洁饮食后出现以呕吐和泄泻为主的症状，并伴随口干渴、身微热而四肢厥冷、乏力等症状。患者舌淡苔白腻，脉微细弱，故诊断为呕吐病，阴盛阳微，虚阳内扰证。

治法：回阳救逆。

方药：四逆汤加味。

组成：制附子 9g（先煎），干姜 6g，炙甘草 6g，枳实 9g。

方解：方中制附子温少阳以回阳，干姜温中阳以散寒，炙甘草温中以补虚，枳实行气消痰。

四、原文知识拓展

【原文 14】呕而脉弱，小便复利，身有微热，见厥者，难治，四逆汤主之。

四逆汤方：

附子一枚（生用），干姜一两半，甘草二两（炙）。

上三味，以水三升，煮取一升二合，去滓，分温再服。强人可大附子一枚，干姜三两。

同时，配合生理盐水补液，中西医结合以救阴。

五、适应治疗的西医疾病

急、慢性胃肠炎吐泻过多或急性病大汗出而见虚脱者。

第三节　大半夏汤

一、标准化病人病例脚本

医生	病人
您好！我是您的主治医师×××，现在来了解一下您的病情。请问您的姓名？今年多大年龄？	我是×××，今年 52 岁。
您觉得哪里不舒服？	我这段时间一直呕吐。
呕吐有多长时间了？	大概有一个星期了吧。
一个星期前有吃过什么东西吗？	没有，就是正常饮食。
那您呕吐什么时候发生？	就早上和晚上的时候吐得多。早上起来还没有吃饭先吐，吃晚饭之前也吐。
那您这个呕吐物是什么颜色的？有什么味道吗？	颜色没太大注意，就是之前吃了什么就吐什么。味道是酸的。
那您有做过检查或治疗吗？	没有，就在家喝了一周的稀饭，还是吐就来找您看了。

续表

医生	病人
那除了呕吐还有哪里不舒服吗？	我感觉浑身没有力气。
那吃饭怎么样？	一直吐，这样也不太爱吃，每天就喝点稀饭。
大小便怎么样呢？	小便还好，这几天吃得少，也没怎么大便，有大便也很干。
那会肚子不舒服吗？	肚子好像没有特别不舒服，就是想吐的时候难受。
那您会口干吗？	没有感觉到。
睡眠怎么样？	睡得还行
有没有特别出汗的？	出汗不会的。
好的，我简要复述一下您的病情。	基本上是这样的。医生，我这样能不能快点治好啊，我想好好吃饭。
您先别着急，我会根据您的情况给您开中药进行治疗。	那我平常生活需要注意什么呢？
您这个病症属于×××，要有良好的饮食习惯，平时保持心情愉悦。	嗯，好的。
（完善既往史、过敏史、查体） 我还要检查一下您的舌脉。	好的。
您的舌脉是：舌淡苔白，脉弱。谢谢您的合作。	谢谢医生。

二、临证思维分析

主诉：呕吐 7 天。

辰下症：无明显诱因出现呕吐，早晚呕吐加重，伴有食欲缺乏、恶心、乏力、便干，舌淡苔白，脉弱。

三、辨病方证要点分析

病名：胃反。

证名：虚寒。

辨证分析：中焦虚寒，脾胃功能失调，食入之物不能腐熟运化，反出于胃而呕吐。脾之运化失职，不能化气生津液以滋润大肠，故可见大便干燥。因脾胃功能失常，水谷不能滋养，故见面色不华、倦怠乏力、舌淡苔白、脉弱等症状。

治法：和胃降逆，补虚润燥。

方药：大半夏汤。

组成：半夏 9g，党参 9g，白蜜 200mL。

方解：方中重用半夏开结降逆，党参、白蜜补虚润燥。

四、原文知识拓展

【原文 16】胃反呕吐者，大半夏汤主之（《千金》云：治胃反不受食，食入即吐。《外台》云：治呕，心下痞硬者）。

大半夏汤方：

半夏二升（洗完用），人参三两，白蜜一升。

上三味，以水一斗二升，和蜜扬之二百四十遍，煮药取升半，温服一升，余分再服。

五、适应治疗的西医疾病

神经性呕吐、急性胃炎、胃及十二指肠溃疡、贲门痉挛、胃扭转、胃癌等。

第四节 小柴胡汤

一、标准化病人病例脚本

医生	病人
您好！我是您的主治医师×××，现在来了解一下您的病情。请问您的姓名？今年多大年龄？	我是×××，今年 38 岁。
您觉得哪里不舒服？	我最近一直恶心呕吐。
从什么时候开始的呢？	可能快一周了。
吐的什么？吐了多少呢？	吐的都是吃的东西，不多。
您最近一次月经是什么时候呢？	昨天刚完。
那您有没有发热的情况呢？	有，一会儿发热，一会儿怕冷，今天早上测了体温还 38.3℃。

续表

医生	病人
身上有出汗吗？	没怎么感觉到。
您之前找其他医生看过了吗？	看了，之前以为是肠胃炎，吃了消炎药和退热药还是这样，就想看看中医有没有办法。
好的，您先不要着急，我先给您做个详细的检查，然后再提出具体治疗方法。	好的。
您最近胃口怎么样呢？	我最近都心烦，感觉很恶心，一直想吐，吃不下东西。
那有没有腹痛的症状呢？	肚子不痛，胁下疼痛。
您有没有口苦的感觉呢？	有时候有。
口干吗？	干。
睡眠怎么样呢？	睡眠还好。
精神状态怎么样？	不行，感觉最近都没什么精神。
大小便怎么样？	大小便都正常。
您还有什么不舒服，可以补充一下。	其他就没有了。
好的，我简要复述一下您的病情。	差不多的。
您这个病症属于×××，要注意寒温调节，保持心情愉悦。	嗯，好的。
（完善既往史、过敏史，查体）我还要检查一下您的舌脉。	好的。
您的舌脉是：舌苔白滑，脉弦细。谢谢您的合作。	谢谢医生。

二、临证思维分析

主诉：反复恶心呕吐，伴发热7天。

辰下症：无明显诱因出现恶心呕吐，呕吐物为胃内容物，同时自觉寒热往来，口苦、咽干，默默不欲饮食，胁肋胀痛。舌苔白滑，脉弦细。

三、辨病方证要点分析

病名：呕吐。

证名：热郁少阳。

辨证分析：患者自诉呕吐一周，故诊断为呕吐。患者自觉寒热往来，系邪郁少阳，少阳枢机不利所致，口苦咽干，默默不欲饮食，胸胁胀痛都为热郁少阳之证。

治法：和解少阳，疏解邪热，和胃降逆。

方药：小柴胡汤。

组成：柴胡18g，黄芩9g，半夏9g，党参9g，生姜9g，大枣9g，炙甘草9g。

方解：方中柴胡为君，黄芩为臣，两药相配，可直达少阳，疏利肝胆，和解退热；生姜、半夏相伍，和胃降逆；党参、炙甘草、大枣补虚安中，扶正祛邪，同时以防内传太阴。诸药合用，枢机得利，升降得复，偶热即止。

四、原文知识拓展

【原文15】呕而发热者，小柴胡汤主之。

小柴胡汤方：

柴胡半斤，黄芩三两，人参三两，甘草三两，半夏半斤，生姜三两，大枣十二枚。

上七味，以水一斗二升，煮取六升，去滓，再煎取三升，温服一升，日三服。

五、适应治疗的西医疾病

外感热病，咳嗽、呕吐、腹痛、胁肋疼痛等呼吸道和消化系统疾病属少阳枢机不利之病机。

第五节　大黄甘草汤

一、标准化病人病例脚本

医生	病人
您好！我是您的主治医师×××，现在来了解一下您的病情。请问您的姓名？今年多大年龄？	我是×××，今年40岁。
您觉得哪里不舒服？	最近吃完饭就会呕吐。

续表

医生	病人
这个症状持续多久了？	大概有一周了。
呕吐的时候会胃痛胃胀吗？或者有没有什么其他感觉？	会感到胃痛、胃胀，还有胃部像火烧一样灼热。
您有没有找医生看过？	拍了胃部 X 线，没发现异常征象。
那医生给您开过药吗？效果怎么样？	吃了一些药，但是没效果。
您平时会口干口臭吗？喝水怎么样？	会口干口臭，平时喜欢喝凉水。
大小便怎么样？	大便比较干结，小便会比较黄。
大便一般多久一次，什么味？	大概 3、4 天一次。味道特别臭。
您还有什么不舒服，可以补充一下。	没有了。
（针对女性病人）您末次月经什么时候来的呢？	（女性病人）我最后一次月经是 14 号来的，今天刚好结束了，来了 6 天。
好的，我简要复述一下您的病情。	基本上是这样的。医生，我这样要不要紧呢？
您先别着急，我会根据您的情况给您开中药进行治疗。	那我平常生活需要注意什么呢？
您这个病症属于×××，要少吃辛辣等刺激性食物，保持心情愉悦。	嗯，好的。
（完善既往史、过敏史、查体）我还要检查一下您的舌脉。	好的。
您的舌脉是：舌红苔黄少津，脉滑而有力。谢谢您的合作。	谢谢医生。

二、临证思维分析

主诉：食入即吐 1 周。

辰下症：患者以食入即吐为主要表现，伴胃脘灼热胀痛，口渴喜冷饮，小便黄，大便干结，舌红苔黄少津，脉滑而有力。

三、辨病方证要点分析

病名：呕吐。

证名：胃热腑实。

辨证分析：积热在胃，肠道阻滞，传导失司，胃虽纳而不能降，食入于胃，更助长阳明邪热之气冲逆，故食后即吐；实热壅于胃，故胃脘灼热、胀痛；实热壅于肠，肠道传导失司，故大便秘结不通；小便短黄，舌质红、苔薄黄少津，脉滑有力均为阳明实热之证。

治法：通腑泄热和胃。

方药：大黄甘草汤。

组成：大黄9g（后下），甘草6g。

方解：方中大黄荡涤胃肠实热，顺承腑气；甘草既能缓和吐势之急迫，亦可缓和攻下伤胃之峻猛，两者相伍，热除便通，胃气和降，呕吐自止。

四、原文知识拓展

【原文17】食已即吐者，大黄甘草汤主之（《外台》方，又治吐水）。

大黄甘草汤方：

大黄四两，甘草一两。

上二味，以水三升，煮取一升，分温再服。

五、适应治疗的西医疾病

急性胃炎、急性肝炎、急性胆囊炎、急性胰腺炎等所致之反射性呕吐而属腑实热证者。

第六节　黄芩加半夏生姜汤

一、标准化病人病例脚本

医生	病人
您好！我是您的主治医师×××，现在来了解一下您的病情。请问您的姓名？今年多大年龄？	我是×××，今年22岁。
您觉得哪里不舒服？	这段时间一直在呕吐，也会拉肚子。
什么时候开始的，您能具体说一下吗？	就是3天前吧，就不太爱吃东西，吃完就吐，然后每天大便四五次，是臭的。
3天前有什么原因吗？	晚上吃了一顿烧烤，有小龙虾，第二天就开始这样子了。
您有没有找医生看过或到医院检查过？	没有。

续表

医生	病人
那会肚子不舒服吗？	会啊，有时候会肚子痛，就会想上厕所，上完厕所好一点。
那您还有什么其他不舒服的地方吗？	我会觉得口干。
那您想喝水吗？	想喝，但是喝了没过一会儿就吐了。
会有发热吗？	有一点，昨天晚上低热，早上就没有了。
睡眠怎么样呢？	这几天都睡不好，感觉会心烦。
小便怎么样？	小便还算正常，有点黄。
好的，我简要复述一下您的病情。	基本上是这样的。医生，感觉我再吐就要虚脱了。
您先别着急，我会根据您的情况给您开中药进行治疗。	那我平常生活需要注意什么呢？
您这个病症属于×××，要注意养成良好的饮食习惯，不可暴饮暴食。	嗯，好的。
（完善既往史、过敏史，查体）我还要检查一下您的舌脉。	好的。
您的舌脉是：舌苔黄腻，脉弦滑。谢谢您的合作。	谢谢医生。

二、临证思维分析

主诉：呕吐伴泄泻3天。

辰下症：因饮食不洁出现呕吐、泄泻，伴发热、食欲缺乏、腹痛、口干、心烦，舌苔黄腻，脉弦滑。

三、辨病方证要点分析

病名：呕吐。

证名：热犯胃肠，胃失和降。

辨证分析：由于饮食所伤，湿热内扰，肝胆不和，热犯胃肠，以致升降失调，胃气上逆，故干呕；邪热下迫，大肠传导失常则下利；因有邪热，故当伴腹痛、利下热臭等症。

治法：清热止利，和胃降逆。

方药：黄芩加半夏生姜汤。

组成：黄芩 9g，炙甘草 6g，炒芍药 9g，半夏 9g，生姜 6g，大枣 9g。

方解：方中黄芩苦寒，清少阳胆热。炒芍药泄胆热，和血脉，利气血，与黄芩相同，治少阳胆热上攻。半夏温胃散寒、降逆止呕。生姜调理脾胃散寒，助半夏降逆之功。炙甘草、大枣补益胆气，使胆气极力驱除邪气，并制黄芩苦寒伤胃，更能调和诸药。

四、原文知识拓展

【原文 11】干呕而利者，黄芩加半夏生姜汤主之。

黄芩加半夏生姜汤方：

黄芩三两，甘草二两（炙），芍药二两，半夏半升，生姜三两，大枣十二枚。

上六味，以水一斗，煮取三升，去滓，温服一升，日再夜一服。

五、适应治疗的西医疾病

热痢初起、赤白痢、阿米巴痢疾、急性肠炎等。

第七节　半夏泻心汤

一、标准化病人病例脚本

医生	病人
您好！我是您的主治医师×××，现在来了解一下您的病情。请问您的姓名？今年多大年龄？	我是×××，今年 50 岁。
您觉得哪里不舒服？	我感觉肚子这块有个东西顶着。
具体哪个位置呢？	这里。（患者用手指向自己的胃部）
您这样有多久了呢？	有小半年了。
您感觉肚子胀不胀呢？	胀，特别是吃了饭后就很胀，还恶心呕吐。
那您觉得除了胀之外，会不会痛呢？	不痛。
有没有烧心？	没有。
有没有反酸、呃逆、嗳气呢？	有时候就会呃逆。

续表

医生	病人
那您之前有找医生看过吗？做过胃镜检查吗？	看过，胃镜检查就说有慢性浅表性胃炎。
那之前的医生给您开过药吗？效果怎么样？	吃了西药当时好一点，不吃又不行了。
您大便怎么样？	我经常吃点火锅、烧烤就大便不成形，肚子还一直咕噜噜地叫。
小便呢？	小便是正常的。
您平时饮食习惯怎么样？会经常吃火锅、烧烤吗？	是的，经常吃。
那平时会抽烟、喝酒吗？	不抽烟，但经常喝酒。
您平时精神状态怎么样？	我平时就很疲倦，一直想睡觉，没什么精神。
那您睡眠怎么样呢？	睡眠还可以。
您还有什么不舒服的吗？可以补充一下。	其他就没有了。
好的，我简要复述一下您的病情。	是这样的。 那我平时需要注意什么呢？
您这个病症属于×××，要注意一日三餐按时吃饭，不要吃油腻、辛辣等刺激性食物和甜食，特别是不能再喝酒了。	嗯，好的。
（完善既往史、过敏史，查体） 我还要检查一下您的舌脉。	好的。
您的舌脉是：舌红苔白，脉弦滑。 谢谢您的合作。	谢谢医生。

二、临证思维分析

主诉：呕吐半年。

辰下症：患者常年饮酒，半年前出现心下痞满，伴恶心呕吐，多食后加重，并见有呃逆，油腻不洁饮食后大便不成形，平素神疲乏力，困倦嗜睡。舌红苔白，脉弦滑。

三、辨病方证要点分析

病名：呕吐。

证名：寒热错杂。

辨证分析：患者为酒客，平素饮酒较多，损伤脾胃，脾失健运，痰浊中阻，升降失调，胃气上逆，故恶心呕吐；大便不成形，疲倦嗜睡均为脾虚的表现；患者心下痞满，兼见舌红苔白，脉弦滑，为寒热错杂，中焦痞阻。故辨证为寒热错杂之痞证。

治法：寒热并调，和中消痞。

方药：半夏泻心汤。

组成：半夏 9g，黄芩 9g，黄连 6g，党参 9g，大枣 9g，干姜 6g，炙甘草 6g。

方解：方中半夏、干姜辛温散寒开痞；黄芩、黄连苦寒泄热降浊；党参、炙甘草、大枣甘温补益中气。本方药物寒热并用，辛开苦降，阴阳并调，共复中焦升降之机，以消痞止呕。

四、原文知识拓展

【原文 10】呕而肠鸣，心下痞者，半夏泻心汤主之。

半夏泻心汤方：

半夏半升（洗），黄芩三两，干姜三两，人参三两，黄连一两，大枣十二枚，甘草三两（炙）。

上七味，以水一斗，煮取六升，去滓，再煮取三升，温服一升，日三服。

五、适应治疗的西医疾病

急性胃炎、消化性溃疡、慢性肠炎、消化不良、慢性胆囊炎、慢性胰腺炎等属于寒热错杂证者。

第八节　小半夏汤

一、标准化病人病例脚本

医生	病人
您好！我是您的主治医师×××，现在来了解一下您的病情。请问您的姓名？今年多大年龄？	我是×××，今年 20 岁。
您觉得哪里不舒服？	我这几天老是呕吐，吃点就吐。

续表

医生	病人
这个病从什么时间开始的呢？	差不多有 3 天了。
有没有腹痛、腹胀？	会腹胀，没有腹痛。
有没有头晕？	没有头晕。
您有没有找医生看过或到医院检查过？	看过西医说是肠胃炎。开了点抗生素吃，但是吃了还是有吐。 医生我这个要不要紧？
有没有发热？	刚开始有发热，现在没有了。
吃饭怎么样？	吃不下，吃点就吐。
睡眠怎么样？	睡眠还好。
有没有特别出汗的？	很少出汗，基本上没有流汗。
大小便怎么样呢？	大便 2～3 天一次，小便正常。
（针对女性病人） 您末次月经什么时候来的呢？	（女性病人）我最后一次月经是这个月 10 号来的。
今天是 15 号，月经量多吗？颜色怎么样？	月经量一般，每次都是 5 天左右，颜色正常，没有血块。
会有痛经吗？	有一点点不舒服，没有痛经。
好的，我简要复述一下您的病情。	基本上是这样的。
（完善既往史、过敏史，查体） 我还要检查一下您的舌脉。	好的。
您的舌脉是：舌淡红苔白腻，脉滑。 谢谢您的合作。	医生，我这样要不要紧呢？
您先别着急，我会根据您的情况给您开中药进行治疗。	那我平常生活需要注意什么呢？
您这个病症属于×××，要注意忌食生冷，寒温调节，保持心情愉悦。	嗯，好的。谢谢医生。

二、临证思维分析

主诉：呕吐 3 天。

辰下症：食入即吐，不欲饮食，大便少，小便正常，舌淡红苔白腻，脉滑。

三、辨病方证要点分析

病名：呕吐。

证名：痰饮内停。

辨证分析：因饮邪停留心下，胃失和降，饮随胃气上逆故见呕吐。

治法：温化痰饮，和胃降逆。

方药：小半夏汤。

组成：半夏9g，生姜6g。

方解：方中半夏辛温，涤痰化饮，降逆止呕，为治饮病的要药；生姜辛散，温中降逆，消散寒饮，又能抑制半夏之悍性。

四、原文知识拓展

【原文12】诸呕吐，谷不得下者，小半夏汤主之（方见痰饮中）。

五、适应治疗的西医疾病

急慢性胃肠炎的呕吐治疗。

第九节　半夏干姜散

一、标准化病人病例脚本

医生	病人
您好！我是您的主治医师×××，现在来了解一下您的病情。请问您的姓名？今年多大年龄？	我是×××，今年40岁。
您觉得哪里不舒服？	我经常感觉头晕想吐。
这个症状持续多久了？	大概半年了。
头晕是什么样子呢？	就感觉天旋地转的，像坐船一样。
一般吐出来什么东西呢？	有时候就是干呕，有时候就会吐出来一些痰液。
您有没有找医生看过或到医院检查过脑部和胃部？	我做了头颅CT，没有什么大的问题。
那医生给您开过药吗？效果怎么样？	开了一些药口服，但都不见效。

续表

医生	病人
您吐出的痰液的颜色是什么样子呢？黏不黏稠呢？量多不多呢？	痰液是白色的，不黏稠，量还挺多。
平时吃饭、睡觉怎么样呢？	平时不太想吃饭，容易困，经常想睡觉。
喝水怎么样呢？	不太想喝水。
大小便怎么样呢？	大便有时候会便溏，小便量比较多。
您还有什么不舒服，可以补充一下。	没有了。
（针对女性病人）您末次月经什么时候来的呢？	（女性病人）最后一次月经是上个月29号来的，到今天5天了，快要结束了。
好的，我简要复述一下您的病情。	基本上是这样的。医生，我这样要不要紧呢？
您先别着急，我会根据您的情况给您开中药进行治疗。	那我平常生活需要注意什么呢？
您这个病症属于×××，要注意顾护脾胃，少吃寒凉的食物，保持心情愉悦。	嗯，好的。
（完善既往史、过敏史，查体）我还要检查一下您的舌脉。	好的。
您的舌脉是：舌淡苔白腻，脉右寸滑甚。谢谢您的合作。	谢谢医生。

二、临证思维分析

主诉：头晕呕吐半年。

辰下症：患者以头昏目眩、呕吐大量清涎为主症，兼见纳呆食少，困倦，大便溏泄，小便量多，舌淡苔白腻，脉右寸滑甚。

三、辨病方证要点分析

病名：呕吐。

证名：虚寒饮停。

辨证分析：患者纳呆食少，困倦，大便溏泄，小便量多是中阳不足，寒饮内停的表现，清阳不升，故头昏目眩；浊阴不降，故胸脘胀闷不舒；胃失和降，饮邪随胃气上逆，故干呕、吐涎沫；舌淡苔薄白腻、脉滑亦为中阳不足，寒饮内停之证。

治法：温中止呕，温阳化饮。

方药：半夏干姜散。

组成：半夏 9g，干姜 6g。

方解：方中半夏辛燥，化痰开结，善降逆气；干姜辛热，温胃散寒，通阳化饮，两味相伍，温胃散寒，化饮止呕。

四、原文知识拓展

【原文 20】干呕，吐逆，吐涎沫，半夏干姜散主之。

半夏干姜散方：

半夏、干姜各等分

上二味，杵为散，取方寸匕，浆水一升半，煎取七合，顿服之。

五、适应治疗的西医疾病

急慢性胃炎、胃扩张、慢性胆囊炎属中阳不足，寒饮内盛者。

第十节　生姜半夏汤

一、标准化病人病例脚本

医生	病人
您好！我是您的主治医师×××，现在来了解一下您的病情。请问您的姓名？今年多大年龄？	我是×××，今年 18 岁。
您觉得哪里不舒服？	这几天会吐，胃口也不好。
这个情况从什么时候开始的呢？	有一周了吧。
那以前有过这样的情况吗？	没有。
那这次有什么原因吗？	好像是之前吃了太多冰的东西，生病前 3 天喝了挺多冷饮。
您有没有找医生看过或到医院检查过？	没有。
那您这个呕吐具体是什么情况可以说下吗？	我吐的也不是很严重，有时候会干呕，然后吐不出来，有时候就吐得出来，量也不是很多。

续表

医生	病人
您还有什么不舒服的地方吗？	说不上来，胸口闷啊，有时候还会感觉喘不上气。
那您睡眠怎么样？	睡眠不好啊，就很难受，感觉胃和心口这一块部位非常烦，不好入睡也睡不长。
那有肚子不舒服吗？	肚子不舒服倒没有很明显。
那您会怕冷吗？	怕冷没有感觉到，但是会想喝温水，现在都不敢吃冰的了。
大小便怎么样呢？	大小便都还算正常，和以前差不多。
您有口干吗？口苦吗？	口干和口苦都不会的。
好的，我简要复述一下您的病情。	基本上是这样的。医生，我这样要吃几天药啊？
您先别着急，我会根据您的情况给您开中药进行治疗。	那我平常生活需要注意什么呢？
您这个病症属于×××，要注意养成良好的饮食习惯，少吃生冷食物。	嗯，好的，我再也不敢吃太多冰的东西了。
（完善既往史、过敏史，查体） 我还要检查一下您的舌脉。	好的。
您的舌脉是：舌淡嫩苔薄，脉沉迟无力。 谢谢您的合作。	谢谢医生。

二、临证思维分析

主诉：呕吐伴食欲缺乏7天。

辰下症：因过食冷饮而出现呕吐，伴食欲缺乏、胸闷、心烦、寐差，舌淡嫩苔薄，脉沉迟无力。

三、辨病方证要点分析

病名：呕吐。

证名：寒饮阻膈。

辨证分析：胸为气海，是清气出入升降之道路，且内居心肺，下邻脾胃。寒饮搏结于胸胃，胸阳阻滞，欲伸不能，邪正相搏，气机逆乱，故见寒饮扰胸，肺气不利，似喘不喘；饮扰于胃，胃失和降，似呕不呕，似哕不哕；病势欲出不能，欲降不得，以致心胸中烦闷不堪，有无可奈何之状。

治法：温中散寒，降逆化饮。

方药：生姜半夏汤。

组成：半夏 9g，生姜汁 9g。

方解：此于小半夏汤减半夏的用量而重用生姜汁，则下气降逆之力少，而温中散饮之力多，故治寒饮愦愦然无奈何者。

四、原文知识拓展

【原文 21】病人胸中似喘不喘，似呕不呕，似哕不哕，彻心中愦愦然无奈者，生姜半夏汤主之。

生姜半夏汤方：

半夏半斤，生姜汁一升。

上二味，以水三升，煮半夏取二升，内生姜汁，煮取一升半，小冷，分四服，日三夜一服。止，停后服。

五、适应治疗的西医疾病

梅尼埃病之眩晕呕吐，或慢性消化道疾病而见呕吐等。

第十一节 茯苓泽泻汤

一、标准化病人病例脚本

医生	病人
您好！我是您的主治医师×××，现在来了解一下您的病情。请问您的姓名？今年多大年龄？	我是×××，今年 37 岁。
您觉得哪里不舒服？	我感觉头很晕，还吐了。
从什么时候开始的呢？	3 天了。
您 3 天前有发生什么特别的事吗？或者吃了什么特别的东西？	3 天前我跟老公吵架了，后面喝了一杯冰咖啡后就突然头晕、呕吐。
嗯，您吐的是什么呢？	吐的是一些清水。
量不多呢？	多，可能有小半碗。

续表

医生	病人
您感觉肚子痛不痛呢？	不痛。
肚子胀不胀呢？	也没感觉。
那您感觉口渴吗？	嗯，口渴，特别是吐了就想喝水。
您头晕时看东西转不转呢？	不转。但是眼睛也是花的，感觉都站不稳。
那您有没有心慌？	有。
有没有胸闷气短呢？	有。
那您体温有没有升高呢？	没有。
您之前有找其他医生看过或吃过什么药吗？	没有，我以为休息一下就好了。
这两天胃口还好吗？能吃下东西吗？	不想吃，就想喝点水。
睡眠怎么样？	睡眠还好，但是头晕，越睡越昏。
大小便怎么样？	大便很细，小便很黄。
身上有出汗吗？	有，头晕起来身上就出汗。
（针对女性病人） 您末次月经什么时候来的呢？	（女性病人）这个月5号。现在已经结束了。
您还有什么不舒服，可以补充一下。	其他就没有了。
好的，我简要复述一下您的病情。	基本上是这样的。医生，我这样要不要紧呢？
您先别着急，我会根据您的情况开些中药进行治疗。	那我平常生活需要注意什么呢？
您这个病症属于×××，要注意不要吃冰冷的东西。	嗯，好的。
（完善既往史、过敏史，查体） 我还要检查一下您的舌脉。	好的。
您的舌脉是：舌淡苔白腻，脉弦滑。 谢谢您的合作。	谢谢医生。

二、临证思维分析

主诉：反复呕吐伴头晕3天。

辰下症：患者3天前因与丈夫吵架生气并饮一杯冰咖啡后出现头晕目眩，反复呕吐，呕吐物为清水，量约100mL，伴口渴喜饮、心慌、胸闷气短。舌淡苔白腻，脉弦滑。

三、辨病方证要点分析

病名：眩晕呕吐。

证名：虚寒饮停。

辨证分析：患者以头晕目眩，反复呕吐为主症，故辨病为眩晕呕吐。患者寒饮内停于胃，脾阳已虚，饮入于胃，胃失温化，不能和降，饮随胃气上逆，故呕吐涎沫；饮停不化，津不上承，故口干欲饮；清阳不升，故头晕目眩；浊阴不降，故胸闷气短；水饮凌上，故心慌；舌淡苔白腻、脉弦滑为水饮内停之征。

治法：健脾渗湿，温阳利水。

方药：茯苓泽泻汤加味。

组成：茯苓 12g，泽泻 9g，甘草 6g，桂枝 9g，白术 9g，生姜 6g。

方解：方中茯苓、泽泻淡渗利水扶脾；桂枝通阳化气；白术、甘草健脾化湿，安中和胃；生姜散寒化饮，降逆止呕。

四、原文知识拓展

【原文18】胃反，吐而渴，欲饮水者，茯苓泽泻汤主之。

茯苓泽泻汤方：（《外台》云：治消渴脉绝，胃反吐食之，有小麦一升）

茯苓半斤，泽泻四两，甘草二两，桂枝二两，白术三两，生姜四两。

上六味，以水一斗，煮取三升，内泽泻，再煮取二升半，温服八合，日三服。

五、适应治疗的西医疾病

急性胃炎、胃肠炎、功能性胃肠病和其他消化道疾患。

第十二节　猪苓散

一、标准化病人病例脚本

医生	病人
您好！我是您的主治医师×××，现在来了解一下您的病情。请问您的姓名？今年多大年龄？	我是×××，今年40岁。

续表

医生	病人
您觉得哪里不舒服？	口渴想喝水，喝完水就会全部吐出来，吐出来后就又会口渴。
您这症状持续多久了？	2 天了。
口渴想喝凉水还是热水呢？	想喝凉水。
出现这种情况有没有什么诱因呢？	前几天腹泻吃了一些止泻药好了，后面就出现不想吃饭，喝水后就会吐的症状。
您有没有找医生看过或到医院检查过？	还没有。
您腹泻，医生给您开的什么药？	蒙脱石散。
那您现在大小便怎么样呢？	现在止泻了，但是也没解大便，小便也比较少。
您还有什么不舒服的地方吗？	没有了。
（针对女性病人）您末次月经什么时候来的呢？	（女性病人）我最后一次月经是 8 号来的。
好的，我简要复述一下您的病情。	基本上是这样的。医生，我这样要不要紧呢？
您先别着急，我会根据您的情况给您开中药进行治疗。	那我需要注意什么呢？
您这个病症属于×××，不要太过担心。	嗯，好的。
（完善既往史、过敏史，查体）我还要检查一下您的舌脉。	好的。
您的舌脉是：舌红苔滑，脉沉紧。谢谢您的合作。	谢谢医生。

二、临证思维分析

主诉：饮入即吐 2 天。

辰下症：患者以口渴、饮入即吐为主要表现，兼见喜冷饮，大便不通，小便少，舌红苔滑，脉沉紧。

三、辨病方证要点分析

病名：呕吐。

证名：饮停呕吐。

辨证分析：患者下利后服止泻药虽利止，但大小便不通致水饮之邪停留于胃肠中，郁而化热使患者出现口渴，饮入之水与胃肠水饮相冲致使水邪上逆出现水入即吐的表现，且舌红苔滑皆是水饮化热的表现。

治法：泄热逐饮。

方药：猪苓散。

组成：猪苓9g，茯苓9g，白术9g。

方解：方中猪苓利水泄热，茯苓甘淡性平，两者共奏淡渗利水之功；白术甘苦温，健脾补气，运化水饮。配制散剂，取其"散者散也"之义，使水饮得散，中阳复运，气化水行。

四、原文知识拓展

【原文13】呕吐而病在膈上，后思水者解，急与之。思水者，猪苓散主之。

猪苓散方：

猪苓、茯苓、白术各等分。

上三味，杵为散，饮服方寸匕，日三服。

五、适应治疗的西医疾病

急慢性胃炎、功能性胃肠病、神经性呕吐、肝硬化腹水、眩晕、经期水肿等症见停饮化热而呕吐者。

第十三节　橘皮汤

一、标准化病人病例脚本

医生	病人
您好！我是您的主治医师×××，现在来了解一下您的病情。请问您的姓名？今年多大年龄？	我是×××，今年54岁。
您有什么不舒服？	一直呃逆。
这样的情况多久了？	3天了。
您不舒服开始之前有受过凉？或者吃过什么吗？	那天在沙发午休没盖被子，可能着凉了。

续表

医生	病人
您有没有找医生看过或到医院检查过？效果怎么样？	没有，当时自己喝了些热水，感觉好一点。不过很快就又不舒服了。
呃逆的声音响不响？还是声音不大？	有点响。
什么情况下会诱发，或者比较频繁？	吃凉一点，或者肚子受点凉感觉就比较频繁。
有没有反酸或者吐？	没有。
胃口怎么样？	还不错。
会觉得容易疲倦、乏力吗？	还行。
会不会怕冷？	有点，手脚有点凉。
口渴、多汗吗？	都不会。
会不会胸痛、胸闷？	会闷，不会痛。
会腹痛、腹胀吗？	有点胀。
大便怎么样？会拉肚子吗？	大便还算正常，一天一次。没有拉肚子。
小便怎么样？黄色还是清的？会不会频。	正常。
睡眠怎么样？	还可以。
您还有没有其他不舒服？	没有。
您有没有反流性胃炎、胃溃疡等疾病。	没有。
有没有慢性病？	没有。
有没有得过传染病，比如肝炎……	没有。
有没有外伤、手术史？	没有。
有没有输血史？	没有。
有没有药物、食物过敏史？	没有发现过。
平时有没有吸烟、喝酒或其他不良嗜好？	没有。
您是本地人吗？有没有疫区疫水接触史？	是本地人。没有去外地。
您是做什么工作的？	普通的公司职员。
结婚了没有？爱人身体好吗？	还没结婚。
父母身体好吗？	父母身体健康。
家族有没有遗传病？	没有。
好的，我简要复述一下您的病情：呃逆3天，胸闷，手足略冰。	没错。

医生	病人
我还要检查一下您的舌脉。	好的。
您的舌脉是：舌淡苔白腻，脉弦滑。 谢谢您的合作。	谢谢医生。

二、临证思维分析

主诉：呃逆 3 天。

辰下症：呃逆频发，呃声高亢，着凉饮冷加重或诱发，无呕吐、反酸，胸闷、腹胀，肢端凉。纳可，眠佳，二便正常，舌淡苔白腻，脉弦滑。

三、辨病方证要点分析

病名：呃逆。

证名：胃寒气逆。

辨证分析：患者起居不慎，外感寒邪，寒气动膈，胃气上逆，故呃逆频发，呃声高亢。寒邪凝滞，胸腹气机不畅，故胸闷腹胀。寒邪闭阻，阳气被郁，不能到达四末，四末失温，故手足寒凉。舌淡苔白腻，脉弦滑为胃寒内盛之象。

治法：散寒降逆，通阳和胃。

方药：橘皮汤加味。

组成：陈皮 9g，生姜 6g，姜半夏 9g，桂枝 9g，甘草 3g。

方解：方中陈皮理气和胃；生姜散寒止哕；姜半夏温胃降逆止哕；桂枝温通阳气；甘草调药和中。

四、原文知识拓展

【原文 22】干呕，哕，若手足厥者，橘皮汤主之。

橘皮汤方：

橘皮四两，生姜半斤。

上二味，以水七升，煮取三升，温服一升，下咽即愈。

五、适应治疗的西医疾病

急性胃炎、幽门不全梗阻、神经性呕吐等胃寒气逆所致的呃逆、呕吐。

第十四节　橘皮竹茹汤

一、标准化病人病例脚本

医生	病人
您好！我是您的主治医师×××，现在来了解一下您的病情。请问您的姓名？今年多大年龄？	我是×××，今年40岁。
您觉得哪里不舒服？	我最近老是呃逆。
这个病从什么时候开始的呢？	差不多有1周时间了。
有没有恶心呕吐？	呃逆厉害的时候会干呕。
您有没有找医生看过或到医院检查过？	我看过西医，他们说是胃炎。
那医生给您开过药吗？效果怎么样？	开了点西药，改善不明显。 医生，我这个是什么病？要不要紧，能不能治好？
您还有什么不舒服的地方吗？	会感觉手心脚心热，有的时候会出汗。
吃饭怎么样？吃完腹胀吗？	胃口不好，吃点就容易胀。
睡眠怎么样？	晚上睡得不安稳，容易醒，梦比较多。
您有口干吗？口苦吗？	会口干，口苦不会的。
有没有特别出汗的？	很少出汗，基本上没有流汗。
大小便怎么样呢？	大小便是正常的。
（针对女性病人） 您末次月经什么时候来的呢？	（女性病人）我最后一次月经是上个月30号来的。
今天是10号，月经量多吗？颜色怎么样？	月经量一般，每次都是5天左右，颜色正常。
会有痛经吗？	没有。
好的，我简要复述一下您的病情。	基本上是这样的。
（完善既往史、过敏史，查体） 我还要检查一下您的舌脉。	好的。

续表

医生	病人
您的舌脉是：舌淡苔薄白，脉虚数。谢谢您的合作。	医生，我这样要不要紧呢？
您先别着急，我会根据您的情况给您开中药进行治疗。	那我平常生活需要注意什么呢？
您这个病症属于×××，要注意少食油腻生冷，保持心情愉悦。	嗯，好的。谢谢医生。

二、临证思维分析

主诉：呃逆1周。

辰下症：时有呃逆，困倦，口干，手足心热，食欲缺乏，夜卧不安，二便正常。舌淡苔薄白，脉虚数。

三、辨病方证要点分析

病名：呃逆。

证名：胃虚有热。

辨证分析：呃逆是因胃中虚热，气逆上冲所致，故可伴有虚烦不安、少气、口干、手足心热、脉虚数等症。

治法：补虚清热，和胃降逆。

方药：橘皮竹茹汤。

组成：橘皮9g，竹茹9g，大枣9g，生姜6g，甘草6g，党参9g。

方解：方中橘皮理气健胃，和中止呕；生姜降逆开胃；竹茹清热安中，止呕逆；党参、甘草、大枣补虚和中。六味相合，虚热得除，胃气和降，则哕逆自愈。

四、原文知识拓展

【原文23】哕逆者，橘皮竹茹汤主之。

橘皮竹茹汤方：

橘皮二升，竹茹二升，大枣三十枚，生姜半斤，甘草五两，人参一两。

上六味，以水一斗，煮取三升，温服一升，日三服。

五、适应治疗的西医疾病

慢性消化道疾病、妊娠恶阻、幽门不全梗阻及胃炎之呕吐，以及神经性呕吐、腹部手术后呃逆不止等属于胃虚夹热者。

第十五节　通脉四逆汤

一、标准化病人病例脚本

医生	病人
您好！我是您的主治医师×××，现在来了解一下您的病情。请问您的姓名？今年多大年龄？	我是×××，今年40岁。
您觉得哪里不舒服？	腹泻。
这种症状持续多久了呢？	2天了。
是什么原因导致您腹泻呢？	前几天吃了一些凉的，就突然腹泻。
那您大概一天腹泻几次呢？大便是什么样子的呢？	大概一天有3～4次，每次都是像水一样，里面还有一些未消化的食物。
您有没有找医生看过或到医院检查过？	还没有。
您除了腹泻还有什么其他症状吗？	刚开始腹泻的时候怕冷，四肢都是冰凉的，现在感到烦躁，还感觉有点发热。
您有没有出汗？	感觉出了一点冷汗。
待会我给您量一下体温。	好的。
我简要复述一下您的病情。	基本上是这样的。
您这个病症属于×××，比较危急，要及时治疗。	嗯，好的。
（完善既往史、过敏史，查体）我还要检查一下您的舌脉。	好的。
您的舌脉是：舌淡苔白，脉沉细。谢谢您的合作。	谢谢医生。

二、临证思维分析

主诉：下利2天。

辰下症：以水样便腹泻为主要表现，伴四肢冰凉、烦躁发热，舌淡苔白，脉沉细。

三、辨病方证要点分析

病名：下利。

证名：寒厥下利。

辨证分析：患者过食生冷导致胃肠受损，出现下利症状，下利不止，中阳不足，出现四肢冰凉，后出现烦躁发热是真寒假热证；舌淡苔白，脉沉细皆是阳虚寒厥的表现。

治法：温阳止利，回阳通脉。

方药：通脉四逆汤。

组成：生附子 9g（先煎），干姜 9g，炙甘草 6g。

方解：通脉四逆汤即四逆汤倍干姜重用附子而成。方中附子大辛大热，温发阳气、驱散寒邪，为主药；干姜温中散寒，协助附子回阳之力；炙甘草温养阳气，并能缓和姜、附之过于燥烈。

四、原文知识拓展

【原文 45】下利清谷，里寒外热，汗出而厥者，通脉四逆汤主之。

通脉四逆汤方：

附子大者一枚（生用），干姜三两（强人可四两），甘草二两（炙）。

上三味，以水三升，煮取一升二合，去滓，分温再服。

五、适应治疗的西医疾病

急性胃肠炎、胃肠型感冒、心源性休克等属于阳虚寒厥证。

第十六节 桃花汤

一、标准化病人病例脚本

医生	病人
您好！我是您的主治医师×××，现在来了解一下您的病情。请问您的姓名？今年多大年龄？	我是×××，今年 60 岁。

续表

医生	病人
您觉得哪里不舒服？	我大便里面有白色的黏液，有的时候带血。
这个病从什么时候开始的呢？	差不多有 2 年时间了。
您有没有找医生看过或到医院检查过？	有去看过，西医那边诊断是慢性阿米巴痢疾。
那医生给您开过药吗？效果怎么样？	一直在吃西药，有好一点，但是一直没好完全。 医生，我这个能不能治好？
除了大便带脓血，还有哪里不舒服吗？	有的时候会腹痛。
怎么样痛？	隐隐作痛，按着或者用热水袋捂着会好些。
您体力怎么样？	感觉没有力气，整天都很疲惫。
有没有怕热怕冷？	很怕冷，手脚常年都是冰凉的。
吃饭怎么样？	胃口很差，不想吃东西。
睡眠怎么样？	我很容易疲劳，每天都很困，很早就睡觉。
您有口干吗？口苦吗？	没有口干口苦。
有没有特别爱出汗？	很少出汗，基本上没有流汗。
小便怎么样呢？	小便正常。
好的，我简要复述一下您的病情。	基本上是这样的。
（完善既往史、过敏史，查体） 我还要检查一下您的舌脉。	好的。
您的舌脉是：舌淡苔白，脉微细而弱。 谢谢您的合作。	医生，我这样要不要紧呢？
您先别着急，我会根据您的情况给您开中药进行治疗。	那我平常生活需要注意什么呢？
您这个病症属于×××，要注意忌食生冷等刺激性食物，注意营养，保持心情愉悦。	嗯，好的。谢谢医生。

二、临证思维分析

主诉：下利脓血 2 年余。

辰下症：下利脓血，腹部隐痛，周身乏力，四肢酸软，口不渴，食欲缺乏，眠可，小便正常，舌淡苔白，脉微细而弱。

三、辨病方证要点分析

病名：下利脓血。

证名：脾胃虚寒。

辨证分析：脏气虚寒，气血不固，滑脱不禁，故见久利不止。脾胃虚寒，故见腹痛喜按喜暖、精神萎靡、四肢酸软、口不渴、舌淡苔白、脉微细而弱等症。

治法：温中涩肠以固脱。

方药：桃花汤。

组成：赤石脂 15g，干姜 6g，粳米 15g。

方解：方中赤石脂为君，其色似桃花，又名桃花石，性温味甘涩而质重，功能涩肠固脱；干姜温中散寒；粳米补虚安中。方后强调"内赤石脂末"冲服，是为增强涩肠固脱的功效。

四、原文知识拓展

【原文 15】下利便脓血者，桃花汤主之。

桃花汤方：

赤石脂一斤（一半剉，一半筛末），干姜一两，粳米一升。

上三味，以水七升，煮米令熟，去滓，温服七合，内赤石脂末方寸匕，日三服；若一服愈，余勿服。

五、适应治疗的西医疾病

慢性阿米巴痢疾、慢性菌痢及某些急性菌痢、肠伤寒伴肠出血、功能性子宫出血、功能性胃肠病、小儿疳泻等病症。

第十七节　小承气汤

一、标准化病人病例脚本

医生	病人
您好！我是您的主治医师×××，现在来了解一下病情。请问患者姓名？今年多大年龄？	我是×××的家属，他今年 20 岁。

续表

医生	病人
他有哪里不舒服？	他这几天高热，拉青黑色的水，很臭。然后说胡话，很烦躁。
这个病从什么时候开始的呢？	差不多有 3 天了。
有没有找医生看过或到医院检查过？	看过医生，诊断是急性脑炎。
那医生给他开过药吗？效果怎么样？	有打抗生素，不发热了，但还是拉臭水，肚子很胀。
他吃饭怎么样？	吃不了东西。
睡眠怎么样？	很烦躁，根本不睡。
有没有出汗？	没有出汗。
小便怎么样呢？	小便很少。
好的，我简要复述一下他的病情。	基本上是这样的。
（完善既往史、过敏史，查体）我还要检查一下他的舌脉。	好的。
他的舌脉是：舌苔黄燥，脉滑。谢谢您的合作。	医生，他这个能不能治好？
您先别着急。	他这是怎么了？
他这个病症属于×××。我会根据他的情况给他开中药进行治疗。	嗯，好的。谢谢医生。

二、临证思维分析

主诉：下利伴谵语 3 天。

辰下症：高热后出现神昏谵语，下利青黑水，伴有腹胀满，无汗，小便少，舌苔黄燥，脉滑。

三、辨病方证要点分析

病名：下利谵语。

证名：阳明热盛。

辨证分析：胃肠实热积滞，燥屎内结不去，浊液夹邪，热结旁流，以致下利臭秽；邪热上蒸，故见谵语；阳明实热，故常见心腹坚满、舌苔黄燥、脉滑等症。

治法：通腑泄热。

方药：小承气汤。

组成：大黄 9g（后下），厚朴 9g，枳实 9g。

方解：方中大黄泻下实热，枳实、厚朴泻积滞行大肠之气，以助大黄泻下。实热去，则神志清，下利自止。

四、原文知识拓展

【原文 1】下利谵语者，有燥屎也，小承气汤主之。

小承气汤方：

大黄四两，厚朴二两（炙），枳实（大者）三枚（炙）。

上三味，以水四升，煮取一升二合，去滓，分温二服。得利则止。

【原文 2】附方：《千金翼》小承气汤治大便不通，哕数，谵语（方见上）。

五、适应治疗的西医疾病

痢疾、痘疹以及流行性乙型脑炎、手术后肠梗阻、功能性胃肠病等。

第十八节　白头翁汤

一、标准化病人病例脚本

医生	病人
您好！我是您的主治医师×××，现在来了解一下您的病情。请问您的姓名？今年多大年龄？	我是×××，今年 30 岁。
您觉得哪里不舒服？	我这几天一直腹泻，肚子剧痛。
一天腹泻几次？	一天要拉十几次，肛门火辣辣的。
这个病从什么时候开始的呢？	有 2 天了。
肚子怎么痛的？	剧痛难忍，碰都不能碰。
有没有其他不舒服？比如有没有发热？	有发热，最高 39℃。发热时头很痛。
您有没有找医生看过或到医院检查过？	没有。
您有口干吗？	口很干，要喝很多水。

续表

医生	病人
吃饭怎么样？	没有食欲。
睡觉怎么样？	一直腹泻，睡不好。
小便怎么样？	小便很少。
好的，我简要复述一下您的病情。	基本上是这样的。
（完善既往史、过敏史，查体） 我还要检查一下您的舌脉。	好的。
您的舌脉是：舌红苔黄腻，脉数。 谢谢您的合作。	好的。医生，我这样要不要紧呢？
我们先做一些检查（予行血常规、血生化、粪常规、大便培养、腹部 CT 等检查项目与结果） 我看了您的检验检查结果，您的病症属于痢疾，我想中医药或许会帮助到您。	那我平常生活需要注意什么呢？
吃点容易消化的东西，不要吃刺激的食物，注意营养，注意寒温调节，保持心情愉悦。	好的。谢谢医生。

二、临证思维分析

主诉：下利伴腹痛 2 天。

辰下症：1 日下利 10 余次，伴有剧烈腹痛，发热，口渴，肛门灼热，小便少，舌红苔黄腻，脉数。

三、辨病方证要点分析

病名：下利。

证名：大肠湿热。

辨证分析：湿热郁结于肠，腐灼肠道脉络，阻滞气机，秽浊之物欲出不能，故有里急后重，滞下不爽，下利秽恶脓血腥臭。由于湿热为患，大肠传导失职，升清降浊失常，故有发热、口渴、尿赤、肛门灼热、舌红苔黄腻、脉数等症。

治法：清热燥湿，凉血止利。

方药：白头翁汤。

组成：白头翁 9g，黄连 9g，黄柏 9g，秦皮 9g。

方解：方中白头翁味苦性寒，擅清肠热而解毒，并能疏达厥阴肝木之气；

辅以苦寒的秦皮，清肝胆与大肠湿热；黄连、黄柏清热燥湿，坚阴厚肠以止利。诸药配伍，具有清热燥湿、凉血解毒以止痢的功效。

四、原文知识拓展

【原文 43】热利下重者，白头翁汤主之。

白头翁汤方：

白头翁二两，黄连、黄柏、秦皮各三两。

上四味，以水七升，煮取二升，去滓，温服一升；不愈，更服。

五、适应治疗的西医疾病

阿米巴痢疾、急性菌痢、带状疱疹、急性结膜炎、胆囊炎、尿路感染等。

第十九节　栀子豉汤

一、标准化病人病例脚本

医生	病人
您好！我是您的主治医师×××，现在来了解一下您的病情。请问您的姓名？今年多大年龄？	我是×××，今年 40 岁。
您觉得哪里不舒服？	我前几天发热去看医生，吃了医生给我的药后拉了几天，然后就出现老是心烦，感觉很多事堆在心里。
这样有多久了呢？	差不多有 3 天了。
有没有心慌胸闷？	没有。
还有没有发热？	现在没有发热了。
心脏会不会不舒服呢？	没有特别不舒服。
有没有特别爱出汗？	很少出汗，基本上没有流汗。
您有口干吗？口苦吗？	偶尔有口干口苦。
胃口怎么样？	没有胃口，吃不下。
睡觉怎么样？	睡不着。
大小便怎么样？	大小便正常。

续表

医生	病人
您还有其他不舒服的吗？	没有了。
（针对女性病人） 您末次月经什么时候来的呢？	（女性病人）我最后一次月经是这个月1号来的。
今天是10号，月经量多吗？颜色怎么样？	月经量一般，每次都是5天左右，颜色偏暗，有时候会有点血块。
会有痛经吗？	基本上每次月经第一天都会有一点小腹疼痛，休息一天就好了。
好的，我简要复述一下您的病情。	基本上是这样的。
（完善既往史、过敏史，查体） 我还要检查一下您的舌脉。	好的。
您的舌脉是：舌红、苔微黄，脉细数。 谢谢您的合作。	医生，我这样要不要紧呢？
您先别着急，我会根据您的情况给您开中药进行治疗。	那我平常生活需要注意什么呢？
您这个病症属于×××，要注意寒温调节，保持心情愉悦。	嗯，好的。谢谢医生。

二、临证思维分析

主诉：下利后心烦3天。

辰下症：腹泻后，舌红、苔微黄，脉细数。

三、辨病方证要点分析

病名：虚烦。

证名：邪郁胸膈。

辨证分析：下利之后，实邪得去，心下自当按之濡软不坚，更不致谵语，而是以心烦为主症，故曰"更烦"。此乃余邪郁于胸膈，扰及心神，以致心中烦乱不安。因实邪已去，胃肠已无有形之邪结，乃无形邪热内扰，故谓之"虚烦"。

治法：透邪泄热，解郁除烦。

方药：栀子豉汤。

组成：栀子9g，淡豆豉6g。

　　方解：方中栀子清心除烦，导心胸邪热下行；淡豆豉升散解郁，透邪解热，以宣泄胸中郁热。两药配伍，一升一降，使气机流畅，余热得除，虚烦可解。

四、原文知识拓展

　　【原文44】下利后更烦，按之心下濡者，为虚烦也，栀子豉汤主之。

　　栀子豉汤方：

　　栀子十四枚，香豉四合（绵裹）。

　　上二味，以水四升，先煮栀子，得二升半，内豉，煮取一升半，去滓，分二服，温进一服，得吐则止。

五、适应治疗的西医疾病

　　神经症和自主神经功能紊乱而见本方证者。

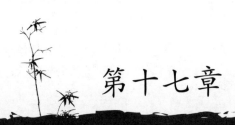

第十七章

疮痈肠痈浸淫病脉证并治

第一节　薏苡附子败酱散

一、标准化病人病例脚本

医生	病人
您好！我是您的主治医师×××，现在来了解一下您的病情。请问您的姓名？今年多大年龄？	我是×××，今年30岁。
您觉得哪里不舒服？	我腹痛有一段时间了。
这个病从什么时候开始的呢？	差不多有2个月了。
怎么痛的，您能具体说一下吗？	就是在右下腹这里一直疼痛，时好时坏，感觉有个肿块，也不硬，一按就会痛。
您有没有找医生看过或到医院检查过？	我去看过医生，做了腹部CT、彩超，他们说是慢性阑尾炎。
那医生给您开过药吗？效果怎么样？	吃过抗生素，痛有好一点，但是仍有反复。
除了腹痛，您还有其他不舒服的地方吗？比如有没有发热？	没有发热。
吃饭怎么样？	胃口还好。
睡眠怎么样？	痛的时候就睡不着。不痛就还好。
有没有特别出汗的？	基本上没有流汗。
大小便怎么样呢？	大小便基本正常。
（针对女性病人）您末次月经什么时候来的呢？	（女性病人）最后一次月经是这个月15号来的。

医生	病人
一般月经周期几天呢？月经量多吗？颜色怎么样？	月经量偏少一些，每次都是 5 天左右结束，颜色比较暗。
好的，我简要复述一下您的病情。	基本上是这样的。
（完善既往史、过敏史，查体） 我还要检查一下您的舌脉。	好的。
您的舌脉是：舌暗淡苔薄白，脉虚数。	医生，我这样要不要紧呢？
您先别着急，我会根据您的情况给您开中药进行治疗。	那我平常生活需要注意什么呢？
您这个病症属于×××，要注意寒温调节，注意营养，少食生冷刺激之物，保持心情愉悦。	嗯，好的。谢谢医生

二、临证思维分析

主诉：腹痛 2 个月余。

辰下症：无明显诱因出现右下腹疼痛，按之则痛，腹稍紧张，不强硬，右下腹可触一柔软肿块，无发热，口不干，纳眠可，二便正常。舌暗淡苔薄白，脉虚数。

三、辨病方证要点分析

病名：肠痈。

证名：湿重于热。

辨证分析：肠痈患者营血内耗，不能濡养肌肤，故其身粗糙如鳞甲交错。痈脓内结于肠，气血瘀滞于腹，故腹皮拘紧，但不属腹内积聚，故按之濡软。邪毒化脓，病在局部，故全身无热。热毒内结，耗伤气血，正不胜邪，故脉数而无力。

治法：排脓解毒，温阳散结。

方药：薏苡附子败酱散。

组成：薏苡仁 9g，制附子 6g（先煎），败酱草 15g。

方解：方中薏苡仁排脓消肿，开壅利肠；少量用制附子振奋阳气，辛热散结；佐以败酱草解毒排脓。三味相伍，排脓解毒，散结消肿。

四、原文知识拓展

【原文3】肠痈之为病，其身甲错，腹皮急，按之濡，如肿状，腹无积聚，身无热，脉数，此为肠内有痈脓，薏苡附子败酱散主之。

薏苡附子败酱散方：

薏苡仁十分，附子二分，败酱五分。

上三味，杵为末，取方寸匕，以水二升，煎减半，顿服（小便当下）。

五、适应治疗的西医疾病

慢性盆腔炎、慢性附件炎、卵巢囊肿、前列腺炎、精囊炎。

第二节　大黄牡丹皮汤

一、标准化病人病例脚本

医生	病人
您好！我是您的主治医师×××，现在来了解一下您的病情。请问您的姓名？今年多大年龄？	我是×××，今年20岁。
您觉得哪里不舒服？	我今天早上开始肚子很痛。
怎么痛的，您能具体说一下吗？	就是右下腹这里剧痛，一按会更痛。
那之前有没有什么外伤史？	没有的。
您还有什么不舒服的地方吗？比如有没有怕冷、发热？	有怕冷，寒战，发热，体温最高38.5℃。
有没有出汗？	有出汗。
吃饭怎么样？	痛得吃不下。
睡眠怎么样？	很痛，睡不着。
您有口干吗？口苦吗？	口干，没有口苦。
大小便怎么样呢？	大便干，小便正常。
（针对女性病人）您末次月经什么时候来的呢？	（女性病人）我最后一次月经是这个月13号来的。
今天是15号，月经量多吗？颜色怎么样？	月经量一般，每次都是5天左右，颜色正常，有时候会有点血块。

续表

医生	病人
会有痛经吗？	基本没有。
好的，我简要复述一下您的病情。	基本上是这样的。
（完善既往史、过敏史，查体） 我还要检查一下您的舌脉。	好的。
您的舌脉是：舌红苔微黄，脉紧数。	医生，我这样要不要紧呢？
不要着急，我给您做些检查（完善血常规、血生化、腹部彩超、腹部 CT 等）。	好的，谢谢医生。
您这个病症属于 ×××，西医上是阑尾炎，建议手术治疗。	我不想手术治疗，能不能开点药吃。
如果您不想手术，我会根据您的情况给您开中药进行治疗。如果病情不能缓解，您还是要及时就诊。	嗯，好的。那我平常生活需要注意什么呢？
要注意寒温调节，保持心情愉悦。	好的，谢谢医生。

二、临证思维分析

主诉：腹痛 1 天。

辰下症：无明显诱因出现腹痛，剧痛拒按，小腹拘急，伴有恶寒发热，汗出，口干，大便干，小便正常，舌红苔微黄，脉紧数。

三、辨病方证要点分析

病名：肠痈。

证名：热毒蕴结。

辨证分析：热毒内聚，营血瘀滞，肠腑气机失调，经脉不通，故少腹肿痞，拘急拒按。热毒结聚，正气与邪抗争，故时时发热，自汗出，恶寒。舌红苔微黄，脉紧数为热毒蕴结之证。

治法：攻下通腑，荡热逐瘀，消肿排脓。

方药：大黄牡丹汤。

组成：大黄 9g（后下），牡丹皮 9g，桃仁 9g，冬瓜子 9g，芒硝 9g（冲服）。

方解：方中用大黄、芒硝泄热通腑，逐瘀破结；牡丹皮、桃仁凉血化瘀；冬瓜子排脓消痈。诸药合用，有泄热通腑、化瘀排脓、消肿散结的作用。

四、原文知识拓展

【原文4】肠痈者，少腹肿痞，按之即痛，如淋，小便自调，时时发热，自汗出，复恶寒。其脉迟紧者，脓未成，可下之，当有血。脉洪数者，脓已成，不可下也。大黄牡丹汤主之。

大黄牡丹汤方：

大黄四两，牡丹一两，桃仁五十个，瓜子半升，芒硝三合。

上五味，以水六升，煮取一升，去滓，内芒硝，再煎沸，顿服之，有脓当下；如无脓，当下血。

五、适应治疗的西医疾病

急性单纯性阑尾炎、早期化脓性阑尾炎、急性阑尾炎合并局限性腹膜炎、阑尾周围脓肿、急性胆囊炎、急性肝脓肿、盆腔残余脓肿、急慢性盆腔炎、血栓性外痔等。

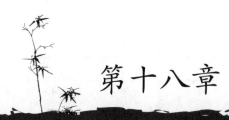

第十八章

跌蹶手指臂肿转筋阴狐疝蛔虫病脉证治

乌梅丸

一、标准化病人病例脚本

医生	病人
您好！我是您的主治医师×××，现在来了解一下您的病情。请问您的姓名？今年多大年龄？	我是×××，今年25岁。
您觉得哪里不舒服？	我肚子突然很痛，动不动就想吐，刚才还吐了一条蛔虫出来，怎么办？医生，快帮帮我。
您先不要着急，我这边给您做些检查，我们看看再说。	嗯。
您是什么时候开始痛的？	从昨天下午开始的。
有发热吗？	没有，我还四肢冰冷。
其他地方痛不痛呢？	背中心也痛。
有没有出汗呢？	有，一直冒冷汗。
您之前有吃什么不干净的东西吗？	我天天吃外卖。
平时大小便怎么样？	小便正常，大便经常不成形，这次已经有3天没解大便了。
您的体力如何呢？	觉得最近很没力气，想出去外面走走，但是又不想动。

续表

医生	病人
大小便怎么样？	大便正常，但是小便很黄的，以前的小便都很好。
（针对女性病人） 您末次月经什么时候来的呢？	（女性病人）上周刚结束。
您还有什么不舒服，可以补充一下。	其他就没有了。
好的，我简要复述一下您的病情。	基本上是这样的。
好的，我会根据您的情况开些中药进行治疗。	那我平常生活需要注意什么呢？
您这个病症属于×××，要注意饮食卫生，一日三餐按时吃饭。	嗯，好的。
（完善既往史、过敏史，查体） 我还要检查一下您的舌脉。	好的。
您的舌脉是：舌质暗红，苔薄白，脉弦数。 谢谢您的合作。	谢谢医生。

二、临证思维分析

主诉：腹痛吐蛔 1 天。

辰下症：无明显诱因出现腹部突然剧痛，呕吐频作，自诉今晨吐出一条蛔虫，伴四肢厥冷，疼痛放射至背部，难以忍受，全身冷汗淋漓，大便已三日未解，舌质暗红，苔薄白，脉弦数。

三、辨病方证要点分析

病名：蛔虫腹痛。

证名：胃热肠寒，寒热错杂。

辨证分析：患者主要表现为突发腹部疼痛，呕吐频作，并吐出一条蛔虫，故辨病为蛔虫腹痛。患者平素脾胃虚弱，又有饮食不洁史，因内脏虚寒，蛔动不安，乱于肠故腹痛，腹痛剧烈，并放射至背部，故全身冷汗淋漓，四肢厥冷；舌质暗红，苔薄白，脉弦数为热象，故辨证为胃热肠寒，寒热错杂证。

治法：清上温下，安蛔止痛。

方药：乌梅丸加味。

组成：乌梅 9g，苦楝皮 9g，川楝子 9g，使君子 15g，花椒 9g，干姜 6g，黄柏 9g，黄连 6g，木香 6g，大黄 6g，槟榔 9g，细辛 3g。

　　方解：方中乌梅安蛔止痛，敛肝泄热；花椒、细辛、干姜辛热伏蛔祛寒；黄连、黄柏、大黄苦寒清热安蛔，取其酸苦辛辣之味，使蛔虫静伏而下；木香、槟榔、川楝子理气消滞止痛，增加止痛效果；苦楝皮、槟榔、使君子驱虫杀虫。全方共奏清上温下，安蛔杀虫止痛之功。

四、原文知识拓展

　　【原文 7】蛔厥者，当吐蛔，令病者静而复时烦，此为脏寒，蛔上入膈，故烦。须臾复止，得食而呕，又烦者，蛔闻食臭出，其人当自吐蛔。

　　【原文 8】蛔厥者，乌梅丸主之。

　　乌梅丸方：

　　乌梅三百枚，细辛六两，干姜十两，黄连一斤，当归四两，附子六两（炮），川椒四两（去汗），桂枝六两，人参六两，黄柏六两。

　　上十味，异捣筛，合治之，以苦酒渍乌梅一宿，去核，蒸之五升米下，饭熟，捣成泥，和药令相得，内臼中，与蜜杵二千下，丸如梧子大，先食饮服十丸。日三服，稍加至二十丸。禁生冷滑臭等食。

五、适应治疗的西医疾病

　　胆道蛔虫病、蛔虫性肠梗阻、胆汁反流性胃炎、反流性食管炎、慢性结肠炎、胆囊鞭毛虫症、十二指肠壅积症、胆汁性肝硬化继发肝肾综合征、宫颈癌术后呕吐、妇女崩漏、经期头痛等。

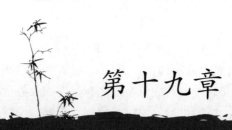

第十九章

妇人妊娠病脉证并治

第一节　桂枝茯苓丸

一、标准化病人病例脚本

医生	女病人
您好！我是您的主治医师×××，现在来了解一下您的病情。请问您的姓名？今年多大年龄？	我是×××，今年30岁。
您觉得哪里不舒服？	我这一年来，月经总是两三个月才来一次，一来持续很多天，不干净，我不会有什么事吧？
（人文关怀环节） 不要着急，我先了解一下您的具体情况，然后给您治疗建议。	
您现在在月经期吗？	是的
您这次月经到今天为止是第几天？	差不多有10天了。
现在量多吗？	量很少。
颜色红吗？	颜色很暗。
您这一年内，有没有到医院检查过这个问题呢？	我半年前到妇幼保健院去，医生做了子宫＋双附件B超说有个子宫肌瘤，有点大了，但是还没有到必须做手术的时候。查了性激素六项，说没有问题，给我开了"黄体酮"让我回家吃一个月，每半年再去做一次B超。

续表

医生	女病人
吃药以后月经有正常一些吗？	我吃药以后月经还是这样，就没再去医院看过了。
（追问检查项目与结果）	
您这一年来每次来月经的时候，头几天出血量会比过去多吗？	会，有时候一天要不停地换卫生巾。
一般都要几天才能干净呢？	有时候 10 来天，有时候干净完没两天又来月经了。
您在这一年以前，月经是 28～30 天来一次吗？	不是，也经常快 40 天才来一次，偶尔两个月来一次。
大约几天能干净呢？	大约 5 天。
您过去来月经，会觉得量比较大吗？	不会，以前挺正常的。
您以前来月经的时候有没有痛经？	有。
痛经严重吗？需要请假在家卧床吗？	是的，我从大学开始就有痛经，每次都要请假在床上躺一整天。
月经有没有血块？	有血块。
血块大吗？	血块大。
血块多吗？	血块多。
最近一年有痛经吗？	有。
和以前一样严重吗？	是的。
痛经时会有大血块流出来，之后痛经会明显好一些吗？	会。
您一共怀过几个小孩，生过几个小孩？	怀了 2 个，生了 1 个，有 1 个怀的时候没有保住，自然流产了。
流产是什么时候？	是一年多前。
生孩子是什么时候？	是 3 年前。
当时情况是怎么样的？	产检说胚胎停止发育了，你看，这张病历上有写。
您当时是药流，之后子宫 B 超显示有残留，但是没有做清宫手术，是为什么呢？	医生说看起来残留不多，说慢慢可以"化掉"，给我开了益母草颗粒，让我过一两周再去做 B 超。
后来去做 B 超了吗？	我吃了一盒益母草颗粒，后来月经也来了，没觉得不正常，就没有再去医院。

续表

医生	女病人
平时胃口怎么样?	正常。
睡眠怎么样?心慌多梦吗?	睡眠一直很好。
您的体力如何呢?	体力还行。
大便怎么样?	大便正常。
小便正常吗?	小便正常。
您平时会口干吗?	会经常口干。
您月经期间会腰酸背痛吗?	会。
您还有什么不舒服,可以补充一下。	我手脚心经常挺热的,最近好像更重了。
好的,我简要复述一下您的病情。	基本上是这样的。医生,我还打算再要孩子,现在月经变得这样,要不要紧呢?
(完善既往史、过敏史、家族史等,查体)我还要检查一下您的舌脉。	好的。
您的舌脉是:舌暗红、边有瘀斑,苔薄,舌下络脉粗,脉弦涩数。	谢谢医生。
谢谢您的合作。我现在为您开处方,在治疗期间,请注意避孕。	好的。

二、临证思维分析

主诉:月经反复延后伴淋漓不净 1 年。

辰下症:一年来月经反复延后,2~3 个月一行,伴淋漓不净。现正值经期第 10 天,血量少,伴口干、手足心热,舌暗红、边见瘀斑,苔薄,舌下络脉粗,脉弦涩数。

三、辨病方证要点分析

病名:月经后期。

证名:瘀血证。

辨证分析:患者素为瘀血体质,又因上次流产,损伤胞络,瘀血内阻,渐积成癥,阻滞气血,肝气郁滞,失于疏泄,故月经反复延后,经行量多;癥积阻滞,血不归经,故月经淋漓不净。瘀久化热,故见口干、手足心热等表现。舌暗红、边见瘀斑,苔薄,舌下络脉粗,脉弦涩数等均是瘀血证的表现。

治法：调和营卫，化瘀消癥。

方药：桂枝茯苓丸。

组成：桂枝 9g，茯苓 9g，牡丹皮 9g，桃仁 9g，芍药 9g。

方解：方中桂枝辛温，温通经脉，为君药；血瘀气滞导致水湿停聚，以茯苓淡渗利水，以牡丹皮、桃仁、芍药活血化瘀，助桂枝通调血脉，共同消磨癥积瘀血，通畅血脉。

四、原文知识拓展

【原文 2】妇人宿有癥病，经断未及三月，而得漏下不止，胎动在脐上者，为癥痼害。妊娠六月动者，前三月经水利时，胎也。下血者，后断三月，衃也。所以血不止者，其癥不去故也，当下其癥，桂枝茯苓丸主之。

桂枝茯苓丸方：

桂枝，茯苓，牡丹（去心），桃仁（去皮尖，熬），芍药各等分。

上五味，末之，炼蜜和丸，如兔屎大，每日食前服一丸。不知，加至三丸。

五、适应治疗的西医疾病

痛经、产后恶露停滞、异位妊娠等疾病。

第二节　干姜人参半夏丸

一、标准化病人病例脚本

医生	女病人
您好！我是您的主治医师×××，现在来了解一下您的病情。请问您的姓名？今年多大年龄？	我是×××，今年 30 岁。
您觉得哪里不舒服？	我怀孕 8 周了，现在吐得还是很厉害。
您近期胃口怎么样？	没有胃口，一吃就吐。
吐出来的都是食物残渣吗？	是的，吐完就吐清水泡沫。
精神怎么样？	每天都昏昏欲睡的。
会口干吗？	不会口干。
嘴里有苦、酸、甜，或者其他感觉吗？	我觉得嘴里特别淡。

续表

医生	女病人
头晕吗？	会，稍微动一动就头晕。
大便一天一次吗？	是的。
大便量偏少吗？	对。
大便成形吗？	还算成形。
最近每天小便量有明显变少吗？	会比平常少一些，不会特别明显。
小便的时候有感觉尿道痛吗？	没有。
有没有一有尿意就马上憋不住的感觉？	没有。
有没有阴道出血？	没有。
有没有腰酸？	没有。
有没有腰痛？	没有。
睡眠好吗？	睡觉挺好的。
休息以后恶心呕吐会好一些吗？	不会，还是很严重。医生，大家都说我最近看起来整个人都是苍白的，这样子要紧吗？
您在来我们这里之前，在其他医院看过吗？	没有。
您还有什么不舒服，可以补充一下。	没有了。
好的，我简要复述一下您的病情。	基本上是这样的。
（完善既往史、过敏史、家族史等，查体）我还要检查一下您的舌脉。	好的。
您的舌脉是：舌淡，苔白滑，脉细滑。	
谢谢您的合作。我现在为您开处方。	好的。

二、临证思维分析

主诉：孕 8 周，频繁恶心呕吐。

辰下症：呕吐不止，呕吐物多为清水涎沫，伴口淡不渴，纳少，头眩，倦怠嗜卧，舌淡，苔白滑，脉细滑。

三、辨病方证要点分析

病名：妊娠恶阻。

证名：脾胃虚寒，寒饮中阻。

辨证分析：本证妊娠反应剧烈且持续发作，休息不能缓解，属于恶阻重症。根据呕吐物主要为清水涎沫，口淡不渴，倦怠嗜卧，动则头晕呕吐加剧，面色苍白，形容憔悴，二便正常而量少，唇舌色淡，苔白滑，脉细滑等，当辨为脾胃虚寒、寒饮中阻证。脾胃虚寒，寒饮中阻，胃气失于和降，妊娠期气血聚于冲任养胎，冲脉之气较盛，携痰饮上逆犯胃，故见呕吐不止。治当温中散寒，化饮降逆。

方药：干姜人参半夏丸。

组成：干姜6g，党参9g，姜半夏9g。

方解：方中干姜温中散寒，党参扶正补虚，姜半夏蠲饮降逆，和胃止呕。使中阳得振，寒饮得化，胃气顺降，则呕吐可止。

四、原文知识拓展

【原文1】妊娠呕吐不止，干姜人参半夏丸主之。

干姜人参半夏丸方：

干姜一两，人参一两，半夏二两。

上三味，末之，以生姜汁糊为丸，如梧子大，饮服十丸，日三服。

五、适应治疗的西医疾病

妊娠剧吐、胃肠道疾病呕吐等疾病。

第三节　当归芍药散

一、标准化病人病例脚本

医生	女病人
您好！我是您的主治医师×××，现在来了解一下您的病情。请问您的姓名？今年多大年龄？	我是×××，今年32岁。
您觉得哪里不舒服？	我从刚刚发现怀孕到现在，经常肚子痛，每天都觉得很难受！
您怀孕几个月了？	4个月。
您的末次月经是什么时候？	我最后一次来月经是×月×日，医生告诉我大概怀孕4个月。

续表

医生	女病人
嗯，没错，您怀孕4个月了。您之前有没有到医院检查过这个问题呢？	我一直在妇幼保健院做产检，医生给做过B超，查过血，都没有问题。
具体吃过什么药呢？	黄体酮。
（追问检查项目与结果）	
您肚子痛具体位置在哪里呢？	一开始在脐下面，到两个多月以后就整个肚子都痛。
两边肋骨下面也会痛吗？（医生做出示意动作）	对，这两边都痛。
肚子痛是整个肚子一起痛，还是有时候这里痛，有时候那里痛呢？	是，有时候这里痛一下，有时候那里痛一下。
您肚子痛，大概几天痛一次呢？	差不多每天都会觉得肚子痛。
肚子痛起来，是一整天都痛呢，还是只痛几分钟就好了呢？	我也说不上来，反正就是隐隐约约地痛，有时候忙起来忘记了，过一会儿又感觉到痛。
您肚子痛是怎么个痛法，能描述一下吗？	就感觉肚子里面紧紧地，好像被扯住一样。
您肚子痛的时候，会觉得胀吗？	会。
您肚子痛的时候，用手揉会好一点吗？	会好一点。
您肚子痛的时候，热敷会好一点吗	没试过，应该不会，我不觉得肚子冷。
您肚子痛的时候，会有针扎一样的感觉吗？	没有。
您会时常觉得胸闷吗？	会。
会不会经常有气从胸反上来，像要打呃一样呢？	会，经常这样，气吐出来就觉得舒服一些了。
您孕吐严重吗？	吐得很厉害。
最近好一些吗？	到三个月的时候不吐了。
这一个月来胃口怎么样？	胃口很差，吃不下饭。
睡眠怎么样？心慌多梦吗？	睡眠一直不好，容易醒，梦多。
您的体力如何呢？	体力还行。
您平时容易腹泻吗？	我平时很容易腹泻。
怀孕以来，大便怎么样？	最近大便都偏稀。
小便正常吗？	小便有点黄。
您的双脚有没有水肿呢？请让我看一下。（进行检查：按压双侧足外踝）现在没有肿。	好像没有，我最近只有走路走多时，会感觉脚有一点肿。

续表

医生	女病人
您怀孕之前，月经是 28～30 天一次吗？	是的。
您平时月经量会特别多，或者特别少吗？	我月经量特别少，经常一天用不了一张卫生巾。
好的，我简要复述一下您的病情。	基本上是这样的。
（完善既往史、过敏史、家族史等、查体）我还要检查一下您的舌脉。	好的。
您的舌脉是：舌淡红，苔薄白腻，关脉弦细。	
谢谢您的合作。	好的。

二、临证思维分析

主诉：孕 4 个月，反复腹痛。

辰下症：怀孕后反复出现腹痛，由小腹渐及全腹，疼痛为绵绵隐痛，伴胸闷、腹胀、嗳气、食欲下降。面色萎黄，舌淡红，苔薄白腻，关脉弦细。

三、辨病方证要点分析

病名：妊娠腹痛。

证名：肝郁脾虚。

辨证分析：肝藏血，主疏泄，脾主运化，患者平时脾胃虚弱，化生不足，心肝血虚，故眠差梦多；脾虚气血生化乏源，故月经量少。妊娠时血聚胞宫养胎，肝血相对不足，则肝失调畅而气郁血滞，木不疏土，脾虚运化失司则见食欲下降。脾虚气血生化无力，不能上荣于面，故见面色萎黄；不能下聚养胎，又兼血行不畅，故而腹中绵绵作痛、拘急作痛。面色萎黄、月经量少、脉弦细都是肝虚血少之象。易腹泻、妊娠期大便稀溏，都是脾虚湿阻之象。

治法：散养血调肝，渗湿健脾。

方药：当归芍药散。

组成：当归 9g，炒白芍 9g，茯苓 9g，白术 9g，泽泻 15g，川芎 9g。

方解：方中重用炒白芍补养肝血，缓急止痛，当归助炒白芍补养肝血，川芎行血中之滞气，三药共以调肝；泽泻用量亦较重，意在渗利湿浊，白术、茯苓健脾除湿，三者合以治脾。肝血足则气条达，脾运健则湿邪除。

四、原文知识拓展

【原文1】妇人怀妊，腹中疞痛，当归芍药散主之。

当归芍药散方：

当归三两，芍药一斤，茯苓四两，白术四两，泽泻半斤，川芎半斤（一作三两）。

上六味，杵为散，取方寸匕，酒和，日三服。

五、适应治疗的西医疾病

痛经、不明原因腹痛、肝脏肿大等疾病。

第四节　胶艾汤

一、标准化病人病例脚本

医生	女病人
您好！我是您的主治医师×××，现在来了解一下您的病情。请问您的姓名？今年多大年龄？	我是×××，今年28岁。
您觉得哪里不舒服？	我怀孕10周了，一直有出血。
您阴道出血的量和月经量一样大吗？	和月经量比要少很多，有点像月经快结束的时候。
血的颜色是鲜红色，还是咖啡色呢？	是淡淡的红色。
有血块吗？	没有。
您觉得腰酸吗？	是的。
是每天都一直觉得腰酸，还是偶然腰酸？	是经常觉得腰酸。
您怀孕以来有经常小腹疼痛吗？	是，经常有点微微痛。
小腹是持续地一直痛，还是一阵阵地痛？	是一阵一阵地痛。
小腹有刺痛的感觉吗？	没有。
小腹有胀气的感觉吗？	没有。
来我们这里前，您有没有在其他地方看过出血这个问题呢？	有，我在妇幼保健院看过，医生让我每天吃黄体酮保胎。

续表

医生	女病人
您小便的时候尿道会痛吗？	不会。
您小便的时候有一出现尿意就马上有憋不住的感觉吗？	没有。
您大便一天一次吗？	1～2 天一次。
大便成形吗？	大便比较硬。
晚上睡得好吗？	睡觉挺好的。
您这段时间有常觉得口渴吗？	是的。
您有时常觉得嘴里苦吗？	是的。
这是您的第几次怀孕？	是我第一次怀孕。
您怀孕之前，月经量大吗？	是的，之前月经量很大。
一次来几天呢？	一次来 10 天，有时候更久。
这 10 天里每天出血量都很大吗？	只有两天特别大。
白天需要每小时换一次卫生巾吗？	量大的两天是这样的。
晚上月经量也大吗？	是的，有时候晚上月经太多还漏到床上。
来月经的时候肚子痛吗？	肚子不痛。
您平常怕冷吗？	比较怕冷。
您冬天会手脚比别人更冷吗？	是的，我先生说我到冬天和冰做的一样。
您还有什么不舒服，可以补充一下。	医生，我这情况要紧吗？
（人文关怀环节）您别着急，我会尽力让您好起来的。	好的，谢谢医生。
好的，我简要复述一下您的病情。	基本上是这样的。
（完善既往史、过敏史、家族史等，查体）我还要检查一下您的舌脉。	好的。
您的舌脉是：舌胖、边有齿痕，苔白微腻，脉沉细。	
谢谢您的合作。我现在为您开处方。	好的。

二、临证思维分析

主诉：孕 10 周，反复阴道出血伴腹痛。

辰下症：阴道出血色淡、质清稀，伴腹部阵发性微痛，头晕乏力，腰酸腿沉，口渴，口苦，便干，舌胖、边有齿痕，苔白微腻，脉沉细。

三、辨病方证要点分析

病名：胞阻。

证名：冲任虚寒，气血两亏。

辨证分析：患者高龄产妇，加之平素冲任虚寒，冲为血海，任主胞胎，冲任虚损，不能约束经血，故淋漓漏下；气血下漏不能养胎，故常腹痛。

治法：养血止血，固经安胎，调补冲任。

方药：胶艾汤。

组成：川芎 9g，阿胶 6g（烊化），艾叶 9g，当归 9g，炒白芍 9g，熟地黄 15g，炙甘草 6g。

方解：方中阿胶补血止血，艾叶温经止血，两药均能安胎。熟地黄、炒白芍、当归、川芎养血和血，炙甘草调和诸药，清酒助行药力。诸药合用，养血止血、固经安胎、调补冲任。

四、原文知识拓展

【原文 1】师曰：妇人有漏下者，有半产后因续下血都不绝者，有妊娠下血者。假令妊娠腹中痛，为胞阻，胶艾汤主之。

芎归胶艾汤方：

川芎二两，阿胶二两，甘草二两，艾叶三两，当归三两，芍药四两，干地黄四两。

上七味，以水五升，清酒三升，合煮，取三升，去滓，内胶，令消尽，温服一升，日三服。不瘥，更作。

五、适应治疗的西医疾病

先兆流产等疾病。

第五节　当归贝母苦参丸

一、标准化病人病例脚本

医生	女病人
您好！我是您的主治医师×××，现在来了解一下您的病情。请问您的姓名？今年多大年龄？	我是×××，今年 31 岁。

续表

医生	女病人
您觉得哪里不舒服？	我最近小便很痛。
您怀孕几个月了？	8个月。医生，我这样会不会影响胎儿发育？我很担心。
（人文关怀环节） 请您放轻松一点，我先了解一下您的具体情况。	谢谢医生。
您是觉得小便的时候尿道痛吗？	对。
小便的时候会觉得尿道热吗？	是的，有热的感觉。
小便颜色是怎样的？	小便很黄。
小便的时候能很畅快地解干净吗？	不能，有点水龙头被关小了的感觉。
小便完不久又会有尿意吗？	是的
会觉得一有尿意就憋不住吗？	会。
每天比过去小便次数明显增多了是吗？	是。
您脐下面小腹的位置，会不会经常觉得胀？	会
小腹痛吗？	会。
小腹的痛是刺痛吗？	不是。
小腹的痛带着下坠的感觉吗？	没有。
小腹是胀痛吗？	是的。
大便每天一次吗？	是的。
大便能成形吗？	还算正常。
您有觉得口干吗？	有觉得口干。
您体力还好吧？	体力还好。
您白天精神状态还好吗，会觉得疲惫吗？	精神还好。
您之前有没有到医院检查过这个问题呢？	有的，人民医院说是"妊娠尿潴留"。
有做过什么检查吗？	查了尿常规，说是正常，查血常规，说白细胞增高了。还给我导尿了。
（追问检查项目与结果）	血常规：白细胞 $13 \times 10^9/L$
有吃过什么药吗？	吃了一周抗生素。
这些治疗有效果吗？	效果不好。
您还有什么不舒服，可以补充一下。	没有了。

医生	女病人
好的，我简要复述一下您的病情。	基本上是这样的。
（完善既往史、过敏史、家族史等，查体）我还要检查一下您的舌脉。	好的。
您的舌脉是：舌质绛红，苔黄腻，脉弦细滑数。	
谢谢您的合作。	好的。

二、临证思维分析

主诉：孕 8 个月，尿急尿难 2 周。

辰下症：口干，气短，小腹和尿道灼热疼痛，面赤，舌质绛红，苔黄腻，脉弦细滑数。体温 38.5℃，急诊查白细胞 $13×10^9$/L，大便干。

三、辨病方证要点分析

病名：子淋。

证名：血虚热郁，湿热下注。

辨证分析：患者素体阴虚，孕后阴血下注冲任以养胎，则阴血更亏，血虚有热，气郁化燥，移热于膀胱，湿热下注伤津，膀胱津液不足，致小便淋漓涩痛难下；又因肺气不宣，上壅下闭，水道不利，湿无从出，故上见面红、口干、口苦、气短，下见小便滞涩难下而热痛、小腹胀急、尿道热痛；舌质绛红、苔黄腻，脉弦细滑数乃血虚热郁、下焦湿热之象。肺与大肠相表里，肺热气郁，影响传导之功，故见大便难。

治法：养血开郁，清热除湿。

方药：当归贝母苦参丸（作汤剂服用）。

组成：当归 9g、贝母 9g、苦参 9g。

方解：方中当归养血润燥；贝母清热开郁下气，以复肺之通调；苦参清热燥湿而能通淋涩。诸药合用，使血虚得补，热郁得开，湿热得除，水道通调，则小便自能畅利。

四、原文知识拓展

【原文 7】妊娠小便难，饮食如故，当归贝母苦参丸主之。

当归贝母苦参丸方（男子加滑石半两）：

当归、贝母、苦参各四两。

上三味，末之，炼蜜丸如小豆大，饮服三丸，加至十丸。

五、适应治疗的西医疾病

妊娠膀胱炎、妊娠尿潴留、妊娠尿路感染、慢性支气管炎、肾盂肾炎、急慢性前列腺炎等。

第六节　葵子茯苓散

一、标准化病人病例脚本

医生	女病人
您好！我是您的主治医师×××，现在来了解一下您的病情。请问您的姓名？今年多大年龄？	我是×××，今年32岁。
您觉得哪里不舒服？	我现在怀孕8个月，全身都肿了。
水肿有多久了？	2个月了。
是慢慢变肿了，还是2个月前突然发生的？	我可能是因为贪吃，两个月重了40多斤，我以为只是胖了，昨天产检，医生帮我检查了一下，说我上眼皮也肿，脚踝也肿，是发生了水肿。
（进行脚踝、胫前等确定水肿程度的检查）：是的，您下肢有水肿的情况。	—
您小便和以前比，有明显变少吗？	有变少。
这2个月来小便一直都很少，还是最近几天才变少的？	这2个月来，小便的时候像是水龙头被关小了，总是不能解得很爽快，而且尿完过一阵子又想尿。这10天来更明显了，小便更少了。
您大便是一天一次吗？	是的。
大便能成形吗？	大便还算正常。
您从2个月前到最近，有发热过吗？	没有。
您最近有咳嗽吗？	不咳嗽
最近容易觉得疲劳吗？	是的，喜欢坐着休息，有时候站起来就头晕。

续表

医生	女病人
头晕的时候会有天旋地转的感觉吗？	是的，就是这样。
平时走路久一点会喘吗？	会。
您睡得好吗？	睡觉还好。
您在来我们这里之前，在其他医院看过吗？	没有。
好的，我简要复述一下您的病情。	基本上是这样的。
（完善既往史、过敏史、家族史等，查体）我还要检查一下您的舌脉。	好的。
您的舌脉是：舌淡红，苔薄白腻，脉滑有力。	
谢谢您的合作。	好的。

二、临证思维分析

主诉：孕 8 个月，水肿伴小便不利 2 个月，加重 10 天。

辰下症：水肿，小便不利，伴动则气喘、眩晕。舌质红，苔薄白腻，脉滑有力。

三、辨病方证要点分析

病名：子肿。

证名：膀胱气化受阻，水气内停。

辨证分析：胎儿渐大，影响膀胱气化，水湿停聚，水盛则身肿身重；水气阻遏卫阳，则洒淅恶寒；水湿内阻，清阳不升，故起则头眩。此非脾肾虚所致，关键在于气化受阻，小便不利，只要小便通利，水湿下走，阳气宣通，气化复常，则诸症悉除。故治当利水通阳。

方药：葵子茯苓散。

组方：冬葵子 15g，茯苓 9g。

方解：方中冬葵子滑利通窍，茯苓淡渗利水，两药合用，利水通窍，渗湿通阳。

四、原文知识拓展

【原文 8】妊娠有水气，身重，小便不利，洒淅恶寒，起即头眩，葵子茯苓散主之。

　　葵子茯苓散方：

　　葵子一斤，茯苓三两。

　　上二味，杵为散，饮服方寸匕，日三服。小便利则愈。

五、适应治疗的西医疾病

　　妊娠高血压、妊娠糖尿病等疾病。

第七节　当归散

一、标准化病人病例脚本

医生	女病人
您好！我是您的主治医师×××，现在来了解一下您的病情。请问您的姓名？今年多大年龄？	我是×××，今年25岁。
您觉得哪里不舒服？	我从刚刚发现怀孕到现在，经常肚子痛，有时候会有一点出血。
您怀孕几个月了？	4个月。
肚子痛是隐隐痛吗？	是隐痛。
有刺痛吗？	没有。
有觉得肚子胀吗？	不胀。
有绞痛吗？	没有。
小腹有下坠感吗？	没有。
有腰酸吗？	没有。
出血这个情况发生得频繁吗？	不频繁，只有几次。
出血量多吗？	量很小。
一次出血多久呢？	大约一两天就停了。
您最近会经常觉得疲惫吗？	是的，特别没力气，只想躺着休息。
您会经常觉得口干吗？	会。
嘴里有甜、酸或者苦味吗？	嘴里常觉得苦。
胃口还好吗？	胃口不好，吃不下饭。

续表

医生	女病人
您大便一天一次吗？	是的。
您大便成形吗？	有时候一粒一粒的，有时候黏黏地不是很成形。
小便颜色是怎样的？	小便比较黄。
小便会偏少吗？	没有，小便正常。
您来我们这之前，有在其他地方看过吗？	没有。
您之前有做过什么手术吗？	去年自然流产过一次，做了刮宫手术。
您还有什么不舒服，可以补充一下。	我听说一直出血对胎儿不好，医生，我这情况要紧吗？
（人文关怀环节） 别太担心，我们积极应对，应该会好起来的。	好的，谢谢医生。
好的，我简要复述一下您的病情。	基本上是这样的。
（完善既往史、过敏史、家族史等，查体） 我还要检查一下您的舌脉。	好的。
您的舌脉是：舌尖微红或苔薄黄，脉细滑。	—
谢谢您的合作。	好的。

二、临证思维分析

主诉：孕4个月，反复腹痛。

辰下症：腰腹下坠感，阴道偶尔少量出血，小腹时常隐痛，伴神疲肢倦，口干口苦，纳少，面黄肌瘦，大便或结或溏，舌尖微红或苔薄黄，脉细滑。

三、辨病方证要点分析

病名：胎动不安。

证名：血虚湿热。

辨证分析：妇人妊娠后，最需重视肝脾两脏。因胎在母腹，全赖气血以养之。肝血足则胎得养，脾运健则气血充。若肝血不足，脾运不健，酿湿蕴热，则胞胎失养，甚至可导致胎动不安，故用当归散养血健脾，清热除湿，祛病安胎。

方药：当归散。

组成：当归 9g，黄芩 9g，生白芍 9g，川芎 3g（用于胎动不安或预防滑胎时，川芎用量宜小，一般为 3～6g），生白术 9g。

方解：妊娠肝血下注胞宫养胎，肝血不足，故用当归、生白芍补肝养血；配川芎行血中之气，补而不滞；白术健脾除湿；黄芩坚阴清热。诸药合用，使血虚得补，湿热得除，收到邪去胎自安、血足胎得养的效果。

四、原文知识拓展

【原文 9】妇人妊娠，宜常服当归散主之。

当归散方：

当归、黄芩、芍药、川芎各一斤，白术半斤。

上五味，杵为散，酒饮服方寸匕，日再服。妊娠常服即易产，胎无苦疾。产后百病悉主之。

五、适应治疗的西医疾病

妊娠高血压、妊娠剧吐、胃肠道疾病呕吐等疾病。

第八节　白术散

一、标准化病人病例脚本

医生	女病人
您好！我是您的主治医师×××，现在来了解一下您的病情。请问您的姓名？今年多大年龄？	我是×××，今年 28 岁。
您觉得哪里不舒服？	我怀孕 4 个月了，最近几天胃痛、肚子痛。
您胃痛几天了呢？	差不多 4 天了。
以前有胃病吗？	没有。
在 4 天前吃了生冷或者不好消化的东西吗？	吃了半杯冰淇淋，然后就痛了。
胃痛具体是什么位置呢？在脐以上、胸部以下的区域是吗？	对的，就是这里痛。
是刺痛吗？	没有刺痛。

续表

医生	女病人
是刀绞一样的痛吗？	不是。
是胀痛吗？	不是。
您形容一下痛的感觉？	我说不来那种感觉，是隐隐约约的痛，一阵一阵、挺密集的。
痛的时候会恶心呕吐吗？	会，有时候会吐清水。
喝点热水会更舒服一些吗？	喝点热水会更舒服一点点。
会经常觉得有气闷在胸口，要打呃出来才舒服一些吗？	没有。
脐以下小腹位置也痛是吗？	是的。
小腹痛和胃痛，哪个更严重一点呢？	胃痛更严重一点。
小腹是刺痛吗？	不是。
是胀痛吗？	是的。
小腹有下坠的感觉吗？	有一点。
有腹泻吗？	大便偏稀，没有腹泻。
大便一天几次呢？	一天一次。
小便有变少吗？	没有。
小便痛吗？	不痛。
睡觉还好吗？	睡觉正常。
胃口怎么样？能吃下东西吗？	这几天胃口变差了。
您在来我们这里之前在其他地方看过吗？	我在市中心医院看过。
做了什么检查吗？	查了粪常规，还有血人绒毛膜促性腺激素（HCG），都说是正常。
（追问检查项目与结果）	
有给您开药吗？	有开了"益生菌"。
吃药以后胃痛有好些吗？	没有。
平时脾胃也比较弱吗？	是的，平时容易拉肚子。
以前怀孕过吗？	没有，这是第一次怀孕。

续表

医生	女病人
您还有什么不舒服，可以补充一下。	医生，我本来就胖，现在更胖了，脾胃又差。
好的，我简要复述一下您的病情。	基本上是这样的。
（完善既往史、过敏史、家族史等，查体）我还要检查一下您的舌脉。	好的。
您的舌脉是：舌淡，苔薄白、微腻，脉缓滑。	—
谢谢您的合作。	好的。

二、临证思维分析

主诉：孕 4 个月，反复腹痛。

辰下症：脘腹疼痛，恶心呕吐，不思饮食，肢倦，便溏，胎动不安，舌淡，苔薄白、微腻，脉缓滑。

三、辨病方证要点分析

病名：胎动不安。

证名：脾虚寒湿。

辨证分析：孕妇禀赋薄弱，屡为半产或漏下，此次怀孕又稍不慎即见腹痛、腰痛等胎动不安之象，需要养胎安胎。因为胎赖母血以养，而肝主藏血，脾为气血生化之源，故安胎当以调养肝脾为重。诸证皆提示脾虚而寒湿中阻。

治法：温中除湿、健脾安胎。

方药：白术散。

组成：炒白术 15g，川芎 9g，花椒 9g，煅牡蛎 15g。

方解：方中炒白术健脾除湿，川芎和肝舒气，花椒温中散寒，煅牡蛎收敛固涩，合而用之，共收温中除湿、健脾安胎之功。

四、原文知识拓展

【原文 10】妊娠养胎，白术散主之。

白术散方见《外台》：

白术四分，川芎四分，蜀椒三分（去汗），牡蛎二分。

上四味，杵为散，酒服一钱匕，日三服，夜一服。但苦痛，加芍药；心下毒痛，倍加川芎；心烦吐痛，不能食饮，加细辛一两，半夏大者二十枚。服之后，更以醋浆水服之；若呕，以醋浆水服之；复不解者，小麦汁服之。已后渴者，大麦粥服之。病虽愈，服之勿置。

五、适应治疗的西医疾病

习惯性流产、先兆流产等疾病。

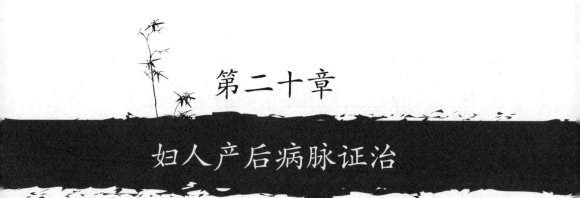

第二十章

妇人产后病脉证治

第一节　桂枝茯苓丸

一、标准化病人病例脚本

医生	女病人
您好！我是您的主治医师×××，现在来了解一下您的病情。请问您的姓名？今年多大年龄？	我是×××，今年 32 岁。
您觉得哪里不舒服？	我经常痛经、身体很虚。
痛经有多久了呢？	差不多是生完孩子以后吧，有 3 年的样子了。 医生，是不是我月子没有做好？我是不是很虚？
（人文关怀环节） 不要着急，我先了解一下您的具体情况，然后再给您建议。	哦哦。
您月经是 28～30 天来一次吗？	经常会晚一周多才来。
一般几天干净？	最多 3 天。
月经量多吗？	量很少。
颜色红吗？	颜色很淡。
有没有夹杂血块？	没有。
是来月经的第一天痛经吗？	从第一天痛到月经干净以后好几天还会痛。

续表

医生	女病人
痛到要请假在家卧床休息吗？	没有那么痛。
痛的程度大概是怎么样呢？比如最重是10分，最轻是1分，你打几分呢？	2分到3分吧。
就是说，不是非常痛，但是一直隐隐作痛，是这样吗？	是的。
感觉像针刺一样痛吗？	不是。
感觉小腹坠胀吗？	有一点，不很明显。
痛的时候用手揉一下会更舒服一点吗？	会。
痛的时候喜欢用热水袋暖和肚子吗？这样会好一些吗？	会，我每次都会这样做。
您这一年内，有没有到医院检查过这个问题呢？	我之前去妇幼保健院看过，医生做了B超说没有看到什么，查了血说我有轻度贫血，叫我平常多吃富含营养的食物，每半年去复查一下。
有开药给你回家吃吗？	有开铁剂。
（追问检查项目与结果）	最近一次检查：血红蛋白100g/L。
您平时会比较怕冷吗？	会，我在空调房间里都要比别人多披一件衣服。
你平时胃口好吗？	胃口一般。
喜欢冷饮吗？	年轻的时候很喜欢，现在吃一点冰的，胃就不舒服，已经有3年多不吃冷饮了。
平时大便怎么样？一天一次吗？	一天一次。
能成形吗？	经常偏稀，不成形。
平时会肚子痛吗？	平时也经常会隐隐约约痛。
痛的程度大概是怎么样呢？比如最重是10分，最轻是1分，你打几分呢？	1分到2分的样子。
痛的时候用手揉一下会舒服一点吗？	会。
痛的时候用热水袋敷一下会舒服一点吗？	会。
睡眠怎么样？心慌多梦吗？	睡眠一直很好。
您平时精力如何？	比较容易累。
平时容易头晕吗？	是的
小便正常吗？	小便正常。
您还有什么不舒服，可以补充一下。	没有了。

医生	女病人
好的，我简要复述一下您的病情。	基本上是这样的。医生，我还打算再要孩子，现在身体这么虚，要不要紧呢？
（人文关怀环节） 您别着急，等情况好转了，就可以考虑要孩子了。	好的，谢谢医生。
（完善既往史、过敏史、家族史等，查体） 我还要检查一下您的舌脉。	好的。
您的舌脉是：舌淡、苔薄白，脉细。	谢谢医生。
谢谢您的合作。	好的。

二、临证思维分析

主诉：反复腹痛 3 年。

辰下症：3 年来反复腹痛，呈隐痛，疼痛程度轻，发作频繁，在月经期和经后数日持续发作。伴经量少、经血色淡、易头晕。舌淡、苔薄白，脉细。

三、辨病方证要点分析

病名：妇人腹痛。

证名：血虚里寒。

辨证分析：隐隐作痛、喜温喜按、持续反复，属于虚性疼痛。舌淡、苔薄白，脉细，是血虚里寒的表现。

治法：养血补虚，温中散寒。

方药：当归生姜羊肉汤。

组成：当归 9g，生姜 9g，羊肉 50g。

方解：当归养血活血，羊肉为血肉有情之品，既补血又补气，生姜温中，且有"阳生阴长"之意，三药共用以养血补虚、温中散寒。

四、原文知识拓展

【原文 4】产后腹中疞痛，当归生姜羊肉汤主之；并治腹中寒疝，虚劳不足。

当归生姜羊肉汤方：

当归三两，生姜五两，羊肉一斤。

右三味，以水八升，煮取三升，温服七合，日三服。若寒多者加生姜成一斤；痛多而呕者，加橘皮二两、白术一两。加生姜者，亦加水五升，煮取三升二合，服之。

五、适应治疗的西医疾病

痛经、功能失调性子宫出血、不孕症等疾病。

第二节　枳实芍药散

一、标准化病人病例脚本

医生	女病人
您好！我是您的主治医师×××，现在来了解一下您的病情。请问您的姓名？今年多大年龄？	我是×××，今年 28 岁。
您觉得哪里不舒服？	我生完孩子到现在每天肚子都痛。
您产后几天了？	32 天。
具体是哪里痛？脐上，还是脐下？	脐下面痛。
肚子怎么个痛法？	好像有筋被拉住那样的痛。
是一直痛，还是一阵一阵发作呢？	基本上是一直痛，一阵阵地加重。
痛的时候会肚子胀吗？	会。 医生，我很不舒服，小孩子又一直要吃奶，我月子也没做好，医生，我觉得太难受了！
（人文关怀环节） 不要着急，我先了解一下您的具体情况，然后给您具体的治疗建议，会慢慢好起来的。	谢谢医生。
您之前有没有到医院检查过这个问题呢？	我打电话问社区医院，他们说可能是子宫在恢复，产后 40 天再去复查。
您有吃什么药来缓解肚子痛吗？	没有。
用手揉一下，会觉得舒服一些吗？	不会。但是我揉一下肚子，过一阵子放屁了，就好一点。
热敷肚子会不会舒服一点？	不会。
大便怎么样？	大便正常。
恶露干净了吗？	干净了。
会觉得一阵阵怕冷吗？	不会。

续表

医生	女病人
有觉得发热吗？	没有。
您这次是顺产还是剖宫产？	是剖宫产。
您最近胃口怎么样？	还可以。
您睡眠好吗？	一直肚子痛，都没法好好睡觉。
您的体力如何呢？	体力还行。
小便正常吗？	小便正常。
您是纯母乳喂养，还是加了奶粉？	纯母乳喂养。
您还有什么不舒服，可以补充一下。	没有。
好的，我简要复述一下您的病情。	是的。
（完善既往史、过敏史、家族史等，查体）我还要检查一下您的舌脉。	好的。
您的舌脉是：舌淡红、苔薄白，脉弦。	谢谢医生。
谢谢您的合作。	好的。

二、临证思维分析

主诉：产后 32 天，反复腹痛。

辰下症：产后反复腹痛。舌淡红，苔薄白，脉弦。

三、辨病方证要点分析

病名：产后腹痛。

证名：气血郁滞。

辨证分析：患者腹痛兼烦满不得卧，属里实。产后气血郁滞，故下则腹中疼痛，上则心中烦满，满痛俱见，病势较剧，故不得安卧。

方药：枳实芍药散。

组成：枳实 9g，炒白芍 9g，大麦粥适量。

方解：方中枳实理气散结，炒黑入血分，能行血中之气；炒白芍和血止痛；大麦粥和胃安中，使破气之品不耗气伤中。三药合用，使气血得畅，则腹痛烦满诸症可除。

四、原文知识拓展

【原文 5】产后腹痛，烦满不得卧，枳实芍药散主之。

枳实芍药散方：

枳实（烧令黑，勿太过）、芍药等分。

上二味，杵为散，服方寸匕，日三服，并主痈脓，以麦粥下之。

五、适应治疗的西医疾病

痛经、产后恶露停滞、异位妊娠等疾病。

第三节　下瘀血汤

一、标准化病人病例脚本

医生	女病人
您好！我是您的主治医师×××，现在来了解一下您的病情。请问您的姓名？今年多大年龄？	我是×××，今年27岁。
您觉得哪里不舒服？	我生完孩子到现在每天肚子都很痛。
您产后几天了？	32天。
具体是哪里痛？脐上，还是脐下？	脐下面痛。
是怎么个痛法呢，您可以描述一下吗？	像针扎刀刺一样痛。
会肚子胀吗？	会。
用手揉揉会舒服一些吗？	不能揉，揉了更痛。
热敷一下会舒服一些吗？	不会。
有经常觉得好像在发热吗？	没有。
恶露已经干净了吗？	干净了。
之前恶露有没有特别多，或者有臭味？	没有。
您这次是顺产还是剖宫产？	顺产。

续表

医生	女病人
您之前有没有到医院检查过这个问题呢？	我生完 20 天的时候到妇幼保健院，做了 B 超，说子宫有一点点胎盘残留，给我开了"益母草颗粒"，叫我产后 40 天再去复查，然后我又去看另外一位中医，他给我开了一个方子，叫我喝 3 付看看。（出示病历：枳实 15g、白芍 15g，大麦粥配服）
您吃完药以后肚子痛有好一些吗？	几乎没有用，还是很痛。
这段时间胃口怎么样？	正常。
睡眠怎么样？	肚子痛，又要喂奶，都没法安心睡。
大便怎么样？	有些便秘。
几天大便一次呢？	2～3 天。
大便会很硬吗？	不会很硬。
小便正常吗？	小便正常。
您是纯母乳喂养，还是加了奶粉？	纯母乳。
您还有什么不舒服，可以补充一下。	没有了。
好的，我简要复述一下您的病情。	基本上是这样的。医生，我还打算再要孩子，现在月经变得这样，要不要紧呢？
（人文关怀环节）等情况好转了，就可以考虑要孩子。	好的，谢谢医生。
（完善既往史、过敏史、家族史等，查体）我还要检查一下您的舌脉。	好的。
您的舌脉是：舌紫暗、有瘀点，舌边齿痕，苔薄，舌下络脉粗，脉弦涩数。	谢谢医生。
谢谢您的合作。	好的。

二、临证思维分析

主诉：产后 32 天，反复腹痛。

辰下症：产后反复出现腹痛，为刺痛感，持续发作，拒按。在外院口服"益母草颗粒"与"枳实芍药散"不能缓解疼痛。舌紫暗、有瘀点，舌边齿痕，苔薄，舌下络脉粗，脉弦涩数。

三、辨病方证要点分析

病名：妇人腹痛。

证名：瘀血。

辨证分析：少腹坚满、疼痛拒按为实证表现，枳实芍药散为调理气滞血瘀之药，不能缓解疼痛，说明气血瘀滞程度更重，且以血瘀为主。

方药：下瘀血汤。

组成：大黄9g（后下），桃仁9g，土鳖虫9g。

方解：方中大黄荡逐瘀血、桃仁活血化瘀、土鳖虫（䗪虫）逐瘀破结，炼蜜为丸以缓其药性，从而缓缓消除停于脐下的干血。以酒引药入血分，从而促其药效。

四、原文知识拓展

【原文6】师曰：产妇腹痛，法当以枳实芍药散，假令不愈者，此为腹中有干血着脐下，宜下瘀血汤主之。亦主经水不利。

下瘀血汤方：

大黄二两，桃仁二十枚，䗪虫二十枚（熬，去足）。

上三味，末之，炼蜜和为四丸，以酒一升，煎一丸，取八合，顿服之。新血下如豚肝。

五、适应治疗的西医疾病

异常子宫出血（功能失调性子宫出血）、痛经、产后恶露停滞、异位妊娠等疾病。

第四节　阳旦汤

一、标准化病人病例脚本

医生	女病人
您好！我是您的主治医师×××，现在来了解一下您的病情。请问您的姓名？今年多大年龄？	我是×××，今年29岁。

续表

医生	女病人
您觉得哪里不舒服？	我正在坐月子，发热，刚才护士帮我量了体温是38℃。医生我这样喂奶会不会影响小孩，这可怎么办啊！
（人文关怀环节） 请您放轻松一点，我先了解一下您的具体情况，别太紧张。	谢谢医生。
您现在是产后第几天？	第16天。
您发热是每天持续地一直发热，还是一阵一阵地发热，中间有体温正常的时候？	是持续地发热，有时候稍微降一点点。
您会一阵阵地觉得冷吗？	对，有时候不觉得很热，反而觉得很冷。
有一直观察自己的体温吗？	有。
每天体温大概是怎么样的？	体温每天最高到38℃。
你发热几天了？	差不多有12天了。
您发热前有受凉吗？	一直出汗，那天没有及时换衣服，当时就觉得有点冷，可能就是那时候受凉了。
您恶露有没有变多？	没有，恶露现在慢慢颜色浅了，量也变得很少了。
您有没有肚子痛？	没有。
您一直是纯母乳喂养吗？	是的。
乳头和乳房有没有疼痛？	没有，挺正常的。
有没有头痛？	有，微微地痛。
有没有头晕？	有头晕。
有没有胸闷？	有一点胸闷。
您胃口还好吗？	不太想吃饭，看到饭就恶心想吐。
经常恶心想吐吗？	是的，经常恶心想吐。
有吐出来过？	有几次吐点酸水。
您小便时会痛吗？	不痛。
您小便是什么颜色？	淡黄色。
您小便的时候会一有尿意就有憋不住的感觉吗？	不会。
大便一天一次吗？	两天一次。

续表

医生	女病人
大便像香蕉一样形状吗？	更干更硬。
这次来我们这里前，有在其他地方看过病吗？	没有，我自己在家吃过2天"泰诺"，没什么用。
您还有什么不舒服，可以补充一下。	医生，我听人家说月子里面生病以后身体就都不好了，是真的吗？
（人文关怀环节）我们认真对待，争取把身体养好。	好的，谢谢医生。
好的，我简要复述一下您的病情。	基本上是这样的。
（完善既往史、过敏史、家族史等，查体）我还要检查一下您的舌脉。	好的。
您的舌脉是：舌质淡红，舌苔薄黄，脉濡。	
谢谢您的合作。	好的。

二、临证思维分析

主诉：产后16天，发热12天。

辰下症：体温38℃，头痛、头晕，胸脘不舒，食欲缺乏，时欲呕吐，小便淡黄，大便微干硬，尚能正常哺乳，舌质淡红，舌苔薄黄，脉濡。

三、辨病方证要点分析

病名：产后发热。

证名：风寒表虚。

辨证分析：因小腹不痛，恶露正常，故知其发热不是由下焦感染邪毒所致；能正常哺乳，故知其发热不是由乳痈所致；发热与恶寒并见，时时自汗，头痛，无明显血虚表现，故知其发热非血虚所致，而是由外感导致。产后营卫皆虚，易感风邪，可致太阳中风表虚证，故见头痛、恶寒、汗出、时发热，并兼干呕、胸闷等症状。产后体虚感邪，邪气不盛，但正气亦不能驱邪外出，故病程已有十余日，仍以表证为主。舌质淡红，舌苔薄黄，脉濡亦提示风邪在表，营卫不和。

方药：阳旦汤（桂枝汤）。

组成：桂枝9g，芍药9g，炙甘草6g，大枣9g，生姜9g。

方解：方中桂枝、生姜辛通阳调卫、解表祛邪；芍药、炙甘草酸甘养阴；

炙甘草、大枣甘以建中缓急，全方有解肌发表、滋养津液、舒缓筋脉之效。

四、原文知识拓展

【原文 1】产后风，续之数十日不解，头微痛，恶寒，时时有热，心下闷，干呕汗出。虽久，阳旦证续在耳，可与阳旦汤（即桂枝汤，见下利中）。

五、适应治疗的西医疾病

产后感冒等疾病。

第五节　竹叶汤

一、标准化病人病例脚本

医生	女病人
您好！我是您的主治医师×××，现在来了解一下您的病情。请问您的姓名？今年多大年龄？	我是×××，今年 29 岁。
您觉得哪里不舒服？	我最近刚生完孩子，发热第 2 次了。刚才在护士站量体温是 38℃。
您现在生完孩子第几天？	第 15 天。
第一次发热是什么时候？	刚生完第 3 天。
后来是怎么处理的？	住院了。
医生给的诊断是什么呢？	说是"产褥感染"。
用了什么药？	用了抗生素。
住院住了几天？	头尾 7 天。
出院以后，又发热了是吗？	对，刚刚出院第 2 天，又开始发热了。
现在是发热第几天呢？	第 3 天。
这次发热，来我们这里前，有在其他地方看病吗？	没有，我自己在家吃了点抗生素，还有维C 银翘片。
药吃完有好些吗？	没有。
这几天有自己测量体温吗？	有，一直是 37.5～38.5℃。
您有头痛吗？	有。

续表

医生	女病人
您身上疼痛吗？	全身骨头酸，不怎么痛。
您咳嗽吗？	咳嗽。
有痰吗？	有一点白痰。
痰是浓稠的，还是清稀的？	浓稠的，黏的。
您口干吗？	口干。
喜欢多喝水吗？	对。
喜欢喝冷一点的水还是热一点的水？	喜欢喝热一点的水。
您这两天胃口怎么样？	不爱吃饭。
大便一天一次吗？	生完小孩开始，大便就三四天一次，今天又是 3 天没拉了。
大便偏干吗？	对，很干很硬。
小便量和以前比会变少一些吗？	是的。
小便什么颜色？	淡黄色。
恶露有没有什么异常？比如变多了，颜色特别红，有臭味之类。	没有，恶露慢慢变少变淡了，挺正常的。
您睡眠怎么样？	身上不舒服，睡眠不好。
好的，我简要复述一下您的病情。	基本上是这样的。
（完善既往史、过敏史、家族史等，查体）我还要检查一下您的舌脉。	好的。
您的舌脉是：舌绛红，脉浮缓。	
谢谢您的合作。	好的。

二、临证思维分析

主诉：产后 15 天，反复发热。

辰下症：体温 38℃。周身骨节酸楚，咳嗽、痰白稠黏，口渴喜热饮，纳差，大便秘结，恶露少量，舌绛红，脉浮缓。

三、辨病方证要点分析

病名：产后发热。

证名：气血阳气亏虚，外感风邪。

辨证分析：产后气血大虚，卫外不固，复感外邪，以致正虚邪实。既有"发热、头痛"之太阳中风表证，又见"面赤、气喘"之阳虚上逆证，如此虚实错杂证，若单纯解表祛邪，易致虚阳外脱，若扶正补虚，又易助邪碍表，故用竹叶汤扶正祛邪，标本兼顾。

方药：竹叶汤。

组成：竹叶 9g，葛根 15g，防风 9g，桔梗 9g，桂枝 9g，党参 9g，甘草 6g，制附子 9g（先煎），大枣 9g，生姜 6g。

方解：方中竹叶甘淡轻清为君，辅以葛根、桂枝、防风、桔梗疏风解表，党参、制附子温阳益气，甘草、生姜、大枣调和营卫。诸药合用，共奏扶正祛邪、表里兼顾之功。方后注"温覆使汗出"，说明服用本方当注意加衣被温覆，使风邪随汗而出。至于颈项强急者重用制附子以扶阳祛风，呕者加半夏以降逆止呕，示人当根据病情变化随症治之。

四、原文知识拓展

【原文 9】产后中风发热，面正赤，喘而头痛，竹叶汤主之。

竹叶汤方：

竹叶一把，葛根三两，防风、桔梗、桂枝、人参、甘草各一两，附子一枚（炮），大枣十五枚，生姜五两。

上十味，以水一斗，煮取二升半，分温三服，温覆使汗出。颈项强，用大附子一枚，破之如豆大，煎药汤去沫。呕者，加半夏半升洗。

五、适应治疗的西医疾病

产后感冒等疾病。

第六节　竹皮大丸

一、标准化病人病例脚本

医生	女病人
您好！我是您的主治医师×××，现在来了解一下您的病情。请问您的姓名？今年多大年龄？	我是×××，今年 31 岁。

续表

医生	女病人
您觉得哪里不舒服？	我刚刚生完孩子 3 个月，这几天发热了，刚才护士站量了体温是 37.5℃。
您发热有几天了？	七八天了。
这几天有自己测量体温吗？	有，都是在 37.5～38℃。
您是全天持续地发热，还是一阵阵地，有时候体温在 37℃ 以下，有时候超过 37℃？	是全天一直都发热，超过 37℃。
您发热的时候会怕冷、发抖吗？	偶尔会怕冷、发抖。
头晕吗？	头晕。
头痛吗？	不痛。
身上痛吗？	身上不痛。
有恶心呕吐吗？	有，老是心烦、恶心，但是又吐不出来。
有腹泻吗？	没有。
有小便痛吗？	没有。
您这几天体力怎么样？	没力气，老想躺着。
您这几天睡觉还好吗？	睡觉还好。
胃口还好吗？	胃口不太好。
您还有什么不舒服，可以补充一下。	我主要是觉得心里很烦，一直恶心想吐又吐不出来，特别难受。
好的，我简要复述一下您的病情。	基本上是这样的。
（完善既往史、过敏史、家族史等，查体）我还要检查一下您的舌脉。	好的。
您的舌脉是：舌质红，苔薄，脉虚数。	
谢谢您的合作。	好的。

二、临证思维分析

主诉：产后 3 个月，发热，恶心 1 周。

辰下症：产后 3 个月，母乳喂养。呕逆不已，但吐不出。体温 37.5℃ 已七八日，偶有寒战，头晕乏力，烦躁。舌质红，苔薄，脉虚数。

三、辨病方证要点分析

病名：产后病。

证名：虚热烦呕。

辨证分析：妇人产后耗气伤血，复因哺乳，使阴血更亏。阴血不足，虚热内扰心神，则心烦意乱；热犯于胃则呕逆。胃中无积滞，故虽然呕逆不已，但吐不出。舌红苔薄、脉虚数亦为虚热之象。病机为虚热扰胃，胃失和降，兼有风热表证，故用竹皮大丸清热降逆，安中益气。

方药：竹皮大丸。

组成：竹茹 9g，石膏 15g，桂枝 9g，甘草 6g，白薇 9g。

方解：方中竹茹味甘微寒，清虚热，止呕逆；石膏辛甘大寒，清热除烦；白薇苦咸寒，善清阴分虚热；桂枝虽辛温，但用量极轻，少量佐之以防清热药伤阳，与甘药合用辛甘化阳，更能助竹茹降逆止呕；甘草、大枣安中，补益脾胃之气，使脾气旺则津血生。

四、原文知识拓展

【原文 10】妇人乳中虚，烦乱呕逆，安中益气，竹皮大丸主之。

竹皮大丸方：

生竹茹二分，石膏二分，桂枝一分，甘草七分，白薇一分。

上五味，末之，枣肉和丸，弹子大，以饮服一丸，日三夜二服。有热者，倍白薇；烦喘者，加柏实一分。

五、适应治疗的西医疾病

产后感冒等。

第七节　白头翁加甘草阿胶汤

一、标准化病人病例脚本

医生	女病人
您好！我是您的主治医师×××，现在来了解一下您的病情。请问您的姓名？今年多大年龄？	我是×××，今年 24 岁。
您觉得哪里不舒服？	我正在坐月子，拉肚子 3 天了。
您现在是纯母乳喂养吗？	是的。

续表

医生	女病人
宝宝还好吧？	宝宝还好。
您这 3 天有吃过什么药吗？	因为在喂奶，不想吃药，但是越来越重，只好来医院看病。
现在大便一天几次呢？	早晚加起来有 40 多次。
大便是什么颜色的？	有红色的像血一样的，还有白色的像脓一样的，混在一起。
您 3 天前有吃过什么生冷的东西，或者吹空调着凉吗？	我想可能是中暑了，我从怀孕到现在，不管天多热，都从来没开过空调。
您有发热吗？	没有，我自己量体温都是 36.5℃左右。但是胃和小腹摸起来很烫手。
你有觉得一阵阵怕冷吗？	不觉得怕冷。
您小腹痛吗？	很痛，有时候痛得感觉都要晕过去了。
嘴里觉得苦吗？	嘴里味道很苦。
口干口渴吗？	是的，每天喝很多水。
会觉得很疲倦吧？	是的，在家里一直躺着。
小便黄吗？	小便黄。
一天小便的量有没有比之前减少了？	有。
小便痛吗？	不痛。
胃口好吗？	一直拉肚子，都不敢吃东西了，胃口不好。
睡得好吗？	睡眠还好。
好的，我简要复述一下您的病情。	基本上是这样的。
（完善既往史、过敏史、家族史等、查体）我还要检查一下您的舌脉。	好的。
您的舌脉是：舌红，苔薄黄，脉虚细数。	谢谢医生。
谢谢您的合作。	

二、临证思维分析

主诉：产后 1 个月，腹泻 3 天。

辰下症：下痢赤白，日夜 40 余次，腹痛重，口干口苦喜饮，胸腹灼手，体倦，舌红，苔薄黄，脉虚细数。

三、辨病方证要点分析

病名：泄泻。

证名：气血两虚。

辨证分析：患者妊娠期于夏月感受暑湿，虽当时正气尚可抗邪，却不足以祛邪外出，故暑湿之邪伏于膜原而未发，直至产后，气血骤虚，阴虚有热，伏暑与虚热相合，内热盛实，热迫湿盛，故导致湿热下痢。湿热之邪壅滞肠中，气机不畅，传导失常，故见腹痛、里急后重；湿热熏灼肠道，血络受伤，气血瘀滞，化为脓血黏液，故下痢赤白；膜原伏暑，邪热久留，肝胆郁热，故口苦喜饮，按其胸腹灼手；加之产后阴虚有热，两热相并，热盛耗阴，血虚于下，阳郁于上，经脉不利，故腹痛厥逆；气血大伤，故脉虚细数。

方药：白头翁加甘草阿胶汤。

组成：白头翁 9g，黄连 6g，黄柏 9g，秦皮 9g，阿胶 6g（烊化），生甘草 6g。

方解：方中白头翁清热止痢，阿胶养血益阴，甘草补虚和中，并能缓解白头翁汤之苦寒，使清热不伤阴，养阴不恋邪。

四、原文知识拓展

【原文 11】产后下利虚极，白头翁加甘草阿胶汤主之。

白头翁加甘草阿胶汤方：

白头翁、甘草、阿胶各二两，秦皮、黄连、柏皮各三两。

上六味，以水七升，煮取二升半，内胶，令消尽，分温三服。

五、适应治疗的西医疾病

慢性腹泻。

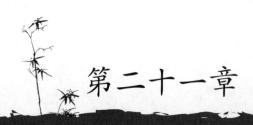

第二十一章

妇人杂病脉证并治

第一节　小柴胡汤

一、标准化病人病例脚本

医生	女病人
您好！我是您的主治医师×××，现在来了解一下您的病情。请问您的姓名？今年多大年龄？	我是×××，今年30岁。
您觉得哪里不舒服？	我发热，刚才在护士站量了体温是38℃。
您发热多久了？	1周前开始的。
这一周以来体温是怎么样的？	差不多每天都是37.5～38.5℃。
您是每天一直发热，还是中间有体温降下来的时候？	是一直发热。
您有觉得一阵阵怕冷吗？	是的，一阵很热，一阵很冷。
您发热的时候会出汗吗？	没有出汗。
您发热的时候觉得头晕吗？	有头晕。
您发热的时候觉得头痛吗？	有头痛。
胸口觉得胀、闷吗？	有一点闷。
两边肋骨这里觉得胀、闷吗？	是的。
嘴里有没有特别的味道，比如甜、苦、酸？	觉得嘴里苦。
晚上睡眠好吗？	发热不舒服，睡不安稳，容易醒。

续表

医生	女病人
您最后一次月经是什么时候？	就是这次发热的时候正好在来月经。
发热的时候是月经第几天？	第3天。
发热以后，月经量和以前比有没有变多或者变少呢？	月经量就变少了。
现在月经结束了吗？	月经已经结束了。
来我们这里前，您有没有到其他医院看过？	有，我在市中心医院看了过，说是病毒性感冒。
做过什么检查呢？	查了血常规。
（追问检查项目与结果）	
有开药吗？	有。
具体吃过什么药呢？	吃过抗生素和中成药。
吃完药有好一些吗？	有好一点点，但还是发热。医生，我这样要不要紧？
（人文关怀环节） 请您放轻松一点，我一定会尽我所能来帮助您的。	谢谢医生。
您大便一天一次吗？	是的。
您大便是像香蕉一样形状吗？	是的。
您小便是什么颜色？	淡黄色。
小便的时候痛吗？	不痛。
您还有什么不舒服，可以补充一下。	没有了。
好的，我简要复述一下您的病情。	基本上是这样的。
（完善既往史、过敏史、家族史等，查体） 我还要检查一下您的舌脉。	好的。
您的舌脉是：舌色红，苔白厚，舌根淡黄，脉弦数。	谢谢医生。
谢谢您的合作。	

二、临证思维分析

主诉：发热1周。

辰下症：从月经第 3 天发热至今，已有 1 周，往来寒热，体温在 37.5～38.5℃，胸胁苦满，心中烦乱，睡卧难安，头晕头痛，入夜更甚。外院诊为病毒性感冒，经服抗生素及解表药治疗不愈，舌色红，苔白厚，舌根淡黄，脉弦数。

三、辨病方证要点分析

病名：感冒。

证名：热入血室。

辨证分析：患者正值经期，血海空虚，风热外邪趁虚而入，与正气相争，搏结于血室，表现为经行不畅，血量少，又淋漓不净。邪郁少阳，少阳枢机不利，故往来寒热；肝胆气郁，经气不利，故胸胁苦满；邪热郁于血室，故月经量少；郁结血分扰及心神，入心中烦乱，睡卧难安。舌苔白厚、舌根淡黄、脉弦数，均为表邪化热，枢机不利之征。其病机为表邪化热，扰于血室。

方药：小柴胡汤。

组成：柴胡 15g，党参 9g，黄芩 9g，法半夏 9g，生甘草 6g，大枣 9g，生姜 6g。

方解：方中柴胡为君，配以适量黄芩，和解清热；法半夏、生姜降逆止呕；党参、甘草、大枣补虚安中。诸药合用，和解少阳，枢机得利，血室之热得以清解。

四、原文知识拓展

【原文 1】妇人中风，七八日续来寒热，发作有时，经水适断，此为热入血室，其血必结，故使如疟状，发作有时，小柴胡汤主之方见呕吐中。

【原文 2】妇人伤寒发热，经水适来，昼日明了，暮则谵语，如见鬼状者，此为热入血室，治之无犯胃气及上二焦，必自愈。

【原文 3】妇人中风，发热恶寒，经水适来，得七八日，热除脉迟，身凉和，胸胁满，如结胸状，谵语者，此为热入血室也。当刺期门，随其实而取之。

【原文 4】阳明病，下血谵语者，此为热入血室，但头汗出，当刺期门，随其实而泻之。濈然汗出者愈。

五、适应治疗的西医疾病

不明原因发热等。

第二节 半夏厚朴汤

一、标准化病人病例脚本

医生	女病人
您好！我是您的主治医师×××，现在来了解一下您的病情。请问您的姓名？今年多大年龄？	我是×××，今年50岁。
您觉得哪里不舒服？	医生，我可能患食管癌了，我不行了。
您有在其他医院确诊过食管癌吗？	没有，他们都说没有什么病，我不相信。我真的觉得每天都过得很难受。
您是哪里不舒服呢？	我老是觉得喉咙里面有东西卡在那里，但是吞不下去，也吐不出来。
这样多久了？	有大半年了。
在这之前您有吃鱼或者什么容易卡在喉咙里面的东西吗？	好像也没有，我上次去医院的时候耳鼻咽喉科医生帮我看了说没有东西在喉咙里。
您在医院还做过什么检查吗？	在市中心医院做过X线、心电图检查，说我食管、心脏都正常。
有给您做什么诊断吗？	他们说我是癔症。
（追问检查项目与结果）	
有没有给您开过什么药呢？	开过一些化痰药，我吃了都没用。
您平时喉咙里面有痰吗？	有些痰。
是黏稠的还是清稀的？	比较稀。
痰容易咳出来吗？	容易。
痰一般是什么颜色的？	是白色的。
您平时会经常疲惫想睡觉吗？	不会。
您平时情绪稳定吗？	我一想到自己病这么重，就很难过，他们可能骗我，我可能有食管癌，还有心脏病，我经常关起门来大哭一场，然后就舒服一点。
您平时体力还好吧？	我有几次因为搬东西或者走远路累了，就直接晕倒了。
您会时常觉得胸闷吗？	会。
这段时间胃口怎么样？	胃口不好，吃不下饭。

续表

医生	女病人
睡眠怎么样？	睡眠一直不好，容易醒。
您平时容易腹泻吗？	不会。
大便一天一次吗？	是的。
大便成形吗？	大便有点偏稀。
小便颜色怎样？	小便有点黄。
小便痛吗？	不痛。
您绝经了吗？	是的，绝经半年了。
您还有什么不舒服，可以补充一下。	没有了。
好的，我简要复述一下您的病情。	基本上是这样的。
（完善既往史、过敏史、家族史等，查体）我还要检查一下您的舌脉。	好的。
您的舌脉是：舌苔白滑，脉弦缓。	
谢谢您的合作。我现在为您开处方。	好的。

二、临证思维分析

主诉：咽中异物感 6 个月。

辰下症：6 个月前开始无明显诱因出现咽中异物感，梗阻不适，咳之不出，吞之不下，但于饮食吞咽无碍。舌苔白滑，脉象弦缓。

三、辨病方证要点分析

病名：梅核气。

证名：痰气阻滞。

辨证分析：情志不畅，气郁生痰，痰气交阻，上逆于咽喉之间，咽中如有异物梗阻不适，咳之不出，吞之不下，但因痰气并非实体，故于饮食吞咽无碍。

方药：半夏厚朴汤。

组成：半夏 9g，厚朴 9g，茯苓 9g，紫苏叶 9g，生姜 6g。

方解：方中半夏、厚朴、生姜辛以散结，苦以降逆；辅以茯苓利饮化痰；佐以紫苏叶芳香宣气解郁。合用可解郁化痰，顺气降逆，使气顺痰消，则咽中有物感可以消除。

四、原文知识拓展

【原文5】妇人咽中如有炙脔，半夏厚朴汤主之。

半夏厚朴汤方（《千金》作胸满，心下坚，咽中帖帖，如有炙肉，吐之不出，吞之不下）：

半夏一升，厚朴三两，茯苓四两，生姜五两，干苏叶二两。

上五味，以水七升，煮取四升，分温四服，日三夜一服。

五、适应治疗的西医疾病

精神病、咳喘、胃脘痛、呕吐及胸痹等。

第三节　甘麦大枣汤

一、标准化病人病例脚本

医生	女病人
您好！我是您的主治医师×××，现在来了解一下您的病情。请问您的姓名？今年多大年龄？	我是×××，今年30岁。
您觉得哪里不舒服？	我每天都觉得很难受！
您主要是哪里疼痛吗？	没有疼痛。
您主要是睡眠不好吗？	睡眠不好，还有别的不舒服。
您是精神不好吗，老是觉得累吗？	也不是，我就是经常觉得心情很差，很难受，想着想着就掉眼泪。
是有什么原因吗？	我半年前考试失败了，难过了很久，结果就一直这样了。
您这半年来一直都动不动心情低落，是这样吗？	是的。
还伴有烦躁是吗？	是的。
还伴有想哭是吗？	是的。
还有其他什么情绪吗？	差不多就是这样，一直在想事情，很多事情想不通。
觉得自己挺焦虑的，是吗？	是的。

续表

医生	女病人
您会经常觉得不舒服，似乎全身没有舒展开吗？	会，我老想伸懒腰，伸懒腰就觉得舒服一点。
您睡眠不好，是入睡困难呢，还是容易醒呢？	都有，我一躺下就开始想事情，然后就很烦，想哭，没法好好睡了。
您平时月经都是 28～30 天一次吗？	以前是，最近半年经常推迟。
这半年来大约几天来一次呢？	大约要 40 天。
一次来几天呢？	两三天就基本没有血了。
月经颜色红吗？	这半年来月经变少了，颜色变淡了。
来月经的时候会肚子痛吗？	不会。
来月经的时候会特别累吗？	会。
来月经的时候会腹泻吗？	偶尔会。
您的体力如何呢？	体力比较差，走远一点路就很累。
您平时大便一天一次吗？	是的。
大便能成条形吗？	一半一半吧，有时候是稀的。
小便正常吗？	小便正常。
好的，我简要复述一下您的病情。	基本上是这样的。
（完善既往史、过敏史、家族史等，查体）我还要检查一下您的舌脉。	好的。
您的舌脉是：舌质淡，苔少，脉弦细。	谢谢医生。
谢谢您的合作。	

二、临证思维分析

主诉：情绪异常半年。

辰下症：半年前因考试失利出现焦虑、悲伤、烦躁等情绪，伴常欲欠伸、眠差。面色萎黄，舌质淡，苔少，脉弦细。

三、辨病方证要点分析

病名：妇人脏躁。

证名：肝气郁结，心脾两虚。

辨证分析：五脏脏阴不足，虚火躁动，因此称为"脏躁"。阴血亏虚，导致肝气郁结，经隧挛急，从而血运不利，心神失养，故常悲伤欲哭，思虑过多，精神异常。思虑过多，耗伤心气，心脾两虚，故见舌质淡、脉弦细。身体常欲作欠伸和舌体紧张都是肝气郁结、经隧挛急的表现。

方药：甘麦大枣汤。

组成：甘草9g，小麦30g，大枣9g。

方解：经隧挛急，心神失养，宜用甘味药物缓解经隧之挛，使气血调畅，心神方能得到滋养。甘草、大枣补中缓急。小麦味甘而凉，消除烦热。三药同用，益阴缓急，宁心安神。全方运用甘润之品，因其能"滋脏气而止其燥也"。

四、原文知识拓展

【原文6】妇人藏躁，喜悲伤欲哭，象如神灵所作，数欠伸，甘麦大枣汤主之。

甘麦大枣汤方：

甘草三两，小麦一升，大枣十枚。

上三味，以水六升，煮取三升，温分三服。亦补脾气。

五、适应治疗的西医疾病

痛经、不明原因腹痛、肝脏肿大等疾病。

第四节 温经汤

一、标准化病人病例脚本

医生	女病人
您好！我是您的主治医师×××，现在来了解一下您的病情。请问您的姓名？今年多大年龄？	我是×××，今年51岁。
您觉得哪里不舒服？	我本来已经绝经了，4个月前又开始来月经，而且一直没有怎么干净过。
您4个月前开始阴道出血，很久都不结束是吗？	对。
大约一个月来几天，几天干净呢？	我说不清楚，感觉一直都有在出血。

续表

医生	女病人
您过去来月经的时候，也是一次来很多天吗？	不是的，过去一周就干净了。
您最近有没有肚子痛呢？	有，小腹这里痛。
小腹痛的时候用手揉一揉会更舒服一点吗？	不会。
热敷会更舒服一点吗？	会。
有过发热吗？	没有。
血量和平时月经量一样多吗？	就和快干净的时候一样，非常少。
血的颜色是怎样的呢？	颜色是很淡的红色。
有夹血块吗？	有小血块。
血有没有明显的臭味呢？	没有。
您这段时间会经常觉得疲惫吗？	是的，容易觉得疲劳。
您这段时间有经常觉得怕冷吗？	没有。
您这段时间有经常觉得手脚心热吗？	是的。
到下午的时候会觉得全身一阵阵发热吗？	会，到下午三点以后吧，就觉得全身一阵阵发热，像发热一样，但是查体温又正常。
有觉得口干吗？	有。
大便会偏干吗？	对，大便干，一粒粒的。
您过去有没有做过什么手术吗？	我8年前胎停过一次，后来做了刮宫手术。
您还有什么不舒服，可以补充一下。	最近我好像变瘦了，医生，我这种情况要紧吗？
（人文关怀环节） 您别着急，我们把相关检查完善了，再看看是什么问题，如何解决。	好的，谢谢医生。
好的，我简要复述一下您的病情。	基本上是这样的。
（完善既往史、过敏史、家族史等，查体） 我还要检查一下您的舌脉。	好的。
您的舌脉是：舌质淡，苔薄白，脉细涩。	谢谢医生。
谢谢您的合作。	

二、临证思维分析

主诉：反复阴道出血、淋漓不净 4 个月。

辰下症：阴道出血，淋漓不净，身体日渐消瘦，倦怠，面色苍白，五心烦热，午后潮热，口干咽燥，大便秘结，舌质淡，苔薄白，脉细涩。

三、辨病方证要点分析

病名：崩漏。

证名：冲任虚寒兼瘀。

辨证分析：妇人五十岁左右气血已衰，冲任不充，经水当止。今下血四月不止，此属崩漏。从唇口干燥来判断，系体内有瘀血，究其病因，可由冲任虚寒、曾经半产、瘀血停留于少腹所致。瘀血不去，故见少腹里急、腹满，或伴有刺痛、有块、拒按等症。冲任本虚，加之漏血日久，阴气一伤再伤，以至阴虚生内热，故见五心烦热、午后潮热。瘀血不去则新血不生，津液无以上润，故见口干咽燥。

治法：温经散寒，养血行瘀。

方药：温经汤。

组成：吴茱萸 9g，当归 9g，川芎 9g，炒白芍 9g，党参 9g，桂枝 9g，阿胶（烊化）6g，牡丹皮 9g，法半夏 9g，麦冬 9g，生姜 6g，甘草 6g。

方解：方中吴茱萸、桂枝、生姜温经散寒，通利血脉；阿胶、当归、川芎、炒白芍、牡丹皮活血祛瘀，养血调经；麦冬养阴润燥而清虚热；党参、甘草、法半夏补中益气，降逆和胃。诸药共奏温补冲任、养血祛瘀、扶正祛邪之功，使瘀血去而新血生，虚热消则诸症除。

四、原文知识拓展

【原文 9】问曰：妇人年五十，所病下利数十日不止，暮即发热，少腹里急，腹满，手掌烦热，唇口干燥，何也？师曰：此病属带下。何以故？曾经半产，瘀血在少腹不去。何以知之？其证唇口干燥，故知之，当以温经汤主之。

温经汤方：

吴茱萸三两，当归二两，川芎二两，芍药二两，人参二两，桂枝二两，阿胶二两，生姜二两，牡丹皮二两（去心），甘草二两，半夏半升，麦门冬一升（去心）。

上十二味，以水一斗，煮取三升，分温三服。亦主妇人少腹寒，久不受胎，兼取崩中去血，或月水来过多，及至期不来。

五、适应治疗的西医疾病

先兆流产、痛经、疝气、不孕症、不育症。

第五节　抵当汤

一、标准化病人病例脚本

医生	女病人
您好！我是您的主治医师×××，现在来了解一下您的病情。请问您的姓名？今年多大年龄？	我是×××，今年 42 岁。
您觉得哪里不舒服？	我月经已经半年没有来了。
您结婚了吗？	结婚了。
有检查过是否怀孕吗？	昨天才查过血，说没有怀孕。您看报告单在这里。
（追问检查项目与结果）	
这半年之前，月经都是 28～30 天来一次吗？	不是，过去也经常很多天才来一次，但是没有半年这么久。
您有经常感觉脐下面、小腹的位置疼痛吗？	有，一直有点轻微的痛。
觉得小腹胀吗？	会有点胀。
揉按一下小腹会好一些吗？	不会。
揉按小腹会更痛吗？	会，按了更痛。
如果热敷一下小腹，会觉得更舒服吗？	不喜欢热敷，不会觉得更舒服。
您有怀孕过吗？	没有。
小便颜色是怎样的？	淡黄色。
小便痛吗？	不痛。
大便一天一次吗？	是的。
大便成形吗？	大便有点偏稀。
大便颜色是怎样的？	大便偏黑。
您睡觉还好吧？	睡觉挺好的。

续表

医生	女病人
您平时会口干吗？	会。
每天喝水多吗？	不会特别多，我就是口干，但是不渴，每次就喝一小口水就可以了。
您还有什么不舒服，可以补充一下。	最近大家说我变得又黑又干，医生，我这情况要紧吗？
（人文关怀环节） 您别着急，中药效果还是很不错的。	好的，谢谢医生。
好的，我简要复述一下您的病情。	基本上是这样的。
（完善既往史、过敏史、家族史等，查体） 我还要检查一下您的舌脉。	好的。
您的舌脉是：唇舌紫暗、有瘀点，脉沉涩。	
谢谢您的合作。请您在治疗期间注意避孕。	谢谢医生。

二、临证思维分析

主诉：月经停闭半年。

辰下症：停经半年，小腹胀，微痛拒按，大便色偏黑、易解，唇舌紫暗、有瘀点，脉沉涩。

三、辨病方证要点分析

病名：闭经。

证名：冲任虚寒兼瘀。

辨证分析：血不归经。少腹硬满、结痛拒按、唇舌紫暗、有瘀点、脉沉涩等均属瘀血阻滞重症表现。

治法：破血逐瘀。

方药：抵当汤。

组成：水蛭 3g，虻虫 3g，桃仁 9g，大黄 9g（后下）。

方解：抵当汤破血逐瘀，泄热祛实。方中水蛭、虻虫相配，直入血络，破恶血，逐瘀血；桃仁活血祛瘀，兼润肠通便；大黄泄热凉血，逐瘀通经。药仅四味，但破血逐瘀之力甚为峻猛，可直抵病所荡涤瘀血从下而解，使瘀血去而新血生。

四、原文知识拓展

【原文 14】妇人经水不利下，抵当汤主之（亦治男子膀胱满急，有瘀血者）。

抵当汤方：

水蛭三十个（熬），虻虫三十枚（熬，去翅足），桃仁二十个（去皮尖），大黄三两（酒浸）。

上四味，为末，以水五升，煮取三升，去滓，温服一升。

五、适应治疗的西医疾病

子宫肌瘤、急性盆腔炎、急性附件炎、胎盘滞留、急性尿潴留、前列腺肥大、偏头痛、静脉血栓形成、顽固性痛经、精神分裂症等。

第六节　大黄甘遂汤

一、标准化病人病例脚本

医生	女病人
您好！我是您的主治医师×××，现在来了解一下您的病情。请问您的姓名？今年多大年龄？	我是×××，今年 40 岁。
您觉得哪里不舒服？	我月经已经好久没来了。
您月经有多少个月没有来了呢？	差不多一年了。
您之前月经有过这种情况吗？	没有。
在这一年里，您在其他医院看过这个病吗？	有，一直在看，上个月还查了 B 超和性激素六项，医生叫我吃黄体酮。
您有经常觉得脐下腹部胀吗？	有，经常觉得胀。
您有觉得小腹特别凸吗？	对，我这么瘦，但是小腹这里却很凸，好像怀孕一样。
您平常工作压力大吗？	工作压力蛮大的，家里老人小孩又要我照顾，每天都做很多事情，忙到晚上十二点多才能睡觉。
平时体力怎么样？	体力比较差，稍微劳动一下就喘。

续表

医生	女病人
会经常觉得疲惫吗？	不会。
手脚心会觉得发热或者冷吗？	不会。
这一年来胃口有变差吗？	正常。
大便一天一次吗？	一般两三天一次。
大便偏干吗？	大便很干。
大便是像羊大便一样，一粒一粒的吗？	是的。
小便有没有什么不舒服的地方？比如痛、频繁、变少、不好解、颜色变深？	小便有点黄，别的没什么。
会经常觉得口干吗？	有一点儿。
喜欢多喝水吗？	不怎么口渴。
会觉得喝冷开水或者吃冷饮比喝热水更舒服吗？	好像没有什么不同。
睡眠怎么样？	睡眠还好。
您还有什么不舒服，可以补充一下。	我以前虽然瘦，但是从来不会像现在这样憔悴，整个人看起来很干枯，气色很差。
好的，我简要复述一下您的病情。	基本上是这样的。
（完善既往史、过敏史、家族史等，查体）我还要检查一下您的舌脉。	好的。
您的舌脉是：舌紫，苔薄白，脉细数而涩。	
谢谢您的合作。	谢谢医生。

二、临证思维分析

主诉：闭经。

辰下症：少腹胀满，甚则突起如鼓状，小便微难，大便燥结，身体干瘦，行动则喘促。伴平素思虑多，常忧伤思虑，操劳家务。闭经瘀血内阻症状。子宫 B 超未示异常。舌紫，苔薄白，脉细数而涩。

三、辨病方证要点分析

病名：闭经。

证名：瘀血。

辨证分析：患者平素思虑伤脾，忧郁伤肝，脾伤则运化失常，水湿不运，肝伤则气滞血瘀，加之操劳过度，以致气血内耗，且经闭不行亦可影响水津输布而停痰留饮化水，水血互结于血室，月经不行，发为本病。水血互结，阻滞气机，气不布津，故口干不渴；水血瘀阻日久，化热伤阴，故大便燥结、小便黄；气血内耗，故身体干瘦、行动则喘促；脉细数而涩亦为水血互结，化热伤阴之象。

治法：破血逐水。

方药：大黄甘遂汤。

组成：大黄9g（后下），甘遂1g，阿胶6g（烊化）。

方解：本证的实邪为水与血，部位在血室，故当逐水攻瘀，然大黄、甘遂攻逐之品多易伤正，因而加阿胶养血扶正，使邪去而正不伤。

四、原文知识拓展

【原文13】妇人少腹满如鼓状，小便微难而不渴，生后者，此为水与血并结在血室也，大黄甘遂汤主之。

大黄甘遂汤方：

大黄四两，甘遂二两，阿胶二两。

上三味，以水三升，煮取一升，顿服之，其血当下。

五、适应治疗的西医疾病

产后恶露不尽、功能失调性子宫出血、肝硬化腹水等。

第七节　蛇床子散

一、标准化病人病例脚本

医生	女病人
您好！我是您的主治医师×××，现在来了解一下您的病情。请问您的姓名？今年多大年龄？	我是×××，今年48岁。
您觉得哪里不舒服？	我有真菌性阴道炎，3年了，动不动就复发。
您在3年前确诊了真菌性阴道炎是吗？	是的。

续表

医生	女病人
您的阴道分泌物是白色豆腐渣样的吗？	对，经常都是这样。
有没有臭味呢？	有一点。
分泌物量多吗？	很多。
阴道瘙痒吗？	是的。
阴道有干燥的感觉吗？	有。
阴道有灼热的感觉吗？	没有，反而有时候觉得阴道内冷冷的。
阴道有疼痛的感觉吗？	没有。
有没有腰酸？	有。
有没有小腹疼痛？	没有。
您绝经了吗？	还没有绝经。
您来月经的时候小腹会痛吗？	不会。
您来月经的时候腰会痛吗？	不会。
大便是一天一次吗？	是的。
大便成形吗？有没有觉得偏干或者偏稀？	大便能成形，可能稍微偏稀一点。
您的小便是什么颜色？	淡黄色。
晚上睡觉以后有起来小便吗？	没有。
有没有一有尿意就觉得憋不住呢？	没有。
会经常觉得口干吗？	不会。
会经常觉得嘴里苦吗？	不会。
胃口还好吧？	胃口挺好的。
睡眠好吗？	睡眠挺好的。
您正在月经期吗？	没有，月经结束1周了。
这次月经和之前相比有什么不一样的地方吗？	没有。
您还有什么不舒服，可以补充一下。	这个阴道炎实在太折磨我了，医生，我还有希望吗？
（人文关怀环节） 当然有希望了，您要积极对待。	好的，谢谢医生。

续表

医生	女病人
好的，我简要复述一下您的病情。	基本上是这样的。
（完善既往史、过敏史、家族史等，查体）我还要检查一下您的舌脉。	好的。
您的舌脉是：舌淡红、苔白微腻，脉弱。	
谢谢您的合作。	谢谢医生。

二、临证思维分析

主诉：反复带下阴痒 3 年。

辰下症：腰酸重坠、阴中瘙痒干燥、阴道分泌物呈白色豆腐渣样，量多而臭，常自觉阴中冷。发病已 3 年。舌淡红、苔白微腻，脉弱。

三、辨病方证要点分析

病名：带下病。

证名：下焦寒湿。

辨证分析：带下量多而臭、腰酸重坠、阴中瘙痒、自觉阴中冷等，皆由阴寒湿浊之邪凝着下焦所致。

治法：助阳暖宫，逐阴中寒湿而止痒。

方药：蛇床子散。

组成：蛇床子 15g，水煎外洗。

方解：方中用蛇床子性温，味苦，有暖宫除湿、止痒杀虫的作用，可直温其受邪之处，以助阳暖宫，逐阴中寒湿、杀虫止痒。

四、原文知识拓展

【原文 20】蛇床子散方，温阴中坐药。

蛇床子仁

上一味，末之，以白粉少许，和令相得，如枣大，绵裹内之，自然温。

五、适应治疗的西医疾病

慢性宫颈炎、急慢性阴道炎、生殖器湿疹、生殖器感染等。

第八节　小建中汤

一、标准化病人病例脚本

医生	女病人
您好！我是您的主治医师×××，现在来了解一下您的病情。请问您的姓名？今年多大年龄？	我是×××，今年 42 岁。
您觉得哪里不舒服？	我肚子痛很多年了。
具体是什么位置痛呢？	脐周围一圈痛。
用手揉按会好一些吗？	会，但是也没用。
热敷会舒服一些吗？	会，我经常用热水袋热敷。
是刺痛吗？	不是，是隐隐约约地痛，我形容不来。
会胀吗？	不胀。
肚子痛是一直持续地痛，还是偶尔发作一下？	每天都有痛，一阵阵地。
痛的时候影响正常工作生活吗？需要卧床休息吗？	不怎么影响，不需要卧床休息。
有伴着恶心呕吐吗？	没有
您有在其他医院看过吗？	有，以前做过大便检查，还做过细菌培养，都是正常的。
（追问检查项目与结果）	
有没有吃过什么药呢？	吃过"益生菌""附子理中丸"，还有打虫药。
吃药有改善肚子痛吗？	不明显。
您大便一天一次吗？	一天一次。
大便成形吗？	大便一般都很稀。
您平时胃口好吗？	胃口不好，不爱吃饭。
您睡眠怎么样？	睡眠还好。
平时精力旺盛吗？	经常觉得疲劳。
您平时情绪稳定吧？	我有时候会觉得心慌、烦躁，尤其是前一天晚上没休息好的话。
您月经是 28~30 天来一次吗？	一般都要更久，四五十天来一次。
一次来几天呢？	两三天就干净了。

续表

医生	女病人
月经量怎么样呢？比如一天的量能浸透一张卫生巾吗？	量非常少，和年轻时候比少了很多，就第2天稍微有一点量，第1和第3天就几乎没有了。
月经颜色是红的，还是偏淡，或者偏深呢？	是很淡的红色。
好的，我简要复述一下您的病情。	基本上是这样的。
（完善既往史、过敏史、家族史等，查体）我还要检查一下您的舌脉。	好的。
您的舌脉是：舌质淡红，舌苔薄白，脉细涩。	谢谢医生。
谢谢您的合作。	

二、临证思维分析

主诉：腹痛多年。

辰下症：脐周隐痛，用热水袋温按可止，大便镜检无异常，四肢酸痛，饮食无味，月经反复延后，色淡量少，曾服"附子理中丸"无效。面色无华，虚烦心悸，神疲食少，大便溏薄，舌质淡红、舌苔薄白，脉细涩。

三、辨病方证要点分析

病名：妇人腹痛。

证名：中焦虚寒。

辨证分析：虚劳里急腹中痛。本条由于中焦虚寒，气血来源不足，不能温煦经脉，所以腹中绵绵作痛。面色无华、虚烦心悸、神疲食少、大便溏薄、舌质淡红、脉细涩等，均是气血不能荣养的表现。

治法：健脾益气养血。

方药：小建中汤。

组成：桂枝 9g，炙甘草 9g，大枣 9g，芍药 9g，生姜 6g，饴糖 15g。

方解：由桂枝汤倍用芍药加饴糖组成，从而变调和营卫为建中补脾胃之剂。虽以甘温补脾为主，但酸甘可以化阴，甘温可以助阳，故能调和阴阳。

四、原文知识拓展

【原文 18】妇人腹中痛，小建中汤主之。

小建中汤方见前虚劳中。

五、适应治疗的西医疾病

胃脘痛、腹泻、便秘、消化性溃疡、慢性胃炎、慢性肝炎、贫血、神经衰弱、心律失常、功能性发热等。

第九节　肾气丸

一、标准化病人病例脚本

医生	女病人
您好！我是您的主治医师×××，现在来了解一下您的病情。请问您的姓名？今年多大年龄？	我是×××，今年 44 岁。
您觉得哪里不舒服？	我最近小便一直不爽快。
是有尿意但是不很畅快吗？	对，就像水龙头被关小了一样，解的时候不爽快。
这样子多久了呢？	1 个月了。
最近有加重吗？	是的，最近 3 天更难解了。
脐下小腹这里有胀、满的感觉吗？	是的。
小腹有像抽筋一样拉着的感觉吗？	有一点。
小腹有刺痛的感觉吗？	没有。
小腹有坠痛的感觉吗？	没有。
还有哪里痛吗？	腰也被牵着痛。
腰酸吗？	腰酸，没力气。
躺着会更舒服一些吗？	不喜欢躺，躺下会觉得呼吸也不舒服了，坐起来呼吸才能舒服一些。
那您晚上睡觉受影响吗？	是的，没法好好躺下睡，很烦，睡得很不好。
您现在坐着觉得呼吸还好吗？	最近 3 天都有点吸气不够用，呼气又呼不出去的感觉。

续表

医生	女病人
您胃口好吗？	胃口挺好的。
您大便是一天一次吗？	是的。
大便是香蕉形状吗？	偏稀一点。
您1个月前有没有感冒过呢？	没有。
您有咳嗽吗？	没有。
您正在月经期吗？	没有，月经结束1周了。
这次月经和之前相比有什么不一样的地方吗？	没有。
您得过肾病吗？	没有。
您在来我们这里看病前，有在其他医院看过吗？	有，昨天我到市中心医院看病。
有做什么检查吗？	他们按了我小腿前面、脚踝，又看我眼皮不肿，说我没有水肿。查了尿常规，说正常。
有开药吗？	有开一点利尿药。
吃完药有好一些吗？	没有。
（追问检查项目与具体药名）	
您还有什么不舒服，可以补充一下。	别的没有了。
好的，我简要复述一下您的病情。	基本上是这样的。
（完善既往史、过敏史、家族史等，查体）我还要检查一下您的舌脉。	好的。
您的舌脉是：舌淡苔白润，脉沉细。	
谢谢您的合作。	谢谢医生。

二、临证思维分析

主诉：小便不通畅伴少腹疼痛1个月，加重3天。

辰下症：心中烦，气短，不能安枕，小便不通，腹胀满，脐下急迫，小便不通、脐下胀急，喜倚坐不喜卧，查尿常规正常。饮食如故，无恶寒发热、身重、身痛、咳嗽气急等症。舌淡苔白润，脉沉细，伴腰酸乏力。

三、辨病方证要点分析

病名：妇人转胞。

证名：肾气虚衰。

辨证分析：病在下焦，中焦无病，故饮食如故；无恶寒发热、身重、身痛、咳嗽气急等症，则也不属于上焦病变。小便不通，浊气上逆，故烦热不得卧，喜倚坐呼吸。脐下疼痛，腰膝酸痛乏力，舌淡苔白润，脉沉细，均提示肾气不举，膀胱气化不行。

治法：振奋肾阳，蒸化水气。

方药：肾气丸。

组成：熟地黄 15g，山药 15g，山茱萸 15g，泽泻 15g，牡丹皮 9g，茯苓 9g，桂枝 9g，制附子 6g（先煎），水煎服。

方解：方中桂枝、制附子温肾阳而利膀胱，熟地黄、山药、山茱萸滋肾阴、助肾阳，阴中求阳；茯苓、泽泻利小便，利水通阳；牡丹皮通血脉，解除膀胱胞系之缭绕不顺。诸药合用，温肾化气利水。

四、原文知识拓展

【原文 19】问曰：妇人病，饮食如故，烦热不得卧，而反倚息者，何也？师曰：此名转胞，不得溺也，以胞系了戾，故致此病，但利小便则愈，宜肾气丸主之。

肾气丸方：

干地黄八两，薯蓣四两，山茱萸四两，泽泻三两，茯苓三两，牡丹皮三两，桂枝一两，附子一两（炮）。

上八味，末之，炼蜜和丸梧子大，酒下十五丸，加至二十五丸，日再服。

五、适应治疗的西医疾病

尿潴留、尿路结石等。

参考文献

[1] 范永升，姜德友 . 金匮要略 . 北京：中国中医药出版社，2021.

[2] 尤在泾 . 金匮要略心典 . 北京：人民卫生出版社，2003.

[3] 蒋泽林 . 杂病指南 . 西安：陕西科学技术出版社，2012.

[4] 张建荣 . 金匮证治精要 . 2 版 . 北京：人民卫生出版社，2013.

[5] 陈纪藩 . 中医药学高级丛书·金匮要略 . 北京：人民卫生出版社，2000.

[6] 何任 . 金匮要略校注 . 北京：人民卫生出版社，1990.

[7] 张琦，林昌松 . 金匮要略讲义 . 北京：人民卫生出版社，2016.

[8] 于俊生 . 金匮要略 . 北京：中国医药科技出版社，2018.

[9] 张学文 . 金匮要略方药新用 . 北京：中国中医药出版社，2012.

[10] 陈可冀 . 金匮要略研究与临床应用 . 北京：中国中医药出版社，2011.

[11] 李克光，李克明 . 金匮要略浅释 . 北京：人民卫生出版社，2006.

[12] 陈明 . 金匮要略研究与应用 . 北京：中国中医药出版社，2010.

[13] 刘渡舟 . 金匮要略诠解 . 上海：上海科学技术出版社，1985.

[14] 黄煌 . 黄煌经方使用手册 . 北京：人民卫生出版社，2012.

[15] 王雪华 . 金匮要略临床应用 . 北京：中国中医药出版社，2015.

[16] 刘渡舟 . 金匮要略讲稿 . 北京：中国中医药出版社，2008.

[17] 赵明山 . 金匮要略研究 . 北京：人民军医出版社，2009.

[18] 李赛美 . 金匮要略临床精要 . 北京：中国中医药出版社，2013.

[19] 张家礼 . 金匮要略方药临床应用 . 北京：中国中医药出版社，2014.

[20] 张伯礼 . 金匮要略方药新解 . 北京：中国中医药出版社，2010.

[21] 钱超尘 . 金匮要略研究 . 北京：中国中医药出版社，2007.

[22] 王庆国 . 金匮要略临床精粹 . 北京：人民卫生出版社，2014.

[23] 李今庸 . 金匮要略释义 . 上海：上海科学技术出版社，1997.

[24] 陈少东，赖鹏华 . 金匮要略速学速记 . 北京：化学工业出版社，2019.